南京中医药大学
国际经方学院特色教材

黄煌 ◎ 编著

经方药证

JINGFANG

YAOZHENG

全国百佳图书出版单位
中国中医药出版社
·北京·

图书在版编目（CIP）数据

经方药证/黄煌编著. —北京：中国中医药出版社，

2024.9. —（南京中医药大学国际经方学院特色教材）

ISBN 978-7-5132-8892-7

Ⅰ. R289. 2

中国国家版本馆 CIP 数据核字第 2024XE4929 号

中国中医药出版社出版

北京经济技术开发区科创十三街 31 号院二区 8 号楼

邮政编码　100176

传真　010-64405721

三河市同力彩印有限公司印刷

各地新华书店经销

开本 710×1000　1/16　印张 25.75　字数 335 千字

2024 年 9 月第 1 版　2024 年 9 月第 1 次印刷

书号　ISBN 978-7-5132-8892-7

定价　108.00 元

网址　www. cptcm. com

服 务 热 线　010-64405510

购 书 热 线　010-89535836

维 权 打 假　010-64405753

微信服务号　zgzyycbs

微商城网址　https://kdt. im/LIdUGr

官 方 微 博　http://e. weibo. com/cptcm

天猫旗舰店网址　https://zgzyycbs. tmall. com

如有印装质量问题请与本社出版部联系(010-64405510)

总前言

　　经方的名称，始见于中国最早的史志目录《汉书·艺文志》，主要是指古代经验方。东汉医学家张仲景撰写的《伤寒杂病论》里所记载的方剂是公认的经方。随着后世对《伤寒杂病论》研究的深入，经方应用的临床规范不断完善，经方中蕴含的古代医家认识人体控制疾病的思想方法更加清晰，使得经方在中医学科建设、人才培养、临床实践、学术传承等方面显示出不可替代的作用和优势。经方已经不是方，而是经方医学的代名词。

　　进入 21 世纪以来，经方在中医学术传承与进步中的作用越来越引起国内外中医界学者的重视，各地中医界自发的经方培训与推广十分普遍，经方的学术活动十分频繁，一股经方热悄然升温。为了顺应并利用这场由下而上涌起的学术变革浪潮，南京中医药大学于 2016 年 10 月成立了国际经方学院，开展经方的推广和研究，并作为中医教学改革的"特区"，围绕经方开展经方教学的探索与实践。经方的实用性极强，使用好经方是临床医生的必备技术。多年来的实践表明，教学的内容必须面向临床，教学方法必须适应临床医生的需要，而且要强调规范和精准。经过 4 年多的努力，特别是面对海外和基层的教学实践，南京中医药大学国际经方学院初步形成了自己的培训体系，《经方概论》《经方方证》《经方药证》《各科经方》《各家经方》《经方医案》《经方护理》《基层医生经方读本》等就是主要的培训教材。

　　经方并不是新生事物，而是流传了数千年的老方，其中有历史，有传承，有思想，有方法。经方也不仅仅是方，更是经方医学的代名词。《经方概论》就是将经方医学的全貌予以展开，让学员从传统文化背景下了解经方在中国医学史上的地位和特色，了解经方医学的基本思想、基本概念和基本诊疗技术。

方证药证是安全有效使用本方本药的临床证据，方证相应、药证相应是经方医学的基本思想和临床指导原则，也是经方教学的核心内容。《经方药证》从《伤寒论》《金匮要略》的方证原文入手，结合后世应用文献，提炼张仲景常用药物的应用规律，特别是具有临床指导意义的药证。《经方方证》则根据《伤寒论》《金匮要略》原文的诠释，并结合后世医家的用方经验，总结归纳常用经方的方证，特别提示每方使用人群及适用疾病，有利于临床用方的安全有效，有利于精准用方。此外，不过多地纠缠于病机概念和配方机理的推测，重在讲解临床应用的抓手，是为两本教材的特色。

经方是古老的，但能治今天的疾病。经方只有和现代临床结合，才能显现经方的独特魅力和不朽的临床价值。《各科经方》是结合现代临床的常见病、多发病而推荐适用的一些经方。在对病的同时，考虑病程不同和个体差异，使得临床上常常出现同一种疾病用不同的经方，而同一首经方又会出现在不同的疾病中。这正是经方医学"同病异治"与"异病同治"的特色所在。

经方是规范的，但使用经方的医家往往有各自的独特经验和思维。历史上许多著名的经方家，他们大多以《伤寒论》《金匮要略》为宗，擅长使用经方大剂，但各自有经验心法，各自有独到视角，可以说一家有一家的仲景、各家有各家的经方。了解这些临床大家的医学思想与临床经验，是学员开阔临床视野、增加知识储备的重要教学环节。《各家经方》将展示一个荟萃古今、魅力独具、风格各异的经方医家大观园。

医案的撰写与阅读是《伤寒论》《金匮要略》学习的补充与继续，虽然所读的内容不一，但学习的宗旨和方式是一致的，无非是通过医案的揣摩或条文的研究，来训练辨证论治的技能，培养知常达变的本领，荟萃各家的经验特长。所以，欲为中医，《伤寒论》不可不读，医案亦不可不读。《经方医案》中所选医案，或为大症、奇症，或方证识别视角独特，或处方用药别致，或按语议论精辟，可供学员讨论或课外阅读之用。

经方是临床的医学，其中护理的内容很多。例如方药煎煮及服用法、药后的护理调摄、服药同时的外治法，这些都是安全有效使用经方的重要环节。经方也是具有中华厨房香气的医学，其中有不少药食两用的配方，稍加减并经恰当烹调，部分经方可化为可口的食物，或为粥，或为羹，或为茶，或为糕点，或为饮料……《经方护理》着力开辟一个具有医护温情和人间烟火味的经方临床区域。

经方的内容非常丰富，对初学者入门不必要讲太多的经方，也不必讲太深的内容，由浅入深，先简后难，是对广大基层医生及西医学习中医人员进行经方教学的基本原则。《基层医生经方读本》以实用、简易、便读、便查为编写特点，可以供无法系统学习经方的临床医生日常查阅之用。

需要说明的是，这套教材主要是为培训中医临床医生所用，在编写内容上力图突出经方的临床实用性，以及教学上的快捷性，贯穿方证相应的基本原则，因此，与现代高等中医药院校的教学体系是相辅相成的。本教材可以作为经方国际培训教材、经方特色班教材、高等中医药院校本科选修课教材、中医继续教育培训教材、西医学习中医培训教材使用，也可供临床进修生、中医药院校大学生及经方爱好者阅读。

经方的历史虽然久远，但要融入现代高等中医教育体系中，还是有难度的。岳美中先生说："仲景的书，最大的优点是列条文而不谈病理，出方剂而不言药理，让人自己去体会，其精义也往往在于无字之中。"（岳美中经方研究文集.北京：中国中医药出版社，2012）这种医学特征是非常明显的，也是经方医学的魅力所在。经方教育更重视经典方证的诠释和方证的形象描述，重视吸取历代各家经验的借鉴和自我临床经验的总结，重视古今中外经方临床案例的收集与利用，重视调动学员的形象思维和直觉思维，这些都是本套教材所努力践行的基本思想。不过，由于经方教育体系的建立和现代化是一项庞大的系统工程，我们的学识和经验的储备都是明显不足的，但这一步也是必定要迈出去的。作为阶段性的教学探索成果，本套教材存在的问题肯定是不少的，恳请国内外高等中医药院校广大师生及中医界同道提出宝贵意见。

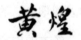

2021 年 6 月 26 日

编写说明

千百年来，中医临床医生用药极少用单味药，几乎都是复方。复方中药物相互的协同配合，起到了增强功效、减低毒性的效果，这是中医学进步的表现，可以说复方是中华民族使用天然药物的经验结晶。基于此认识，许多经方家都强调临床多用原方或以原方为基础谨慎加减，《经方方证》也成为经方教学中的重点课程。那么，为何又要开设《经方药证》这门课程呢？讲述单味药物应用指征和配伍惯例的目的是什么呢？从经方临床的角度看，开设本课程的目的是让学生了解药证和识别药证，而药证识别在临床上的意义有三。

第一，识别药证有助于临床选择经方。方是由药物构成的，药证是构成方证的基础。临床上常常根据患者出现的某一药证，牵扯出相关类方。经方分类的方法很多，其中有一种是以药类方，即以主药为纲，形成桂枝类方、麻黄类方、柴胡类方等。这种分类对于按药证选方提供了方便。临床上见有某药药证时，可以引出相应的类方。如有"气上冲心悸动、晕厥、脉弱"等桂枝证时，可以引导出桂枝汤、桂枝加龙骨牡蛎汤、桂苓五味甘草汤、炙甘草汤等桂枝类方；有"心下痞、烦热"等黄连证时，可以列举出诸泻心汤，如半夏泻心汤、甘草泻心汤、三黄泻心汤等；如有"身痛、汗出恶风、不渴且脉沉微"的附子证时，可以列举出四逆汤、真武汤、桂枝加附子汤等。

第二，识别药证有助于方证的鉴别。洪上庠说："不知一病有一病之方，一方有一方之药，一药有一药之效，不能审药，何以定方？不能定方，何以治病？"（《本经疏证》序）临床用经方，排除法是常用的思维方式，而要排除似是而非的方证，药证是一个鉴别标准。如黄连汤与半夏泻心汤两方，就组成来说非常相近，区别就在于一方有桂枝，一方有黄芩。于是，两方证的鉴别就在于黄连汤证有桂枝证的"脉弱而气上冲"，半夏泻心汤证就有黄芩证的"烦热而心下痞"。

第三，识别药证有助于经方的加减。每味药物均有其严格的适应证，每张方也有其特定的药物组合，所以在方证或药证不相符合的情况下，就需要加减。这个加减的依据，主要是看药证的有无。清·徐灵胎《医学源流论·执法治病论》曰："总之欲用古方，必先审病者所患之症，悉与古方前所陈列之症皆合，更检方中所用之药，无一不与所现之症相合，然后施用，否则必须加减。无可加减，则另择一方。"这种调整，可能是药物用量的增减，也可能是药物的添加或删减，这时就需要用药证作为化裁的依据。

《伤寒论》《金匮要略》中涉及的药物种类并不多，入方频率在2次以上的药物有80味左右，本教材经方中常用的药物37味，根据主治将相类似的药物归为14类。全书重在介绍每味药物的药证，展示从经典原文中提取药证的过程，阐释药证关键词的词义及临床应用的要点，介绍后世应用经验和选方思路。本课程的目的是让学生了解经方常用药的药证及其基本结构，为临床选择对证经方及加减经方提供参考思路。本教材是中医药高等院校的经方教学用书，也是广大中医临床医生、中医爱好者的参考读物。

药证是几千年中医药经验的结晶。《经方药证》重在归纳《伤寒论》《金匮要略》方中药物应用的惯例，提取药证的关键词和方根，重在描述药证"是什么""如何用"。经验，成为药证形成的基础；描述，成为阐释药证的常用方法。这一特征，需要在教学中予以强调。

目前，高等中医院校开设的《中药学》课程，主要讲解中药的基本理论和常用中药的性能、功效、临床应用规律等知识，其中四气五味、升降浮沉、归经的药性理论，以及君臣佐使、相须相使、相畏相恶、相杀相反等七情学说贯穿其中，是比较全面的教学体系。但《经方药证》则侧重于临床应用，特别是侧重于阐述经方中的用药习惯。这是基于方证相应思维方式下的一种选择，也是快速培育临床人才的一种权宜之计。在熟悉经方应用以后，了解《中药学》的理论体系是必要的。

《中药药理学》是运用现代医药学技术方法，吸收现代医学对中药研究的最新成果，阐释中药治病机理的课程。与之相比，《经方药证》更侧重于传统用药经验的整理，更关注临床如何用，而不谈为何有效的机理。药证来源于大量临床的事实，历经了无数医家的实践检验，反映了药物与疾病之间的必然联系，具有极强的可重复性，理应成为中药药理学研究的基础，两者的协同配合，应该是今后经方研究的方向。

本课程命名为《经方药证》。既然有经方药证，那么，有无后世药证？从理论上说，一棵草，有证是药物，无证是植物，凡是中药都是有证的。只不过后世的通行方，一些名医的经验方，往往在方证的表述上，远不如《伤寒论》《金匮要略》等经典著作那样清晰、透明、简要，要提取其药证就非常困难。所以，药证的研究应该先从经方开始。

从《伤寒论》《金匮要略》中去寻找药证的工作很早就开始了。18世纪的吉益东洞提出"夫欲知诸药本功，则就长沙方中推历其有无、多少，与其加减，引之于证，则其本功可以知也"的想法，他的著作《药征》对张仲景常用的53种药物的药证做了归纳考证。其弟子村井琴山继续考证10味药物，附录72味不常用的药物，著成《药征续编》。两书均本着"实证亲试"的医学精神，在经方应用研究上别开生面，对后世影响非常大。清·邹润安在注解《神农本草经》时，创造性地从《伤寒论》《金匮要略》方中归纳分析仲景用药惯例，细致入微，前无古人。清·莫枚士在研究经方用药惯例中，也涉及诸多药证的归纳，其著作《经方例释》成为本教材编写中的重要参考书。另外，我国近几十年来出版的《张仲景药法研究》（王占玺著）、《张仲景50味药证》（黄煌著）、《经方药论》（江部洋一郎等）、《张仲景药证探验》（史亦谦等）等都是试图通过经方来弄清张仲景应用药物的惯例与规律，相信未来还有更多更好的研究成果出现。

《经方药证》这门课程的开设是有挑战性的，其中的困难不小。张仲景关于经方药证没有专论，我们的研究工作可以说是碎片拼接，努力还原，但是依然不全；《伤寒论》《金匮要略》乃至晋唐医学文献虽然大多是实践经验的总结，但毕竟不是医学科学的终点，许多药证还需要在临床实践中进一步验证。此外，在药证的表述上，我们尽量追求直白而切合临床，但还缺乏更形象、更规范的现代语词……以上问题的解决需要继续研究。本教材与其说是教科书，倒不如说是导读，引导读者读《伤寒论》《金匮要略》，研究张仲景药证。因此，《经方药证》并不是药证研究的定论和全书，可以讨论，可以修正，更应该补充。

药证是方证的一部分。药证是单元化的方证，方证是整合后的药证，经方方证与经方药证是不可分割的两个部分。原方优先、慎用加减是经方使用的原则之一。清代的经方家邹润安是这样，他"每治人疾，必引成方"（《本经疏证》汤用中跋）。后世的曹颖甫、岳美中、刘渡舟等经方家也是这样。原方是规矩，加减是方圆。在整个经方教学过程中，《经方药证》最好略后于《经方方证》开讲，或与《经方方证》这两门课程同时开讲。先学方，后学药，从方学药，从药学方，方与药互为对照，可以起到相辅相成的教学效果。

岳美中说过："在药物方剂学几千年积累发展过程中，仲景占有开创性的地位。他从当时的医疗实践出发，勤求古训，博采众方，所成之经方大论，经受住了数千年实践的考验。治医者若能从研究仲景药物配伍和方剂组织的特点和规律入手，参酌后世医家的见解，验之于当前的临床，以求继承和提高。源流相济，不失为中医药物方剂学研究的一条途径。"（《张仲景药法研究》序言）今天我们的工作，正是对老一辈经方大家当年期望的告慰。

黄煌

2024 年 7 月 21 日

目录

第一章

绪论

第一节　药证概论

一、药证的概念

药证是药物的使用指征，是安全有效使用药物的临床证据。药证一体，不可分离。药证相应，有是证用是药，是中医几千年相传的临床用药指导原则。药证，特别是经方药证，是经方方证学习的进阶课程，熟悉药证对于方证的识别、经方的加减，都有指导意义。

1. 以药名证

药证以药物名来命名，如用麻黄的指征即为麻黄证，用桂枝的指征即为桂枝证。这种以药名证的方法，源于《伤寒论》中"桂枝证""柴胡证"的提法。这一提法，质朴地反映了药证形成的路径和方法，那就是亲身尝试。"神农尝百草"这一古老传说的背后，是千万年来中华民族的先人们无数次用身体尝试而发现药物的艰辛历程。药物和病症之间一一对应关系的确立，来之不易，是长期临床的验证结果，是人用经验的结晶，是真实世界研究的结论。与某种理论学说推测的药性不同，与动物实验获得的药理功效也不同，药证真实而客观。

以药名证的方法，是一种直观的、具象的思考问题和解决问题的方式，有明显的客观性，可以看得见、摸得着、说得出。在中医学的实践中，这种近乎原始的思维方式在指导天然药物应用上并没有褪色，相反有着整体性把握的优势。不少中医初学者可能会以为中医用药是严格按照

"理→法→方→药"的程序进行的，但实际却恰恰相反，面对患者，许多有经验的临床医生眼里，首先看到的可能是"某某药证"或"某某方证"，然后才上升为"某某治法"或"某某理论"。药证是经方的基础，是中医学的本源。

2. 药证相应

药证相应是中医几千年相传的临床用药指导原则。一棵草，有证是药物，没有证是植物。经方药，是有证的药物。一个萝卜一个坑，一味中药一个证，药与证之间具有很强的特异性与针对性，形影相伴、时刻不离。药与证是一体的，用此药必有此证，见此证必用此药，无此证不用此药，加药或减药，都以临床见证的变化而变化。以桂枝汤为例，证见恶风、汗出、脉浮者用之。如汗出多、恶寒关节痛者，必加附子；如发汗后身疼痛、脉沉迟者，又必加人参；腹中痛者，则当倍加芍药；如无汗而小便不利者，则要去桂枝，加白术、茯苓。所加所减，皆有根有据。"有是病用是药，病千变，药亦千变。"（喻嘉言）药证相对了，这就是必效药、特效药；不对应，则是无效药。

药证相应体现了中医学诊断与治疗的一体性原则。西医学出现有诊断而无治疗的情况是司空见惯的，而中医虽然无法断定是哪种疾病，但依然可以识别药证，有药证就有治疗也是合情合理的。因为药证不是针对某种疾病病原体的，而是针对疾病中的人体。所以，与其说药证是药物的临床应用指征，倒不如说是人体在疾病状态中的断面和病理反应在药物上的投影。应用科学的方法研究药证，必然揭示现代医学尚未发现的人体病理变化的新规律。

药证相应使用了形象思维的方法，通过望闻问切的手段获得的信息而加工合成，即《伤寒论》所谓"观其脉证"。药证描述不用元气、命门、肝阳、心火、脾虚、肾虚等看不见、摸不着的抽象概念，而是从患者身上寻找明确客观的用药根据。正如莫枚士说："考仲景列病，皆取形体易见者言，无言某脏病、某腑病者。"（《经方例释》）患者体型的高矮胖瘦、皮肤的黑白润枯、肌肉的坚紧松软，以及口、眼、鼻、舌、唇、喉、脉、腹、血液、分泌物、排泄物等病态表现，才是构成药证的重要因素。运用药证相应的思维方式，可以更好地体现中医学的整体观念。

3. 经方药证

经方药证是经典的药证，即《伤寒论》《金匮要略》的用药指征和临床证据，是药证的核心内容。《伤寒论》《金匮要略》非一人一时之作，仲景勤求古训、博采众方在前，王叔和、"江南诸师"补充在后，故仲景药证也非仲景一人之经验，而是总结了汉代以前的用药经验，而且经过后世数千年无数医家的临床验证被证实并发展，其临床指导意义是不言自明的。张元素说："仲景药为万世法。"徐灵胎说："古圣治病之法，其可考者，唯此两书。"陆九芝说："方例之不明，医学之失传也，久矣。"研究经方药证，《伤寒论》《金匮要略》是最佳的来自临床的记录。不过，经方药证大多隐含在经方方证中，或在经方加减中或隐或现，需要提炼和复原。

经方药证的描述大多采用特征性的语词，这是《神农本草经》《本草经集注》等古代本草书常用的表述手法。这些语词突出了药物的临床功效，而非药性效能，因而更朴实，客观性更强，也更便于应用。由于药证用词追求极简，语词中蕴含的信息量极大，需要进一步诠释和完善。

二、 药证与方证

1. 药证是方证的构件

从人类认识世界的规律来看，人类使用药物应该是从单味药开始，逐步发展为复方。单味的芍药是止腹痛的，单味的黄芩是治腹泻的，但两者相合，再加甘草、大枣就发展为黄芩汤，而变成了能够治疗腹痛、便血、烦热、脉数的热性腹泻方。药证是复方的基本构件，了解药证，对于方证的理解是必不可少的环节。正如徐灵胎说："后之医者，不识此义，而又欲托名用古，取古方中一二味，则即以某方目之，如用柴胡，则即曰小柴胡汤，不知小柴胡之方，全在人参也。用猪苓、泽泻，即曰五苓散，不知五苓之妙，专在桂枝也。"（《医学源流论》）

2. 方证是新的药证组合

方证不是几味药证的简单叠加，而是一个复杂的组合，它们是新的整体。通过组合，某些药物的适用范围发生压缩或扩大，或者发生新的拓展。例如，半夏、生姜配，能减半夏毒，利于止呕。附子、干姜、甘草配，能解附子毒，利于回阳救逆。再如桂枝汤五味药物，就单味来说，桂枝主治气上冲而脉弱者，芍药主治脚挛急，甘草主治羸瘦，大枣主治虚劳，生姜和胃止呕，五药合而成方，便成为治疗自汗、脉弱体质的调理方、强壮方——桂枝汤。桂枝汤或加或减，又成为一大类方，主治各有不同。如桂枝加附子汤，擅长止汗止痛；桂枝加黄芪汤，擅长止汗愈恶疮；桂枝加龙骨牡蛎汤，擅长理虚，固精，平惊狂；桂枝加人参的新加汤，擅长理虚，生脉，治身痛；桂枝汤重用芍药加饴糖的小建中汤，擅长理虚止腹痛。

3. 药证与方证不可分

药证与方证两者在本质上是一致的，都具有客观、整体、经验、实用的特征。朱肱将药证和方证是合称的。他说："所谓药证者，药方前有证也，如某方治某病是也。"（《类证活人书》）由于方是两味药物以上的组合，可以说方证是放大了的药证，药证是压缩了的方证，方与药是一个不可分割的整体。在方药的研究上，两者也是需要结合的，正如邹润安说："既不得舍药性论方，又不容舍方议论药矣。"（《本经疏证·细辛》）

三、 药证的临床意义

药证能为临床医生正确选用经方提供一种思维工具及经验支撑，其临床意义主要体现在帮助寻找对证经方、进行方证鉴别、指导加减变化等方面。

1. 寻方指向

面对纷繁复杂的病情，药证能指明寻找对证方药的方向，帮助医生从脑海中搜寻出相关的方剂。如看到患者呕吐不止，脑海中可以浮现以半夏为主的配方群，如小半夏汤、大半夏汤、半夏泻心汤，甚至麦门冬汤或竹叶石膏汤。而面对心动悸的患者，脑海中可以浮现以桂枝、甘草、茯苓为主的配方群，如桂枝甘草汤、炙甘草汤、苓桂术甘汤等。患者有心中烦、心下痞等，医者若看到黄连证，则通常会在含有黄连的处方中寻找合适目标，或选用泻心汤，或选黄连汤，或选甘草泻心汤等。洪上庠说："不知一病有一病之方，一方有一方之药，一药有一药之效，不能审药，何以定方？不能定方，何以治病？"（《本经疏证·序》）这里说的就是从药证到选方的思路，也就是药证的指向作用。

2. 类方鉴别

在诸多相似的类方出现时，需要排除和选择，其中，熟悉药证能凸显方证特征，有利于各方证的比较鉴别。小柴胡汤与半夏泻心汤都是七味药，组成区别在于前者有柴胡，后者有黄连。柴胡主治往来寒热、胸胁苦满、默默不欲、心烦，兼治疟疾、黄疸、腹中痛、不大便、热入血室、肢节痛等或然证。在柴胡的主导下，使得小柴胡汤的应用范围非常广，特别是对发热性疾病和胸胁部的疾病有不错的疗效。黄连主治心中烦而脉浮滑促者，兼治热利、干呕、心下痞等。在黄连的加持下，半夏泻心汤的应用病症集中在消化系统，所谓"呕而肠鸣心下痞"。再例如，半夏泻心汤与黄连汤都用于呕吐，两方均为七味药，组成的区别仅仅是前者有黄芩，后者有桂枝。黄芩主治烦热而心下痞者，兼治出血、热利、热痹等。桂枝主治气上冲而脉弱者，兼治发热自汗、烦惊、腹中痛、身痛、外证等。则半夏泻心汤用于"心下痞"，而黄连汤则用于"腹中痛"，两方的主治的部位和病症便不同。方由药组成，但方证不是药证的简单相加。药物组成方后，体现着整体的合力作用，一些药证在方证中表现不明显，但在鉴别方证特征时，药证常常成为重要的鉴别点。

3. 加减依据

由于个体差异以及疾病特性的不同，临床用方会有适当的加减变化，此时，药证常常起到提供依据的作用。徐灵胎说："能识病情与古方合者，则全用之；有别症，则据古法加减之，如不尽合，则依古方之法，将古方所用之药，而去取损益之，必使无一药不对症，自然不悖于古人之法，而所投必有神效矣。"（《医学源流论》）药证是经方加药或减药的依据。以《伤寒论》桂枝汤为例，证见恶风、汗出、脉浮者用之。如见项背强者，则加葛根；喘者，则加厚朴、杏仁；下利脉促胸满者，去白芍；更恶寒者，去白芍加附子，这是药物的加减。如发奔豚者，则再加桂；如腹中痛，芍药倍用之，这是药物剂量的加减。这种经方的变化，以药证的有无作为依据。

第二节　药证研究的方法

一、　药证关键词的提取

严格地讲，所有被称为"中药"的药物应该都有药证，但事实不是如此。中医学在长期的临床实践中仅仅发现了一部分天然药物的药证，这些已经发现的、并在临床上起着重要指导作用的药证，主要集中在《伤寒论》和《金匮要略》中，我们称之为张仲景药证，也可以说是经方药证的核心内容。问题是，张仲景并没有撰写一本"张仲景药证"来详细地、完整地阐述其每一种药物的适用证和用法。如要还原张仲景眼中的药证，比较可靠的方法是从《伤寒论》和《金匮要略》中去寻找它的答案，通过对许多方证条文的比较、归纳、分析、概括去寻找。所以说，药证并不是现成的，需要研究。

《伤寒论》和《金匮要略》的用药十分严格，有是证则用是药，无是证则不用是药。其加药或减药，都以临床见证的变化而变化，决不能想当然地随意加减。大剂量药与小剂量药的主治也不相同，同样是桂枝汤的组成，但桂枝加桂汤的桂枝五两，其主治为气从少腹上冲心者；桂枝汤倍芍药主治腹中急痛，方名也改为桂枝加芍药汤；再加饴糖，又名小建中汤。

又如，虽用过某药，但其证未去，则仍可使用某药，如《伤寒论》："柴胡汤证具，而以他药下之，柴胡证仍在者，复与柴胡汤……"（149）（注：经典原文中的阿拉伯数字是宋本《伤寒论》原文的序号。全书同。）"太阳病，下之后，其气上冲者，可与桂枝汤……若不上冲者，不得与之。"（15）这种用药法，体现了张仲景用药极为严格的经验性。《伤寒论》《金匮要略》是研究药证的最佳临床资料。

张仲景药证的研究主要采用比较归纳的方法，通过同中求异、异中求同、互文参照，来分析仲景用药的规律。以下的原则可以参照。

1. 最大量原则

最大量原则是指《伤寒论》《金匮要略》中同一剂型某味药物的最大用量方，其指征可视为该药药证。例如桂枝加桂汤中桂枝五两，为《伤寒论》中桂枝最大量方，主治气从少腹上冲心者。原文："烧针令其汗，针处被寒，核起而赤者，必发奔豚。气从少腹上冲心者，灸其核上各一壮，与桂枝加桂汤。"因此，"其气从少腹上冲心"是桂枝证的主要内容。

2. 最简方原则

最简方原则是指配伍最简单的处方，其指征可视为该药药证。如桂枝甘草汤（2味）主治"发汗过多，其人叉手自冒心，心下悸，欲得按者"中的"心下悸，欲得按"为桂枝证的主要内容。此外，桔梗汤证对桔梗证的研究，四逆汤证对附子证的研究，都具有特别的意义。

3. 量证变化原则

量证变化原则是指症状随药量变化而变化者，该症状可视为该药药证。如黄芪最大量方（五两）的黄芪芍药桂枝苦酒汤主治"黄汗之为病，身体肿，发热汗出而渴，状如风水，汗沾衣，色正黄如柏汁，脉自沉"（十四，注：经典原文后的中文数字是《金匮要略》原文所属篇的序号。

全书同），其证之一是浮肿，且是全身性的，因风水为"一身悉肿"；其证之二为汗出，汗出能沾衣，可见其汗出的量较多。桂枝加黄芪汤黄芪仅二两，主治"身重汗出已，辄轻者，久久必身𥆧，𥆧即胸中痛，有从腰以上必汗出，下无汗"。其出汗的程度较轻，所以黄芪仅用二两。根据以上两方证的比较可以发现，黄芪用于自汗，汗出的程度越重用量越大。又如葛根黄芩黄连汤为葛根的最大量方，用八两，主治"太阳病，桂枝证，医反下之，利遂不止"。利遂不止，指泄泻不止。而葛根四两的葛根汤也用于下利，不过是"自下利"。自下利，为未经攻下而大便自然溏薄者，其程度要比葛根黄芩黄连汤证的"利遂不止"为轻，故用量仅为四两。可见葛根用于下利，下利的程度越重，其用量也越大。

4. 味证变化原则

味证变化原则是指药味的增减变化所带来应用指征的变化，则随之增减的指征可视为该药药证。如《伤寒论》理中汤条下有"若脐上筑者，肾气动也，去术加桂四两"，四逆散条下有"悸者，加桂枝五分"，《金匮要略》防己黄芪汤条下有"气上冲者，加桂枝三分"。可见脐上筑、悸、气上冲，均为桂枝主治。《伤寒论》中有桂枝去桂加茯苓白术汤，用于"服桂枝汤，或下之，仍头项强痛，翕翕发热，无汗，心下满微痛，小便不利者"，可见无冲逆证，也无自汗证。诚如邹润安所说："窥古人用药之意，于加减间尤其亲切。"（《本经疏证》）

5. 频次原则

频次原则是指在同一药物类别中出现的症状或体征的频次越高，其属于该药药证的可能性越大。如柴胡类方原文 16 条中，胸胁及上腹部症状 11 条，其中以"胸胁苦满"表述具有特异性。往来寒热及伤寒发热等症状 11 条，其中"往来寒热"表述具有特异性。因此，胸胁苦满、往来寒热可视为柴胡主治。《伤寒论》白虎汤方证无一条口渴之症，而白虎加人参汤六条原文中条条有"渴"，可见人参主渴。

6. 命名原则

命名原则是指凡是方名以某药物命名者，即可认定此药物为主药，其方证可视为与此相应的药证。莫枚士说："凡方药多，而专取一药名方者，皆其主药。"（《经方例释》）如桂枝汤、麻黄汤、葛根汤、泽泻汤、芍药甘草汤、黄芪桂枝五物汤等。

二、 药证的诠释与发挥

由于古代用词简朴，或古代医家有意无意地省略或隐匿，许多经方药证是不完整的，也会给初学者的理解带来困难。为了帮助医者的临床应用，需要针对从经典原文中提取的药证关键词做进一步的诠释。这种解释不局限于古代文字到现代白文的翻译，而是结合临床应用对药证关键词作细化和延展，其中毫无疑问结合了编者的理解和经验，所以称之为发挥。

药证发挥坚持面向现代临床应用。发挥的重点是：①弄清药证是什么？暂时不去讨论药证后面的机理，叙述力图规范和客观。②临床如何用？除了弄清张仲景如何用之外，还需进行文献调查，看看后世如何用。

主治与兼治，是本书对经方药证所做的大致区分。所谓主治，即必见证，大部分主治是某种体质状态，部分是某种疾病或某个综合征或症候群。主治是保证安全有效使用本药的临床证据。兼治，即或然证，临床可出现可不出现，大多是某种疾病或症候群。

主治与兼治的关系是主从关系。以大黄为例，不大便、大实痛、烦热、脉滑实者，是其主治；宿食、黄疸、肠痈、吐血、衄血、瘀血、谵语等，是其兼治。兼治的这些病证虽然不一定都用大黄，但或多或少，或隐或显有其主治的存在，用大黄的机会也比较多。再以黄连为例，心中烦而脉浮滑促者，是其主治，热利、干呕、心下痞等见其人心中烦、脉浮滑者，用黄连才比较有效与安全。

主治与兼治的关系也是整体反应与局部变化的关系。如附子主治身痛、汗出恶风、不渴且脉沉微者，是一种体质状态，临床用附子就是一种整体调节。黄芪主治汗出而肿者，也是一种体质状态，其兼治的血痹、恶疮、黄汗等就是局部的病变。临床上如果两者兼顾，效果会更好。

主治与兼治还有特异性与非特异性的关系。如桂枝主治气上冲而脉弱者，这是特异性的药证，非其他药所能主治。而兼治的发热自汗、烦惊、腹中痛、身痛、外证等，则其他药物也能治。

三、 经方方根的提取

从单味药向复方过渡的前几步是 2 味药、3 味药的组合，如甘草→甘草柴胡、黄芩→黄芩半夏、甘草→甘草人参、生姜→生姜大枣……由此形成小柴胡汤。又如甘草→甘草柴胡、甘草→甘草芍药、芍药→芍药枳实……由此形成四逆散。这种 2 味药物的组合，后世称之为药对或对药；还有 2 味药向 3 味药、4 味药的过渡，如黄连黄芩→黄连黄芩大黄，为泻心汤；再加附子，为附子泻心汤。这种 3 味药的组合，后者称之为药角或角药。对于这些 2 味药、3 味药，乃至 4 味药的组合，本书统称为方根。这是组成复方的根基。有时候，这些方根本身就是一首独立的小方，如芍药甘草汤、桂枝甘草汤、大黄甘草汤、枳实芍药散、泽泻汤、三黄泻心汤、麻黄细辛附子汤等。熟悉方根的证，既可以帮助认识药证，也可以弄清方证的结构。

方根的提取，首先是那些使用频次高的组合，如生姜-大枣、半夏-生姜、枳实-芍药、人参-麦冬-甘草等。其次是经方方后注中的提示，如在内补当归建中汤条下有"若去血过多，崩伤内衄不止，加地黄六两，阿胶二两"（二十一），地黄、阿胶即为止血组合；真武汤条下有"若咳者，加五味子半升，细辛一两，干姜一两"（316），五味子、干姜、细辛即为止咳组合。还有，结合后世应用经验来提取和扩充，如驻车丸提示黄连、阿胶是止血痢的组合。

四、 药物临床应用参考

1. 基原

由于时代的变迁，药物的基原变化较大。如阿胶最早是牛皮胶，但后世逐步演变为驴皮胶。再如，张仲景时代没有区分桂枝与肉桂，《伤寒论》《金匮要略》中提及的桂枝应包括肉桂在内。《伤寒论》中芍药不分赤、白，宋代以后方有赤芍和白芍之分。又如，古今枳实同名而异物，张仲景所用枳实，即今之枳壳。

2. 品种

许多药物的加工品需要说明。如因加工方法不同，芒硝制品有朴硝、芒硝、玄明粉之分，其临床功效也有差异。

3. 炮制

为提高药效、降低药物的毒性，药物的炮制是临床用药的必备工序，不同的炮制工艺还会影响到药证。如张仲景所用的附子有生、炮的不同，生附子用于回阳救逆，炮附子用于温经止痛。栀子有生用与炒用的不同，一般用生栀子清热止血，如胃寒腹泻者也可用炒栀子。

4. 用量

经方药物的用量与方证相关，当然也与药证相关。张仲景用黄连时，除烦用四两，而除痞仅一两；黄芪用大量（五两）治水气、黄汗、水肿，中量（三两）治风痹、身体不仁，小量（一两半）治虚劳不足。

5. 配伍

配伍是经方用药的重要环节，对经方配伍中的特点和注意的问题做出提示。例如，《伤寒论》中凡治疗大汗、大下、大吐及大病以后的许多病证的方剂，大多配合甘草；大枣一般不配麻黄，腹满者不用大枣，大枣与石膏、大黄同用的机会也不多。

6. 煎服法

药物的煎煮法与服用法事关用药的有效与安全，其中有不少需要关注的内容。如张仲景用石膏，多配粳米入煎；用乌头，则用蜂蜜煎。煎服法也有古今不同，如经方中麻黄通常用汤剂且多先煎并去上沫，现在麻黄煎煮一般不去沫、也不强调先煎。《伤寒论》用附子入汤剂，并没有先于他药而煎或久煎的记载；但后世医家在用附子时，大多强调先煎或久煎以保证用药的安全。这些都需要进一步验证。

7. 安全性

为保证用药的安全，除药证相应外，还有需要关注的细节。如细辛慎用粉末吞服，量大必须入汤剂；同时根据用量应当延长煎煮时间，开盖煎煮更安全。

8. 药证异同比较

通过比较异同，可以加深对每味药证特性的认识。如同是止痛药，细辛主治寒痛，芍药主治挛急之痛；同是治呕吐下利的药物，干姜多为呕吐清水或泻下大便清稀如水，吴茱萸多为腹痛反酸。又如生姜与干姜虽同属一物，但生姜证偏于呕吐，干姜证偏于腹泻；生姜可发汗，干姜可化饮。

9. 药证补充

从《伤寒论》《金匮要略》原文中抽取的药证还是不全的，通过后世文献调查，可以补充并完善，如半夏的助眠、知母的令人泻、大黄的主痈疽疗疮、芒硝的利小便、麻黄的醒脑等。

10. 个人经验

"桂枝体质""麻黄体质""附子脉""黄芪腹""细辛涎"等均不是固有术语，为编者经验的概括，仅供参考。

11. 选方思路

由于现代医学的诊断已经普及，现代医学病名的国际认同度高，确认经方与现代主治疾病的对接尤为重要。选方思路是从药证入手，梳理出治疗现代疾病的适用经方。

五、 药证研究与文献

按照先有药、后有方的发展规律，经方也必定是从单味药物发展而来，其中应该有源可究。但由于年代久远，再加战乱，《伤寒论》前后的医学史料极其匮乏，使得在回答经方究竟参照了哪些本草著作这个问题时，显得十分困难，以至于日本经方家江部洋一郎发出了"没有任何一本本草书可用来诠释《伤寒论》《金匮要略》的处方用药"（《经方药论》前言）的感叹。

不过，世界上任何事物都是有联系的，与《伤寒论》《金匮要略》时代相近的本草著作《神农本草经》《本草经集注》，不失为研究经方药证的最佳参照文献。唐代大型方书《备急千金要方》《外台秘要》收集了隋唐以前的方药文献，由于离汉代不远，这些文献的医学语言和思维方式更接近张仲景，利用价值更高。宋代重视医方的收集，其官修的《圣济总录》《太平惠民和剂局方》等搜罗广博，也有许多值得重视的经验方药。18 世纪以来，中国和日本的不少学者开始经方药证的研究，且有令人瞩目的成果，邹润安的《本经疏证》、莫枚士的《经方例释》，以及日本吉益东洞的《药征》、村井琴山的《药征续编》等，都是今天开展药证研究的重要参考资料。

第二章

甘草、大枣、生姜

第一节　甘草

甘草为豆科植物甘草的根及根状茎，主产于内蒙古、甘肃，以内蒙古鄂尔多斯市杭锦旗所产品质最优。其体质结实，粉性足。《伤寒论》入70方次，《金匮要略》入88方次。

一、原文考证

1. 甘草汤

原文：少阴病二三日，咽痛者，可与甘草汤。（311）

提示：本方用单味甘草，专治咽痛。《伤寒论》《金匮要略》中治咽痛方有8首，其中7首方含甘草。如治少阴咽痛的甘草汤、桔梗汤、半夏散，治疗手足厥寒、脉微欲绝而咽痛的通脉四逆汤，治疗大逆上气、咽喉不利的麦门冬汤，治疗狐惑病蚀于咽喉的甘草泻心汤，以及治疗阴毒咽喉痛的升麻鳖甲汤等。此外，甘草干姜汤治"咽中干，烦躁吐逆者"（29）、生姜甘草汤治"肺痿咳唾，涎沫不止，咽燥而渴"（七）都有咽喉干燥的特征。

与咽痛病变相近的口腔溃疡及外阴黏膜糜烂，也用甘草。如甘草泻心汤治"狐惑之为病，状如伤寒，默默欲眠，目不得闭，卧起不安；蚀于喉为惑，蚀于阴为狐；不欲饮食，恶闻食臭，其面目乍赤、乍黑、乍白；蚀于上部则声喝"（三）。狐惑，是一种口腔、咽喉及外阴黏膜糜烂，以及皮肤损害的疾病。可见甘草可以治疗咽喉干燥疼痛及黏膜糜烂。

2. 炙甘草汤

原文：伤寒，脉结代，心动悸，炙甘草汤主之。（177）治虚劳不足，汗出而闷，脉结悸，行动如常，不出百日，危急者十一日死。（六）治肺痿涎唾多，心中温温液液者。（七）

提示：本方专以甘草为名，方中甘草四两。脉结代，是心律不齐的古称。心动悸，是自觉的心搏动明显，伴有上冲感。温温液液，一解释为恶心泛泛，一解释为心悸先兆，如《经方例释》说："温温液液，即《说文》煴煴郁郁之声，借将作心悸之兆，虚逆上炎也。"关于炙甘草汤的命名，莫枚士曾提出质疑，认为不符合全书通例。他说："凡方药多，而专取一药名方者，皆其主药。此方甘草四两，止得地黄四分之一，不应反得主名也。"他进而推测或许《伤寒论》中另有炙甘草汤一方。查《千金翼方》卷十五有温液汤，单用"甘草三两，以水三升，煮取一升半，分三服，主肺痿，涎唾多，心中温温液液"。《证类本草》引《伤寒类要》云："治伤寒脉结代者，心动悸方：甘草二两，水三升，煮取半升，服七合，日二。"可见，莫枚士的推测是有可能的。炙甘草汤很有可能就是甘草单味，而目前通行的宋版《伤寒论》中的炙甘草汤，可能是复脉汤。如果真是如此，那心动悸、脉结代是甘草的主治就更加明朗了。

张仲景治疗心悸，甘草多配桂枝，方如桂枝甘草汤治"发汗过多，其人叉手自冒心，心下悸，欲得按者"（64）、桂枝加桂汤治"气从少腹上冲心者"（117）、茯苓桂枝甘草大枣汤治"发汗后，其人脐下悸者，欲作奔豚"（65）等均是。

3. 甘草泻心汤

原文：伤寒中风，医反下之，其人下利日数十行，谷不化，腹中雷鸣，心下痞硬而满，干呕，心烦不得安……甘草泻心汤主之。（158）狐惑

之为病，状如伤寒，默默欲眠，目不得闭，卧起不安。蚀于喉为惑，蚀于阴为狐。不欲饮食，恶闻食臭，其面目乍赤、乍黑、乍白。蚀于上部则声喝，甘草泻心汤主之。（三）

提示：本方用甘草四两配人参三两，干姜三两，黄芩三两，半夏半升，黄连一两，大枣十二枚，也以甘草为方名。按经方例，黄连、黄芩治心下痞，人参、半夏、干姜、甘草、大枣止吐利令人能食，如此组合可见于半夏泻心汤、甘草泻心汤、生姜泻心汤中。半夏泻心汤重用半夏，以呕为主；生姜泻心汤重用生姜，以伤食饮冷、肠鸣水气为主；而本方重用甘草是以误下后消瘦、心下痞硬、心烦不安为主。另外，本方专治狐惑病，也不离甘草主治。

4. 甘麦大枣汤

原文：妇人脏躁，喜悲伤，欲哭，象如神灵所作，数欠伸，甘麦大枣汤主之。（二十二）

提示：脏躁，古病名，一种女性常见的精神心理疾病。好悲伤，喜哭泣是临床表现之一。临床表现怪异，感情色彩浓厚，反复无常，或哭笑无常，或神情恍惚，或坐卧不安，或悲泣不已，常常伴有失眠。"数欠伸"为频繁打呵欠、伸懒腰，也可以引申为多动不安、异动震颤等。本方甘草三两，小麦一升，大枣十枚。

5. 白头翁加甘草阿胶汤

原文：产后下利虚极，白头翁加甘草阿胶汤主之。（二十一）

提示：白头翁汤是治疗痢疾的专方，为何要加甘草？是因为"虚极"。古代所谓的虚，多指羸瘦，经常以"虚羸"并称，如竹叶石膏汤证的"虚羸少气"、大黄䗪虫丸证的"五劳虚极，羸瘦"、《备急千金要方》内补当归建中汤证的"妇人产后虚羸不足"等。产后亡血，复加下利，患者更为消瘦，故为"虚极"。

虚劳，也是一种以消瘦为特征的消耗性疾病，而许多治疗虚劳的方均不离甘草。如治疗"虚劳里急"的小建中汤、治疗"妇人产后虚赢不足"的内补当归建中汤、治疗"虚劳不足，汗出而闷，脉结悸"的炙甘草汤、治疗"虚劳诸不足，风气百疾"的薯蓣丸等都有甘草，且用量不小，提示甘草主治消瘦者。

6. 甘草粉蜜汤

原文：蛔虫之为病，令人吐涎，心痛发作有时，毒药不止，甘草粉蜜汤主之。（十九）

提示：本方用甘草二两，粉一两，蜜四两，煎如薄粥，温服一升，用于服用毒药驱虫后的不良反应。《备急千金要方》及《千金翼方》治一切药毒不止，解烦闷方。方用甘草一两，白粱粉一升，蜜四两，组成与本方相同，提示甘草解毒。

7. 橘皮竹茹汤

原文：哕逆者，橘皮竹茹汤主之。（十七）

提示：本方用橘皮二升，竹茹二升，大枣三十个，生姜半斤，甘草五两，人参一两。本方是甘草类方中甘草用量最大者，专治"哕逆"。"哕逆"即呃逆、恶心呕吐之类。在古代，食物中毒很常见，恶心呕吐是其必见症状，甘草是常用的解毒药。《金匮要略》云："凡诸毒，多是假毒以投，不知时，宜煮甘草荠苊汁饮之，通除诸毒药。"并记载：治食牛肉中毒及误食水莨，狂乱，状如中风或吐血，"甘草煮汁，饮之即解"（二十五）。还有，大黄甘草汤治"食已即吐者"（十七），也不排除食物或药物中毒的可能，后世常用甘草与大豆相配以解毒。唐代孙思邈说："方称大豆汁解百药毒，余每试之，大悬，绝不及甘草。又能加之为甘豆汤，其验尤奇。"(《备急千金要方》卷二十四)《千金翼方》卷十五有方用生甘草五两酒煎，治疗服用金石药物后的心胸热闷，这种情况与重金属中毒相似。

三、药证发挥

甘草解百药毒，兼治咽痛、黏膜糜烂、心动悸、躁、急、痛、逆诸症等。

1. 解百药毒

甘草是古代救治食物中毒或药物中毒者的主要药物。《神农本草经》说甘草"解毒"，《本草经集注》说甘草"解百药毒"。从张仲景用药来看，使用麻黄、附子、乌头等偏性中药，经常配伍甘草。《伤寒论》中麻黄方 14 方次，麻黄、甘草同用者 13 方次；《金匮要略》麻黄方 23 方次，麻黄、甘草同用者 18 方次。比例都很高。莫枚士说："甘草汤，治少阴客热。依例推之，凡有热毒者，皆主之，必效。"（《经方例释》）传统经验认为，甘草能解乌头、附子、胆南星、半夏、马钱子的毒。甘草解毒，多与蜂蜜、大枣等同用。

2. 咽痛

咽痛多用甘草。《伤寒论》甘草汤与桔梗汤，都提示咽痛是甘草主治。后世的咽痛方中，也大都含有甘草，如《圣济总录》以单味甘草治热毒肿、舌猝肿起、满口塞喉、气息不通、顷刻杀人；《小儿药证直诀》用甘草、桔梗、阿胶治喉痛；现在市售的玄麦甘桔颗粒，用甘草、桔梗、玄参、麦冬同用，治慢性咽痛。岳美中先生曾治一患者咽喉痛如刀刺，用西药无效，局部不红不肿，与服生、熟甘草，服二日，其痛即失。（《岳美中医话集》）所以，临床上以咽喉、口舌疼痛为特征的疾病，如急性咽炎、喉头水肿、口腔黏膜溃疡、白塞病等，均可使用甘草。

3. 黏膜糜烂

《金匮要略》甘草泻心汤是治疗狐惑病的专方，根据"蚀于喉为惑，蚀于阴为狐"的记载，狐惑病相当于现在的复发性口腔溃疡、白塞病。赵锡武用此方加生地黄治疗口腔与外阴溃疡，甘草生用，量达30g。（《赵锡武医疗经验》）其实，不仅是口腔黏膜病，其他的黏膜溃疡也可使用甘草。如《备急千金要方》以蜜炙甘草治阴头生疮，民间用甘草水局部湿敷治疗肛裂，现代有报道用甘草流浸膏或用甘草锌胶囊治疗消化性溃疡，对于尿道刺激征如尿痛、尿急等，传统经验用甘草配合滑石等药物可缓解症状。这些均提示甘草有修复黏膜作用。咳嗽，也是黏膜刺激症状，甘草同样适用。所以，能治咳的小柴胡汤、桔梗汤、麻黄杏仁甘草石膏汤等均使用甘草。

4. 心动悸

单味甘草就能治疗心动悸。配桂枝，治疗血压低的心动悸；配茯苓，能治疗烦躁不安的心悸。贫血、消瘦、心动悸、脉结代者，可以配合地黄、阿胶、桂枝、人参、麦冬等，方如炙甘草汤。

5. 躁、急、痛、逆

杂病多见躁、急、痛、逆诸症。此躁，为情绪不安定，变化无常、烦躁、多动，如甘麦大枣汤证的脏躁；此急，为急迫、挛急、拘急之证，如芍药甘草汤证的脚挛急；此痛，为一种挛急性、绞窄样、紧缩性的疼痛，如茯苓杏仁甘草汤证的胸痹、甘草粉蜜汤证的心痛等；此逆，为吐逆、冲逆、气逆，如橘皮竹茹汤证的哕逆、桂枝甘草汤的气上冲等。

三、 方根提取

1. 甘草–干姜

甘草、干姜组合,主治呕吐下利。加附子,即为四逆汤;加人参、白术,即为理中丸及人参汤的组合。

2. 甘草–大枣

甘草、大枣组合,主治脏躁烦悸。加小麦,方如甘麦大枣汤;加茯苓、桂枝,为茯苓桂枝甘草大枣汤。

3. 甘草–蜂蜜

甘草、蜂蜜组合,主治药毒伤胃,也可用于乌头、甘遂等毒药的配伍。加乌头、麻黄、黄芪、芍药,为乌头汤,治不可屈伸疼痛的历节病;配甘遂、半夏、芍药,为甘遂半夏汤,治"虽利,心下续坚满"的留饮;配米粉,方为甘草粉蜜汤,治药毒驱蛔后的呕吐腹痛。

4. 甘草–阿胶

甘草、阿胶组合,主治下血羸瘦。方如白头翁汤加甘草阿胶汤。加川芎、当归、生地黄、艾叶,为芎归胶艾汤,治妇人漏下及妊娠下血;加生地黄、附子、白术、黄芩、灶中黄土,为黄土汤,治下血,先便后血。

四、 应用参考

1. 羸瘦者多用

甘草用于瘦人,古时候就有这个经验。《神农本草经》中记载甘草能"坚筋骨,长肌肉"。《伤寒论》中凡治疗大汗、大下、大吐,以及大病以后的许多病证的方剂，大多配合甘草。吐、下、汗后，气液不足，或口干咽痛，或筋肉拘急，或气逆上冲，或心下痞硬，或往来寒热，或动悸，或烦躁，或多汗，症状不一，必形瘦肤枯。《外台秘要》卷三十五中有用甘草为蜜丸"疗小儿羸瘦惙惙"。羸瘦，可以看作是使用甘草的客观指征之一。反之，肥胖者、水肿者忌用大剂量甘草或长时间服用甘草。

2. 配伍

甘草的配伍非常复杂，但也非常重要，合理的配伍有利于提高疗效。《伤寒论》中，石膏、葛根、麦门冬均配甘草，桂枝、麻黄、大枣、生姜、芍药、人参、半夏、五味子、柴胡、白术、干姜、黄芩、茯苓、龙骨、牡蛎、附子等，也多配甘草，而甘遂、茵陈蒿、泽泻、猪苓均不配甘草，大黄、枳实、栀子、阿胶等则较少配用甘草。如此配伍，或协同，或制约，或增效，或减毒，其中必有原委可寻。

3. 用量

仲景使用甘草有三个剂量段，大剂量（四至五两）治疗中毒、严重的呕吐腹泻、狐惑病、脚挛急、心动悸、脉结代等；中等剂量（二至三两）治疗脏躁、咳喘等，或配合大黄、附子、乌头、桂枝、石膏、地黄、阿胶等；小剂量（一两）多配合麻黄、白术等治疗胸满、下肢水肿、湿家身体痛、无汗而喘等。

4. 禁忌

大剂量使用或长期使用甘草会出现水肿，经方中的逐水剂通常不用甘草，如十枣汤、葶苈大枣泻肺汤等。临床上见有浮肿、腹水、肥胖者，要谨慎使用甘草。

五、　选方思路

1. 以咽喉疼痛为特征的疾病，如急慢性咽炎、喉头水肿等，常配桔梗、半夏等，方如桔梗汤。如咽喉充血明显，咽干如灼、大便干结者，可用甘草配桔梗、麦冬、玄参等，方如玄麦甘桔汤。

2. 口腔黏膜破溃的疾病，如口腔黏膜溃疡、白塞病等，甘草常配黄连、黄芩等，方如甘草泻心汤。

3. 尿道刺激症状明显的尿路感染、膀胱炎等，甘草常与滑石配伍，方如六一散。

4. 以咳嗽为主诉的疾病，如急慢性支气管炎、支气管哮喘、咽喉炎、肺结核等，甘草配合桔梗、麦冬、半夏等，方如桔梗汤、麦门冬汤、炙甘草汤等。

5. 以心悸为主诉的疾病，如早搏、心房纤颤、心动过缓、病态窦房结综合征、病毒性心肌炎、心脏瓣膜病等，甘草常配茯苓、桂枝等，方如桂枝甘草汤、桂枝加桂汤、苓桂术甘汤等；或配桂枝、人参、地黄、麦冬等，方如炙甘草汤。

6. 以神情恍惚、抽动为特征的疾病，如神经官能症、更年期综合征、精神分裂症、癫痫、夜游症、小儿多动症等，甘草多配大枣、小麦、百合、酸枣仁等，方如甘麦大枣汤、酸枣仁汤。

7. 外科感染性疾病，甘草多配伍当归、玄参、金银花、连翘、赤芍等，方如四妙勇安汤。

8. 以羸瘦为主要特征的疾病，如慢性肾上腺皮质机能减退症、慢性肝炎、肝硬化、艾滋病、进行性肌营养不良症等，可使用大量甘草。对于以上疾病，除单用大剂量甘草外，编者经验是适当配合柴胡、桂枝、芍药、人参、地黄、麦冬、大枣等使用，有利于甘草作用的发挥，方如小柴胡汤、小建中汤、炙甘草汤、麦门冬汤、竹叶石膏汤、薯蓣丸等。

六、 文献摘录

《神农本草经》："甘草，味甘平，主五藏六府寒热邪气，坚筋骨，长肌肉，倍力，金疮疮，解毒，久服轻身延年。"

《本草经集注》："温中下气，烦满短气，伤脏咳嗽，止渴，通经脉，利血气，解百药毒。"

《药征》："甘草主治急迫也，故治里急、急痛、挛急，而旁治厥冷、烦躁、冲逆之等诸般迫急之毒也……无论急迫，其他曰痛、曰厥、曰烦、曰悸、曰咳、曰上逆、曰惊狂、曰悲伤、曰痞硬、曰利下，皆甘草所主，而有所急迫者也。"

《本经疏证》："（甘草）尽化急疾为和顺，经脉自然通调，血气自然滑利。于是肌骨坚、肌肉长、气力倍矣。特甘性缓，甘弥甚者，缓亦弥甚。凡一身之气因急疾为患者能调之，纵弛阻滞者非所宜也。"

《经方例释》："（甘草汤）此诸方之祖。此方不独治少阴咽痛也。《外台·十一》《千金》云：甘草汤，主天下毒气，山川雾露毒气，去地风气瘴疠毒，其方即此。成注：甘草汤，治少阴客热。依例推之，凡有热毒者皆主之，必效，以此方治。凡服汤，呕逆不入腹者，先服此，然后服余汤，是止吐也。《得效方》以治小儿遗尿；《至宝方》以治小儿尿血；《圣济方》以治舌肿；《千金》以蜜炙甘草治阴头生疮；李楼以蜜煎甘草涂汤火疮，皆取清热解毒之用。后人变其法为膏，以治悬痈、喉痈等症，名国老膏，为疡科必备之药。今喉科家治咽喉痛，用金锁匙，即甘草中之细者，其味苦，俗名苦甘草，此咽痛用甘草汤，当兼金锁匙而言。"

第二节 大枣

大枣为鼠李科植物枣的成熟果实。大枣药材的性状以个大、色紫红、肉厚、油润者为佳。《伤寒论》入 40 方次，《金匮要略》入 47 方次。

一、原文考证

1. 炙甘草汤

原文：**伤寒，脉结代，心动悸，炙甘草汤主之。（177）治虚劳不足，汗出而闷，脉结悸，行动如常，不出百日，危急者十一日死。（六）治肺痿涎唾多，心中温温液液者。（七）**

提示：虚劳，古病名，是一种慢性消耗性疾病，特征是消瘦。本方为大枣的最大量方，量达三十枚。考同为虚劳病的专方薯蓣丸治"虚劳诸不足，风气百疾"，方用大枣百枚，每丸用一枚，其用量不小。后世对于虚劳羸瘦者，多用大量大枣，如《备急千金要方》产后门羊肉黄芪汤，用大枣三十枚，与黄芪、当归、桂心、芍药、麦冬、干地黄、甘草、茯苓、羊肉等同用，治产后虚乏。另有内补黄芪汤也用大枣三十枚，配合黄芪、当归、芍药、地黄、人参、麦冬、桂心、干姜等，治妇人七伤，身体疼痛，小腹急满，面目黄黑，不能食饮，并治诸虚乏不足、少气、心悸不安。还有鹿肉汤，用大枣二十枚，配合地黄、当归、芍药、芎䓖、麦冬、人参、黄芪、鹿肉等，治产后虚羸劳损。总之，虚羸之人最适用大枣。

2. 茯苓桂枝甘草大枣汤

原文：发汗后，其人脐下悸者，欲作奔豚，茯苓桂枝甘草大枣汤主之。（65）

提示：脐下悸，是指脐腹部剧烈的搏动感，有人解释为其状如奔豚在腹中，故有奔豚气之名。与之相伴的，有胸咽部的上冲感、压迫感、濒死感等，并有惊恐等精神心理的诱因，所谓"奔豚病从少腹起，上冲咽喉，发作欲死，复还止，皆从惊恐得之"（八）。本方用大枣十五枚，配合大量的茯苓，加上桂枝、甘草，用于缓解这种剧烈的动悸感和惊恐感。与本方组成相近的有苓桂术甘汤和桂苓五味甘草汤。苓桂术甘汤无大枣而有白术，也治"气上冲胸"，但并无"发作欲死"的精神症状，而有"心下有痰饮，胸胁支满，目眩"（十二），有气上冲而无悸，但有饮在心下，是利小便化饮方。桂苓五味甘草汤无大枣而有五味子，治"气从少腹上冲胸咽，手足痹，其面翕热如醉状……小便难，时复冒者"（十二），有气上冲也无悸，但有面热如醉、时时发作性的眼前发黑，是定喘治冒方。三方均有桂枝、甘草、茯苓，唯独本方重用大枣十五枚，并配大剂量茯苓，用以平冲定悸，可见大枣配茯苓可治惊悸。

3. 甘麦大枣汤

原文：妇人脏躁，喜悲伤，欲哭，象如神灵所作，数欠伸，甘麦大枣汤主之。（二十二）

提示：脏躁，是一种女性常见的精神心理疾病。精神症状明显，临床表现情感化。大枣配甘草、小麦治脏躁。不过，大枣除烦躁也不限于配甘草、小麦。如小建中汤用大枣配甘草、饴糖，治"心中悸而烦"；甘草泻心汤用大枣配甘草、黄连、半夏等，治"心烦不得安"；吴茱萸汤用大枣配吴茱萸、人参、生姜，治"吐利，手足逆冷，烦躁欲死"；竹皮大丸用大枣配甘草、竹茹、石膏、桂枝等，治"妇人乳中虚，烦乱呕逆"。以上诸方，均能治烦，均有大枣。后世还常用大枣与莲子、百合、茯苓、竹茹等药相配，治情志病。如《备急千金要方》竹茹汤，治产后心中烦闷不解，用甘麦大枣汤加生淡竹叶、茯苓、麦冬、生姜；《圣济总录》卷四十有方用大枣、阿胶、生干地黄、甘草水煎服，治恚怒伤肝，厥逆，胸中菀结，甚或呕吐。

4. 十枣汤

原文：病悬饮者，十枣汤主之。（十二）咳家，其脉弦，为有水，十枣汤主之。（十二）夫有支饮家，咳烦，胸中痛者，不卒死，至一百日或一岁，宜十枣汤。（十二）太阳中风，下利呕逆，其人漐漐汗出，发作有时，头痛，心下痞硬满，引胁下痛，干呕，短气，汗出不恶寒者……十枣汤主之。（152）

提示：悬饮，饮邪停留胁肋部而见咳唾引痛的疾病，类似于胸腔积液。本方是用肥大的大枣十枚煮汤，送服峻下逐水的芫花、甘遂、大戟，其目的是缓和这三味药物对胃肠道的刺激。与此用法相仿的大枣配方，有葶苈大枣泻肺汤、皂荚丸等。葶苈大枣泻肺汤治"肺痈喘不得卧""肺痈胸胀满，一身面目浮肿，鼻塞清涕出，不闻香臭酸辛，咳逆上气，喘鸣迫塞"（七），"支饮不得息"（十二）。《本草经集注》谓葶苈"久服令人虚。"大枣与之相配，能减轻胃肠道的刺激，也能制约葶苈子峻下泻水导致患者虚弱不适的不良反应。皂荚丸治"咳逆上气，时时唾浊，但坐不得眠"（七）。皂荚化痰止咳，但有小毒，会令人恶心呕吐或腹泻，原方后注"以枣膏和汤服三丸"。可见，大枣能够保护胃肠道。

二、 药证发挥

大枣和百药，兼治虚劳、脏躁、惊悸。

1. 和百药

《神农本草经》说大枣"和百药"，明代陈嘉谟《本草蒙筌》曰："和百药不让甘草。"特别是大枣配合甘遂、大戟、芫花、葶苈子、皂荚，以防逐水攻下剂伤中伤津，方如十枣汤、葶苈大枣泻肺汤、皂荚丸等。

2. 虚劳

虚劳，是一大类以功能减退为特征的慢性消耗性疾病，主要表现为形容憔悴、肌肉萎缩、毛发脱落、食欲下降、日常活动能力下降等。引发虚劳的原因有过劳、疾病、外伤、营养不良、中毒、滥用药物等。经方中含有大枣的方多用于汗、吐、下以后脉结代、心悸动、腹中痛、脏躁不安、诸不足者，如炙甘草汤、茯苓桂枝甘草大枣汤、小建中汤、甘麦大枣汤、薯蓣丸等，无不以虚劳为主治对象。其人多消瘦、面色萎黄、眼睑淡、唇舌淡白，且有食欲不振、恶心呕吐者。这种状态用邹润安的话说是"津液不足"。(《本经疏证》)

3. 脏躁

脏躁的躁，是心理层面的病变，如躁动、惊悸、焦虑、抑郁、健忘、恍惚、不安等。吉益东洞认为："若之人患胸中有挛引强急之状，故用大枣居多也。"(《药征》)其所谓的"挛引强急之状"，其实是一种自觉症状。在生理层面的病变，则为急。急，是一种紧张状态，如肌肉痉挛及紧张导致的疼痛或肌肉发硬，如脚挛急、腹中急痛、抽动痉挛等。吉益东洞谓茯苓桂枝甘草大枣汤"当有腹拘急证"(《类聚方》)。《柳选四家医案》

中记载王旭高用生甘草一斤研末、红枣一斤煮烂去皮核，与甘草打和为丸，每服三钱，开水送下，治一人"一日数十痉，服此二料即愈"。大枣与甘草相配，味甘甜，能缓急，能除躁。

4. 惊悸

惊，是一种突发的不安感、恐惧感，或伴有抽动。大枣能定惊。《神农本草经》谓大枣主"大惊"。柴胡加龙骨牡蛎汤治"胸满烦惊"，桂枝去芍药加蜀漆牡蛎龙骨救逆汤治"惊狂，卧起不安"，方中皆有大枣。甘麦大枣汤所治的脏躁也有惊恐不安的症状，吉益东洞谓甘麦大枣汤"急迫而狂惊者主之"（《类聚方》）。大枣所主之惊，是虚惊，当无腹痛腹满。

悸，指胸腹部的搏动感，既有心悸动，也有脐下动悸，严重时可以出现气上冲胸咽，有胸满窒息感，所谓的"奔豚气"。尾台榕堂说："奔豚者，言悸而冲逆甚之状也。"（《类聚方广义》）悸动可以伴有心律的紊乱，所谓"脉结代"。治疗这种悸，经方中多用大枣与桂枝、甘草、茯苓、龙骨、牡蛎、麦冬、人参等同用，方如茯苓桂枝甘草大枣汤、炙甘草汤等。

三、 方根提取

1. 大枣–甘草

大枣与甘草和百药，并主治虚劳、脏躁等。大枣"和百药"（《神农本草经》），甘草"解百药毒"（《本草经集注》）。经方中两药合用的方非常多，有体质虚弱外感风寒时的发汗方，如桂枝汤类方；有汗吐下后呕吐不欲食时的止呕方，如泻心汤类方、柴胡汤类方；有虚劳不足、羸瘦贫血、心动悸、脉结代时的理虚定悸方，如炙甘草汤、小建中汤、薯蓣丸等；还有烦悸、急迫、躁动时的定悸缓急方，如茯苓桂枝甘草大枣汤、甘麦大枣汤等。总之,适用范围非常广。

2. 大枣-生姜

大枣和生姜主治呕吐嗳噫,并配桂枝、柴胡剂。方如橘皮竹茹汤治哕逆,吴茱萸汤治食谷欲呕,小柴胡汤治默默不欲饮食、心烦喜呕,生姜泻心汤治干噫食臭,旋覆代赭汤治心下痞硬,噫气不除。《伤寒论》桂枝、柴胡方中大枣生姜使用尤多。邹润安说:"大率姜与枣联,为和营卫之主剂。"(《本经疏证》)

3. 大枣-茯苓

大枣和茯苓主治奔豚气、气上冲胸、烦惊。方如茯苓桂枝甘草大枣汤治脐下悸、欲作奔豚,柴胡加龙骨牡蛎汤治胸满烦惊。茯苓定悸,大枣缓急。

四、应用参考

1. 配伍

(1)大枣一般不配麻黄。如治"无汗而喘"的麻黄汤,治"汗出而喘"的麻杏甘石汤,治"咳而微喘"的小青龙汤,治"咳而脉浮"的厚朴麻黄汤,均不用大枣,治"咳逆上气,喉中水鸡声"的射干麻黄汤也仅仅用了七枚大枣。治疗关节痛的麻黄方也少用大枣,麻黄汤、麻黄附子汤、麻黄细辛附子汤、桂枝芍药知母汤均不用大枣。除非大剂量使用麻黄的大青龙汤、越婢汤,一般麻黄方不会与大枣同用。可能大量服用大枣会妨碍麻黄发汗利水功效的发挥。

(2)腹满者不用大枣。如治"发汗后腹胀满"的厚朴生姜半夏甘草人参汤,治"心烦腹满"的栀子厚朴汤,治咳嗽胸满的厚朴麻黄汤,治便秘的麻子仁丸等,可以有生姜、甘草,但不用大枣。不过,使用峻下药物的葶苈大枣泻肺汤、十枣汤除外。

(3)大枣与石膏同用的机会不多。白虎汤、风引汤、麻杏甘石汤等用甘草,但不用大枣。麦门冬汤与竹叶石膏汤都能用于呕吐不食,但前者用大枣,后者却不用。其原因在于前者是慢性病气阴大伤,后者多为热病恢复期余热尚在。

(4)大枣与大黄同用的机会非常少。大承气汤、小承气汤、桃核承气汤等均不配大枣。看来,有痞满燥实见证时,不宜用大枣。

2. 禁忌

大枣虽然是具有理虚功效的寻常食品,但也有不推荐使用的医案。王孟英说:"凡小儿、产后及温热、暑湿诸病前后、黄疸、肿胀、疳积、痰滞,并忌之。"(《随息居饮食谱》)罗国纲说:"枣虽补脾,然味过甘,中满者、小儿疳病者、痰热者、齿痛者俱忌之。"(《罗氏会约医镜》)血糖居高不下者、腹胀满、肥胖者,不宜经常食用。另外,大枣应该熟用,不宜生吃。陶弘景认为,生枣"多食令人多寒热,羸瘦者不可食"(《本草经集注》)。

五、 选方思路

1. 精神恍惚、形体消瘦、贫血貌的精神心理疾病,如抑郁症、精神分裂症、更年期综合征、认知障碍等,可以考虑选用甘麦大枣汤、薯蓣丸、归脾丸等。

2. 心慌心悸、心律不齐、面色萎黄为表现的疾病,如心功能不全、房颤、焦虑症、抑郁症、贫血等,可以选用炙甘草汤、小建中汤、茯苓桂枝甘草大枣汤。

3. 以食欲不振、恶心呕吐为表现的疾病，如化疗后呕吐、胃肠功能失调，或误用寒冷药物后，可用大枣与生姜、甘草、人参、半夏等同用，方如小柴胡汤、半夏泻心汤、黄连汤、麦门冬汤等。

六、 文献摘录

《神农本草经》："大枣，味甘平，主心腹邪气，安中养脾，助十二经，平胃气，通九窍，补少气，少津液，身中不足，大惊，四肢重，和百药。久服轻身长年。"

《本草经集注》："补中益气，强力，除烦闷，心下悬，肠澼。"

《药征》："大枣主治牵引强急也，旁治咳嗽、奔豚、烦躁、身疼、胁痛、腹中痛。""仲景氏用大枣、甘草、芍药，其证候大同而小异，要在自得焉耳。"

第三节　生姜

生姜为姜科植物姜的新鲜根茎。《伤寒论》入 39 方次，《金匮要略》入 51 方次。

一、 原文考证

1. 生姜半夏汤

原文：病人胸中似喘不喘，似呕不呕，似哕不哕，心中愦愦然无奈

者，生姜半夏汤主之。（十七）

提示：本方用生姜汁一升，按三升生姜榨一升的比例推测，本方生姜用量最大，估计在三升。按一升五两计，生姜重量在一斤左右。可见，本方当属生姜方中的最大量方，也是最简方。莫枚士说："此诸用半夏者之祖方。其用生姜倍于半夏者，一是制半夏毒；一是治病。与小半夏用生姜不同，煮法先煮半夏，后内姜汁，明是两用也。"（《经方例释》）生姜解半夏毒，《本草经集注》明示生姜"杀半夏、莨菪毒"。本方所治为一种严重的干呕，以及极度的焦虑状态，"愦愦，心乱，又昏昧貌，盖谓心胸昏闷，不可奈何也"（《类聚方广义》）。

生姜、半夏是止呕组合。"太阳与少阳合病，自下利者，与黄芩汤。若呕者，黄芩加半夏生姜汤主之。"（172）尾台榕堂说："凡诸病痰饮卒迫，咽喉闭塞不得息，汤药不下咽者，非此方不能开通也。当先以此方解其急，而后处方从宜。"（《类聚方广义》）

2. 生姜甘草汤

原文：治肺痿，咳唾涎沫不止，咽燥而渴。（七）

提示：本方与甘草干姜汤均有甘草四两，两方均治肺痿。不过，甘草干姜汤药仅两味，药性趋猛，故能治伤寒厥逆，所谓"咽中干，烦躁，吐逆者"（29）。生姜甘草汤用生姜、甘草与人参、大枣相配，药性趋于温和滋润，故治咳唾涎沫不止、咽燥而渴，是津液不足，想必其人消瘦、食欲不振。

3. 生姜泻心汤

原文：伤寒汗出，解之后，胃中不和，心下痞硬，干噫食臭，胁下有水气，腹中雷鸣，下利者，生姜泻心汤主之。（157）

提示：生姜泻心汤与半夏泻心汤、甘草泻心汤药物组成基本一致，但生姜、半夏、甘草分别为各方主药，用量最大。半夏泻心汤治"呕而肠鸣，心下痞者"（十七），甘草泻心汤治"其人下利，日数十行，谷不化，腹中雷鸣，心下痞硬而满，干呕，心烦不得安"（158）。心下痞、肠鸣为三方同治，而"干噫食臭，胁下有水气"为生姜泻心汤所独有。

4. 真武汤、理中汤、通脉四逆汤

真武汤原方生姜用三两，但条下加减法中记载："若呕者，去附子，加生姜，足前为半斤。"（82）

理中丸条下有："吐多者，去术，加生姜三两。"（386）

通脉四逆汤条下有："呕者，加生姜二两。"（317）

提示：生姜用于呕吐。

二、 药证发挥

生姜主治恶心呕吐及水饮。

1. 恶心呕吐

恶心呕吐可出现在许多疾病过程中，能食者有之，不能食者也有之；腹痛者有之，心下痞者有之；发热者有之，往来寒热者有之；脉微下利者有之，脉弱悸动者有之；强壮者有之，柔弱者也有之。所以，生姜很少单独应用，仲景的配伍很多。生姜配桂枝温胃止痛，心悸赢瘦而胸腹痛者多用之；配半夏止呕，吐水者多用之；配橘皮亦止呕，对噫气、腹胀者用之；配厚朴除满，恶心、腹胀满者用之；配吴茱萸止痛，腹痛、头痛而吐涎沫者多用之；配大枣理虚和胃，吐下后伤胃者用之，体弱干呕不食者亦用之。但胃中空虚及机体缺乏津液的呕吐，是不适合使用生姜的，如治疗热病伤津"虚赢少气"的竹叶石膏汤，治疗因反复呕吐不能食而"心下痞

坚"的大半夏汤，用半夏而不用生姜。

2. 水饮

生姜所主的水饮，临床多见恶心呕吐、口内多稀涎，或吐出清水、口不干渴，甚至腹中有水声辘辘。如小半夏汤治"心下有支饮"（十二），小半夏加茯苓汤治"卒呕吐，心下痞，膈间有水，眩悸者"（十二），吴茱萸汤治"干呕，吐涎沫，头痛者"（378），生姜泻心汤治"胁下有水气，腹中雷鸣"（157），茯苓饮治"心胸中有停痰宿水"（十二），均为胃肠道内停水。

三、 方根提取

1. 生姜–大枣

生姜、大枣组合，主治恶心呕吐、食欲不振，能和百药，解药毒，适用面非常广，方如桂枝汤、小建中汤、小柴胡汤、大柴胡汤、旋覆代赭汤、吴茱萸汤等都有如此组合。姜枣配，一可增加食欲以恢复体力，如桂枝汤类方必用姜枣；二可防止苦药败胃。故仲景方中用之甚频，不仅含有黄连、黄芩的生姜泻心汤用此组合，就连泻下剂的大柴胡汤及厚朴七物汤，姜枣依然不忌。

2. 生姜–橘皮

生姜、橘皮组合，主治干呕，方如橘皮汤主治"干呕哕"。加竹茹、人参、甘草、大枣，为橘皮竹茹汤，治哕逆；加枳实，名橘枳姜汤，治胸闷痛。

3. 生姜–甘草

生姜、甘草组合，主治咳嗽咽干，吐下后消瘦、食欲不振。方如生姜甘草汤。

4. 生姜-半夏

生姜、半夏组合,主治呕吐,并解半夏毒。方如小半夏汤、生姜半夏汤、黄芩加半夏生姜汤等。

5. 生姜-芍药

生姜、芍药组合,主治汗下后身体疼痛者,方如新加汤治发汗后,身疼痛,脉沉迟者,在桂枝汤的基础上加芍药、生姜各一两。又方如黄芪桂枝五物汤,治"血痹……外证身体不仁,如风痹状"。还有治四肢沉重疼痛的真武汤,治诸肢节疼痛的桂枝芍药知母汤等,均有如此组合。

四、 应用参考

1. 用量

凡专用于呕吐者,生姜量宜大,仲景常用五两至半斤,甚至一斤左右,方如生姜半夏汤、橘皮竹茹汤、大柴胡汤、吴茱萸汤、半夏厚朴汤。若用于和胃理虚,则常用二两至三两,方如小建中汤、温经汤、炙甘草汤、桂枝汤、小柴胡汤。若配合他药治疗热利或黄疸,则仅用二两以下,如麻黄连轺赤小豆汤用二两、黄芩加半夏生姜汤仅用一两半。

2. 生姜与半夏

两者均能止呕,但其作用途径不一。生姜长于发散,用于外感风寒之呕吐,既治呕又发汗解表;半夏长于降逆散结,胃之瘫缓而痞满壅塞者多用。半夏化无形之痰气,生姜散有形之水饮。半夏所治之呕,其人多有失眠、多虑、易于惊恐等;生姜所治之呕,其人多有胃内停水,舌苔厚腻等。莫枚士说:"《千金》曰:呕家多服生姜,此是呕家圣药,是散其逆气

也。《要略》曰：呕者用半夏，以去其水，水去呕则止，是下其痰饮也。合彼二文观之，此方之义了然矣。"（《经方例释》）

五、选方思路

1. 以恶心呕吐、食欲不振为表现的疾病，如化疗呕吐、胃肠功能紊乱，或误用寒冷药物后，患者往往口吐清水，可用生姜与红枣相配，煎汤内服，或与半夏、甘草同用，方如生姜甘草汤、小半夏汤等。汤药中加入生姜，可以矫味，更不伤胃。如久呕不止、食欲不振者，可与人参、蜂蜜等同用。

2. 以胸闷腹胀、胃内停水为表现的疾病，如胃炎、胃下垂、胃扩张、胃及食管反流、消化不良等，方如橘枳姜汤、茯苓饮。橘枳姜汤多用于消化道疾病、心血管疾病见胸腹胀痛、恶心嗳气者；茯苓饮多用于胸闷腹胀、食欲不振、胃内有振水音者。

3. 以呕吐、肠鸣为表现的疾病，如食物中毒、急性肠胃炎等，可与黄连、黄芩、干姜、半夏等同用，方如生姜泻心汤。此方多用于消化不良、胃炎、肠炎、神经症等消化道疾病见上腹部不适、恶心或呕吐、嗳气或有酸腐味、肠鸣、腹泻、舌苔白厚或白滑者。

4. 畏寒无汗、头痛、腹痛、恶心为表现的疾病，如感冒初起、经期腹痛、过敏性鼻炎等，可用生姜煎红糖，此为民间流行的祛寒发汗方。凡感冒风寒，或涉冷水，或过食冰冷，导致腹部不适或疼痛、腹鸣、大便稀、恶寒、鼻塞流清涕者，可趁热服用生姜红糖汤，然后避风睡觉，待汗出身热，诸症可解。

六、 文献摘录

《本草经集注》："主治伤寒头痛鼻塞，咳逆上气，止呕吐。久服去臭气，通神明。"

《本经疏证》："曰寒者多用生姜，曰冷者多用干姜。干姜可代生姜，生姜不可代干姜。呕者多用生姜，间亦用干姜；咳则必用干姜，竟不得用生姜，盖咳为肺腑病，肺主敛不主散也。"

《药征续编》："生姜主治呕，兼治干呕噫哕逆。""哕逆、噫气、干呕或干噫食臭，皆呕吐轻证也。故如咳唾涎沫不止，似哕不哕亦生姜所兼治也，岂不呕之余证乎？"

本章提要

甘草、大枣、生姜是经方中的常用药，入方频率高。甘草解百药毒，兼治咽痛、黏膜糜烂、心动悸、躁、急、痛、逆诸症等，其主治最广；大枣和百药，兼治虚劳、脏躁、惊悸，重在养气血津液；生姜主治恶心呕吐及水饮，重在散风寒调胃肠。临床多二三药同用，并辅佐他药形成了诸多复方。

提振食欲、止呕解毒、令人能食，是三者的主要功能。甘草、大枣均治虚劳，定悸，其人多消瘦憔悴，而甘草擅解毒利咽，大枣擅护胃生津。生姜、甘草健胃止呕，尤其适用于反复呕吐消瘦者。生姜、大枣和胃止呕，并防止药物伤胃，尤其用于食欲不振者。这三味药物着眼于人的食欲和胃肠，是经方"养胃气"思想的具体体现。

三者均为中国人常用的香辛料和调味品，其在经方中的应用是数千年的中华民族饮食生活经验的延续。以生姜、大枣、甘草为基本构成的经方，反映出中国传统医学来源于饮食生活的特征。

　　经方中食物药还有许多，如小麦、粳米、饴糖、蜂蜜、百合、薯蓣、豆豉等。

第三章

桂枝、麻黄、细辛

第一节　桂枝

桂枝为樟科植物肉桂树的嫩枝，主产于我国广东、广西等地。其幼嫩而香气浓郁者，品质较佳。现今饮片肉桂为樟科植物肉桂的干皮及枝皮，药材以皮细肉厚，断面紫红色，油性大、香气浓，味甜微辛，嚼之无渣者为佳。张仲景时代没有桂枝、肉桂的区别，《伤寒论》《金匮要略》中提及的桂枝应包括肉桂在内。《伤寒论》入43方次，《金匮要略》入56方次。

一、原文考证

1. 桂枝甘草汤

原文：发汗过多，其人叉手自冒心，心下悸，欲得按者，桂枝甘草汤主之。（64）

提示：本方是桂枝的最简配伍，药仅两味，适用于大量发汗后，患者出现严重的心悸，其人用手按压后稍感舒适者。桂枝配甘草治心悸，如茯苓桂枝甘草大枣汤治"脐下悸者"（65）、茯苓甘草汤治"伤寒，厥而心下悸"（356）、炙甘草汤治"脉结代、心动悸"（177）、小建中汤治"心中悸而烦者"（102）。

含有桂枝、甘草的处方还能治疗烦躁、惊狂、睡眠障碍、抽搐等，如桂枝甘草龙骨牡蛎汤治"烦躁"（118）、桂枝去芍药加蜀漆龙骨牡蛎救逆汤治"伤寒脉浮……惊狂，卧起不安者"（112）、桂枝加龙骨牡蛎汤治"脉得诸芤动微紧，男子失精，女子梦交"（六）、风引汤治"热瘫痫"

（五）。

2. 桂枝加桂汤

原文：烧针令其汗，针处被寒，核起而赤者，必发奔豚。气从少腹上冲心者，灸其核上各一壮，与桂枝加桂汤。（117）

提示：本方是桂枝的最大量方，桂枝用量为五两。烧针后发汗过多，患者出现气从少腹上冲心的症状，这是一种从小腹部到心胸的搏动感与撞击感，会伴有脐腹部的疼痛、咽喉的堵塞感、窒息感、胸闷、气喘等，犹如小猪在腹部攻冲。这一表现特征，与桂枝甘草汤证的"心下悸"是一致的，也是在过度发汗后出现，提示桂枝证多见于大汗、过汗以后的心悸及脐腹部的搏动。

3. 桂枝汤

原文：太阳中风，脉浮而阴弱。阳浮者，热自发；阴弱者，汗自出。啬啬恶寒，淅淅恶风，翕翕发热，鼻鸣干呕者，桂枝汤主之。（12）太阳病，头痛，发热，汗出，恶风，桂枝汤主之。（13）太阳病，下之后，其气上冲者，可与桂枝汤……若不上冲着，不得与之。（15）服桂枝汤，大汗出，脉洪大者，与桂枝汤。（25）太阳病，外证未解，脉浮弱者，当以汗解，宜桂枝汤。（42）病常自汗出者……宜桂枝汤。（53）病人脏无他病，时发热，自汗出而不愈者……宜桂枝汤。（54）伤寒发汗已解，半日许复烦，脉浮数者，可更发汗，宜桂枝汤。（57）太阳病，发热汗出者……宜桂枝汤。（95）阳明病，脉迟，汗出多，微恶寒者，表未解也，可发汗，宜桂枝汤。（234）病人烦热……脉浮虚者……宜桂枝汤。（240）太阴病，脉浮者，可发汗，宜桂枝汤。（276）吐利止而身痛不休者……宜桂枝汤。（387）

提示：桂枝汤是桂枝的专名方，有关条文甚多，其中的主治关键词有气上冲、发热、自汗出、恶寒恶风、外证、身痛不休、脉浮弱、脉浮虚、脉浮数、脉洪大、脉迟等。气上冲是心悸及晕厥的同义词。发热是一种自觉的热感，往往伴有出汗及恶寒、恶风。外证是皮疹、结节、溃疡等皮损。身痛不休大多出现在吐、下后体弱者。脉象虽多，特征是脉浮，即轻按即得，或弱或虚或洪大。这些脉象，若从强弱来分，均属于弱脉。桂枝汤证的自汗、脉弱气上冲等，反映了患者的整体的反应状态，可以认为是桂枝汤适用的一种体质类型。

4. 桂枝人参汤

原文：太阳病，外证未除而数下之，遂协热而利。 利下不止，心下痞硬，表里不解者，桂枝人参汤主之。（163）

提示：本方是人参汤加桂枝。方用桂枝四两，甘草四两，白术三两，人参三两，干姜三两。人参汤即理中丸改汤，治"大病差后，喜唾，久不了了"（十三），"霍乱……寒多不用水者"（386），并治"胸痹"（九），这与本方证的"利下不止，心下痞硬"相类似，多为消化系统的症状。而桂枝的主治就在于"外证未除"上。这个外证，可以理解为肌表的疾病，或是关节肌肉疼痛，或是皮肤的病变。《伤寒论》《金匮要略》有方的"外证"条文，分别是桂枝汤、柴胡桂枝汤、桂枝人参汤和黄芪桂枝五物汤，这些方均有桂枝，后世均用于治疗身体疼痛及皮肤病。另外，桂枝加黄芪汤能治"恶疮"（十四），桂枝麻黄各半汤能治"身痒"（23），提示桂枝可用于身痛及外证。

5. 桂枝附子汤

原文：伤寒八九日，风湿相搏，身体疼烦，不能自转侧，不呕不渴，脉浮虚而涩者，桂枝附子汤主之。（174）

提示：本方用桂枝四两，附子三枚，生姜三两，大枣十二枚，甘草二两。方中桂枝、附子量均比较大，用于治疗身体疼痛。脉虚浮而涩是适用桂枝的脉象。

6. 理中汤、防己黄芪汤、四逆散

原文：若脐上筑者，肾气动也，去术加桂四两。（386，理中汤条文下）气上冲者，加桂枝三分。（二，防己黄芪汤条文下）悸者，加桂枝五分。（318，四逆散条文下）

提示：以上三方条下均有加桂的用法。脐上筑，指脐腹部有搏动感。气上冲，即心腹有强烈的冲撞感。悸，即心悸。

7. 桂枝去桂加茯苓白术汤、桂苓五味甘草汤

原文：服桂枝汤，或下之，仍头项强痛，翕翕发热，无汗，心下满微痛，小便不利者，桂枝去桂加茯苓白术汤主之。（28）冲气即低，而反更咳，胸满者，用苓甘五味姜辛汤去桂，加干姜、细辛，以治其咳满。 方云苓甘五味姜辛汤。（十二）

提示：以上两方均去桂枝。前者因患者无气上冲，后者因冲气减轻，可见桂枝主治气上冲。

二、 药证发挥

桂枝主治气上冲而脉弱者，兼治发热自汗、烦惊、腹中痛、少腹急、身痛、外证等。

1. 气上冲而脉弱

气上冲是一种患者的自我感觉，表现为：其一，患者有明显的心悸感，甚至脐腹部的跳动感、上冲感，或有胸闷气短、冷汗淋漓，检查多有心律失常，或心动过缓，或心律不齐。其二，患者头晕眼花，大多伴有烦

躁不安、头昏耳鸣、胸闷咽塞、烘热冷汗，甚至晕倒昏厥。检查多见低血压、低血糖、心功能不全等。不少循环系统疾病，如心肌病、心脏瓣膜病、心功能不全、心律失常、低血压等，以及消化道疾病等均可以出现气上冲样的症候群。气上冲不是一个症状，而是一种体质状态，是一种涉及循环、植物神经、消化等系统的症候群，多在极度疲劳、体质虚弱，或精神高度紧张时发生。此外，误用发汗、攻下的药物，也容易出现这些症状。

气上冲多见于营养不良而瘦弱的患者。其人面色缺乏血色或浮红，唇舌暗淡，胸廓扁平，腹壁相对薄弱，按压其脐腹部往往可以触及明显的腹主动脉的搏动感，或者在脐下和上腹部也可触及，这就是《伤寒论》中所谓的"脐下悸"（65）、"气上冲胸"（67）和"脐上筑"（386）。

桂枝证的脉象以浮弱为多见。所谓浮，即轻触即得，重按稍减；所谓弱或虚，指脉无力。脉浮多见于瘦人；脉弱多见于血压偏低者，或心功能不全者。编者称之为"桂枝脉"。弱脉，是桂枝类方方证的特征性脉象，例如清代柯韵伯就认为临床用桂枝汤，"但见一证便是，不必悉具，惟以脉弱、自汗为主耳"（《伤寒来苏集》）。

2. 发热自汗

发热是一种自觉的热感，或皮肤发热，或手掌发热，或心烦燥热，往往伴有自汗、心率缓慢。严重的，可以见到面部浮红。自汗，一种情况为服用麻黄等发汗药物以后，汗出如洗，汗多湿衣，伴有强烈的心悸不安、虚弱感。另一种情况是天气并不热，也未服用发汗药物，但尚微微汗出，动辄汗出，饥饿时严重，出汗经常化、慢性化，汗出后并伴有心悸、烦躁不安、乏力、恶风畏寒、关节疼痛等。前者，可用桂枝甘草汤，后者则用桂枝汤及其加味方。由于麻黄误用常导致心悸、汗多厥逆，所以配伍桂枝以防止汗多亡阳，这是仲景的用药惯例。出汗不是一种即时状态，平时容易出汗或曾经反复大汗者，或皮肤湿润白皙者，可以视为易出汗体质，适合用桂枝及其类方的机会相对较多。

3. 烦惊

烦，大多有烦躁不安、睡眠障碍；惊，多伴有恐惧感、冷汗淋漓、心悸动、入夜多梦或多恶梦等。这种情况多配甘草、龙骨、牡蛎、茯苓等，方如桂枝甘草龙骨牡蛎汤、桂枝加龙骨牡蛎汤、柴胡加龙骨牡蛎汤等。

4. 腹中痛与少腹急

经方中不少含桂枝的方提到"腹中"或"少腹"部位的不适症状或体征。有腹中痛的，如黄连汤的"腹中痛"、小建中汤的"腹中急痛""妇人腹中痛"、乌头桂枝汤的"寒疝腹中痛"、内补当归建中汤的"腹中刺痛不止"。有少腹体征者，如桂枝加桂汤的"气从少腹上从心者"、肾气丸的"少腹拘急"与"少腹不仁"、桂枝加龙骨牡蛎汤的"少腹弦急，阴头寒"、桃核承气汤的"少腹急结"、温经汤的"少腹里急"、内补当归建中汤的"苦少腹中急"、土瓜根散的"少腹满痛"。后世文献也提示下腹部的疼痛，特别是突发的剧烈腹痛，也是桂枝的主治。北周《集验方》卒心痛桂心汤，用桂心八两水煎服用；疗心痛方，用桂心末温酒服方寸匕，须臾六七服。（以上均见《集验方》卷一）《药性论》记载肉桂"止腹内冷气，痛不可忍"。《珍珠囊药性赋》记载"下部腹痛，非桂不能除"。一般认为，脐以下为小腹，小腹两侧为少腹，脐周围称为脐腹，但临床很难截然划分。《伤寒论》中无如此细分，少腹是指下腹部，腹中是指脐腹部。但患者的主诉也难以说清，通常均指下腹部。

"腹中痛"，是指脐腹部的疼痛，或绞痛，或胀痛，或冷痛，或刺痛。少腹急，是指患者脐腹部有拘紧的感觉，腹诊可见腹壁薄而紧张，腹直肌痉挛，浮于浅表。"少腹拘急"，一种是患者下腹部有紧缩内收的感觉，另一种是尿潴留的少腹部体征，按压下腹部可以见到充盈的膀胱。"少腹弦急"，指按压下腹部可见腹直肌弦硬不柔。"少腹急结"，指下腹部，特别是脐两侧有疼痛、胀痛等，按压下腹部，可见压痛，局部有包块或条状物。"少腹里急"，指下腹部扁平微凹陷，弹性欠佳，患者有拘急胀满感，或便意频，尿意急，或肛坠不适。另有"少腹不仁"，指下腹壁软弱松弛，按压如棉花，无抵抗感。"少腹拘急""少腹里急""少腹不仁"等可以适当延申，除下腹部的疼痛拘急松弛外，还常伴有小便无力、尿失禁、尿频、肛门坠胀，以及阳痿、早泄、遗精、痛经、月经稀发或闭经等。

5. 身痛

身痛，也有称之为身体痛、身疼痛、骨节疼痛、身体疼烦、掣痛等。身痛多为全身性的，但也有局部疼痛的，如头痛、腰痛、腰髋弛痛、头项强痛等。由于疼痛程度不同，有不能自转侧者，或四肢微急难以屈伸者，或不能触碰，近之则痛甚者。也有身痛伴有身体尪羸者，或项背强者，或如风痹者。经方中单用桂枝治疗身痛者几乎没有，多为复方。头痛、发热、无汗、恶寒、全身肌肉酸楚拘急者，多配麻黄、葛根。反复吐利、身痛不休者，多配芍药、甘草、生姜、大枣。发汗过多、营养不良、消瘦、脉沉迟的全身疼痛者，多配芍药、甘草、人参。黄汗日久、恶疮、肢体麻木疼痛、难以行走者，多配芍药、黄芪。关节剧烈疼痛、不能触碰者，多配附子、白术。经方中用桂枝治疗身痛的经验，与古代本草文献的记载颇多相接，如"利关节"（《神农本草经》），"温筋通脉""坚骨节，通血脉"（《本草经集注》），"治风痹骨节挛缩"（《日华子本草》）。

6. 外证

外证，通常解释为表现于外的证候。清代尤怡说："太阳外证即头痛，发热，恶风寒之属。"(《伤寒贯珠集》) 清代吴谦说："阳明病有外证，有内证。潮热，自汗，不大便，内证也；身热，汗自出，不恶寒，反恶热，外证也。"(《订正伤寒论注》) 但也将皮肤肌肉的感染和损坏视为外证，如斑疹、痘疮、风团、结节、糜烂，乃至痈疽、溃疡、恶疮等。明代陈实功说："痈疽虽属外证，用药却同内伤。"(《外科正宗》) 清代余听鸿也撰有《外证医案汇编》，所选医案均为疮疡痈疽等外科病证。用桂枝或肉桂的皮肤疾病，应以局部黯淡为宜，并且大多有全身症状，可参考桂枝汤、桂枝人参汤、柴胡桂枝汤、黄芪桂枝五物汤、桂枝加葛根汤等方证。

三、 方根提取

1. 桂枝-甘草

桂枝、甘草组合，主治心悸、气促、晕厥。加茯苓、大枣，方为茯苓桂枝甘草大枣汤，治"脐下悸"。加白术、茯苓，方为茯苓桂枝白术甘草汤，治"心下逆满，气上冲胸，起则头眩"。加五味子、茯苓，方为桂苓五味甘草汤，治咳逆气冲胸咽，面红如醉，时复冒。此外，治疗心动悸、脉结代的炙甘草汤中也有桂枝、甘草的组合。

2. 桂枝-白芍

桂枝、白芍组合，主治血痹外证，加黄芪、生姜、大枣，为黄芪桂枝五物汤，治"血痹……外证，身体不仁，如风痹状"(六)。血痹是以肢体麻木、恶疮、自汗为表现特征的慢性病，多见于晚期糖尿病等。加甘草、生姜、大枣，为桂枝汤，所治甚广，又治"太阳病，外证未解，脉浮弱者"(42)。这种外证，是皮肤的丘疹、结节、风团，以及溃疡等。加茯苓、牡丹皮、桃仁，为桂枝茯苓丸，治妇人癥病漏下不止，临床多用于以气上冲、少腹急结、肌肤甲错为临床表现特征的瘀血证。

3. 桂枝-附子

桂枝、附子组合，主治身体疼痛、关节屈伸不利。加白术、甘草，为甘草附子汤，治骨节疼烦、掣痛不得屈伸、近之则痛剧者；加甘草、生姜、大枣，为桂枝附子汤，治身体疼烦、不能自转侧；加芍药、甘草、生姜、大枣，为桂枝加附子汤，治汗漏不止、四肢微急、难以屈伸者；加芍药、知母、白术、麻黄、防风等，为桂枝芍药知母汤，治诸肢节疼痛、身体尪羸、脚肿如脱。

4. 桂枝-大黄-桃仁

桂枝、大黄、桃仁组合，主治瘀血，见月经不来、少腹急结、其人如狂、癥瘕等。加芒硝、甘草，方如桃核承气汤，治其人如狂，少腹急结；合柴胡桂枝汤，再加鳖甲、䗪虫、蜣螂、蜂窠、阿胶、赤硝、厚朴、葶苈等，为鳖甲煎丸，治癥瘕疟母。

四、 应用参考

1. 桂枝与肉桂

在承袭仲景使用桂枝的经验时，必须注意古代桂枝饮片与现今桂枝饮片的区别。张仲景时代没有桂枝和肉桂的区别，《伤寒论》《金匮要略》中提及的桂枝应包括肉桂在内，统称桂枝，而现在药房桂枝与肉桂是分售的。两者如何区别应用？相传的应用习惯是：轻症小病可用桂枝，重症大病必用肉桂。如桂枝多用于外感风寒、身体疼痛等，而肉桂多用于治疗肢冷脉微、脐腹冷痛者，以及心悸喘促、戴阳厥脱者。肉桂所主治的大多是循环系统、呼吸系统、消化系统比较严重的病变，这与《伤寒论》《金匮要略》桂枝使用的范围基本一致。

2. 配伍

使用桂枝，配伍极为关键。桂枝、甘草是平冲定悸的主药，但配伍不同，主治也不同。桂枝、甘草、茯苓治动悸，桂枝、甘草、龙骨、牡蛎治惊悸，桂枝、甘草、人参、麦冬治虚悸，桂枝、甘草、五味子治咳逆而悸。同样是治疗自汗，桂枝汤治脉弱自汗，桂枝加附子汤治身痛自汗，桂枝加黄芪汤治身肿自汗。同样是治疗疼痛，桂枝、附子、甘草是治汗出、恶寒、骨节痛，桂枝、芍药、黄芪是治汗出、身肿不仁痛，桂枝、芍药、甘草、饴糖是治虚劳里急腹中痛。再有，桂枝、甘草配麻黄，则无大汗亡阳之忧，桂枝、甘草配柴胡，则有发汗透邪之功。

3. 用量

仲景使用桂枝有三个剂量段，大剂量（五两）治疗心悸动、奔豚气等；中等剂量（三至四两）治疗腹痛或身体痛；小剂量（二两）多配伍麻黄治疗身体痛、无汗而喘等。所以，桂枝用于以心悸为表现的循环系统疾病，必须量大。

4. 桂枝体质

桂枝体质是一种能安全有效使用桂枝及容易出现桂枝类方证的体质类型。患者肤色白而缺乏红光，皮肤湿润而不干燥，体型偏瘦者多。唇舌黯淡而不红润，脉浮缓，多轻触即得，重按稍减。患者易心悸晕厥，易腹痛，易出汗等。

五、 选方思路

1. 以心动悸为主诉的疾病，如心功能不全、低血压、心律失常等，桂枝常配甘草，方如桂枝甘草汤、桂枝加桂汤、桂枝甘草龙骨牡蛎汤、炙甘草汤等。

2. 以咳喘、眩悸为特征的疾病，如支气管哮喘、慢性阻塞性肺疾病（以下统称慢阻肺）、肺源性心脏病、肺部感染合并心衰等，常配伍厚朴、杏仁、茯苓、白术、五味子，方如桂枝加厚朴杏子汤、苓桂术甘汤、枳实薤白桂枝汤、桂苓五味甘草汤、桂枝茯苓丸、防己茯苓汤、苏子降气汤等。

3. 以自汗、脉弱为特征的疾病，如老人、久病、产后、手术后、大出血后、肿瘤化疗后、营养不良、慢性消耗性疾病等，常配伍芍药、甘草、生姜、大枣等，方如桂枝汤、桂枝加黄芪汤。

4. 以形体消瘦、憔悴倦怠、食欲不振为表现的疾病，如高龄老人、久病、术后、大出血后、肿瘤化疗后、营养不良、慢性消耗性疾病等，常配伍甘草、山药、人参、黄芪、当归、地黄、麦冬、阿胶等，方如桂枝汤、桂枝加龙骨牡蛎汤、炙甘草汤、薯蓣丸、新加汤、黄芪建中汤等。

5. 腹痛类疾病，特别是痉挛性腹痛，如上消化道溃疡、胃痉挛、肠痉挛等，常使用桂枝及其加味方。如配伍白芍、甘草，方如桂枝汤、小建中汤、桂枝加芍药汤、桂枝加大黄汤、桂枝加桂汤、乌头桂枝汤。桂枝、白芍、甘草，能治疗腹痛，尤其是突发性、阵发性、痉挛性腹痛为多，往往伴有心悸、出冷汗等。配伍赤芍、牡丹皮、桃仁，方如桂枝茯苓丸。桂枝止痛，赤芍活血止痛，牡丹皮善治少腹痛，桃仁活血化瘀，此组合多用于下腹部的疼痛。配伍大黄、桃仁，方如桃核承气汤。大黄能治疗腹痛、便秘、烦热，桃仁能活血化瘀，此组合多用于下腹部疼痛硬满并伴有精神症状者。

6. 以肌肉拘急、关节痛、易汗出、脉沉弱为特征的疾病，如颈椎病、肩周炎、骨关节炎、滑膜炎、腰肌劳损、腰椎间盘突出、坐骨神经痛、痛风性关节炎等，常配伍芍药、生姜、附子、乌头、白术、麻黄、黄芪等，方如桂枝加附子汤、桂枝附子汤、甘草附子汤、乌头桂枝汤、桂枝芍药知母汤、柴胡桂枝汤、黄芪桂枝五物汤等。

六、 文献摘录

《神农本草经》："牡桂，味辛温，主上气咳逆，结气，喉痹，吐吸，利关节，补中益气。久服通神，轻身不老。""箘桂，味辛温，主百病，养精神，和颜色，为诸药先聘通使。久服轻身不老，面生光华，媚好常如童子。"

《本草经集注》："桂，味甘、辛，大热，有毒。主温中，利肝肺气，心腹寒热，冷疾，霍乱，转筋，头痛，腰痛，出汗，止烦，止唾，咳嗽，鼻衄。能堕胎，坚骨节，通血脉，理疏不足，宣导百药无所畏。久服神仙，不老。"

《药性论》："杀草木毒。""主治九种心痛，杀三虫，主破血，通利月闭。治软脚痹不仁，治胞衣不下，除咳逆、结气拥痹，止腹内冷气、痛不可忍，主下痢，治鼻息肉。"

《日华子本草》："桂心，治一切风气，补五劳七伤，通九窍，利关节，益精明目，暖腰膝，破痃癖癥瘕，消瘀血，治风痹骨节挛缩，续筋骨，生肌肉。"

《药征》："桂枝主治冲逆也，旁治奔豚、头痛、发热、恶风、汗出、身痛。"

第二节　麻黄

　　麻黄为麻黄科植物草麻黄、中麻黄或木贼麻黄的干燥草质茎，主产于山西、河北、甘肃、辽宁、内蒙古、新疆、陕西、青海、吉林等地，以产于山西、甘肃、陕西、青海等地者品质为佳，称西麻黄。麻黄药材分草麻黄、木贼麻黄、中麻黄 3 种，三者均以干燥、茎粗、淡绿色、内心充实、味苦涩者为佳。《伤寒论》入 14 方次，《金匮要略》入 23 方次。

一、原文考证

1. 甘草麻黄汤

原文：里水，越婢加术汤主之，甘草麻黄汤亦主之。（十四）

　　提示：本方是麻黄方中最简配方，麻黄四两，甘草二两。里水，是一种全身性水肿的疾病。所谓"里水者，一身面目黄肿，其脉沉，小便不利"（十四）。一身面目黄肿，是使用本方的重要指征。根据条下有"不汗再服"的提示，则可推测本方能发汗。这个功效有后世文献支撑。《备急千金要方》卷二十一有一水肿方，谓："有人患气虚损久不差，遂成水肿，如此者众。诸皮中浮水，攻面目身体，从腰以上肿，皆以此汤发汗悉愈。"此方即麻黄四两，甘草二两，水煎服。《千金翼方》卷十九也有此方，记载："主风湿水疾，身体面目肿，不仁而重。"方后注："重覆日移贰丈，汗出。不出更合服之。"本方发汗利水的功效，主要源于麻黄。

2. 越婢汤

原文：恶风，一身悉肿，脉浮，不渴，续自汗出，无大热，越婢汤主之。（十四）

提示：本方是麻黄方中的最大量方，麻黄量达六两。越婢汤用于水肿，与甘草麻黄汤主治相同。不过，本方证"自汗出"，提示麻黄治疗浮肿，不拘于无汗，有汗也可以用，但必须与石膏配。这种配伍，也见于"汗出而喘"的麻黄杏仁甘草石膏汤。

3. 大青龙汤

原文：太阳中风，脉浮紧，发热恶寒，身疼痛，不汗出而烦躁者，大青龙汤主之。（38）伤寒脉浮缓，身不疼但重，乍有轻时，无少阴证者，大青龙汤发之。（39）

提示：大青龙汤中麻黄用量为六两，为《伤寒论》中的峻汗方；用于治疗脉浮紧，身痛身重，发热恶寒，无汗而烦躁者。原文还详细记载了本方的煎服法及护理要点："煮取三升，去滓，温服一升，取微似汗。汗出多者，温粉扑之。一服汗者，停后服。若复服，汗多亡阳，遂虚，恶风烦躁，不得眠也。""若脉微弱，汗出恶风者，不可服之。服之则厥逆、筋惕肉瞤，此为逆也。"（38）以上汗出多、恶风烦躁、不得眠、厥逆、筋惕肉瞤等不良反应，大多是误用麻黄或过量服用的结果。脉浮弱，禁用麻黄；脉浮紧，才是安全使用麻黄的指征。

4. 麻黄汤

原文：太阳病，头痛，发热，身疼，腰痛，骨节疼痛，恶风，无汗而喘者，麻黄汤主之。（35）太阳与阳明合病，喘而胸满者，不可下，宜麻黄汤。（36）太阳病，十日已去……脉但浮者，与麻黄汤。（37）太阳病，脉浮紧，无汗，发热，身疼痛，八九日不解，表证仍在，此当发其汗……麻

黄汤主之。（46）脉浮者，病在表，可发汗，宜麻黄汤。（51）脉浮而数者，可发汗，宜麻黄汤。（52）伤寒脉浮紧，不发汗因致衄者，麻黄汤主之。（55）脉但浮，无余证者，与麻黄汤。（232）阳明病，脉浮，无汗而喘者，发汗则愈，宜麻黄汤。（235）救卒死，客忤死，还魂汤主之。（二十二）

提示：本方以麻黄为名，其功效不离麻黄。其一，退热。本方是伤寒病的主方，退热是其主要功效。这种退热是以发汗为前提的，"可发汗，宜麻黄汤""发汗则愈，宜麻黄汤"等说法都提示服用麻黄汤后可以出汗。不过，本方的发汗并不峻猛，麻黄汤条下有"覆取微似汗"的提示。其二，平喘。《备急千金要方》卷十八麻黄散，即麻黄汤组成，主上气嗽，谓"气发便服即止"。平喘功效除见于麻黄汤外，含有麻黄的越婢加半夏汤、麻黄杏仁甘草石膏汤、射干麻黄汤、厚朴麻黄汤、小青龙汤等都有平喘的功效。不过，在本方中又以"无汗而喘"为应用指征。倘若汗出而喘，就应去桂枝，加石膏，方名麻黄杏仁甘草石膏汤。其三，治身痛。其痛有头痛，有腰痛，有全身的关节疼痛，常用麻黄汤，甚至加白术、附子，方如麻黄加术汤。其四，醒脑。《金匮要略》还魂汤其实就是麻黄汤，治卒死与客忤死。《备急千金要方》记载此方"主卒忤鬼击飞尸诸奄，忽气绝，无复觉，或已无脉，口噤拗不开，去齿下汤"，可见是突发的昏迷，提示麻黄汤用于急救。另外，《古今录验》续命汤可以看作是麻黄汤的加味方，治中风痱"口不能言"（五）。

5. 麻黄细辛附子汤

原文：少阴病，始得之，反发热，脉沉者，麻黄细辛附子汤主之。（301）

提示：所谓少阴病，即"脉微细，但欲寐"（281），"恶寒而踡"

（289），"小便色白者"（282）的一种疾病状态，通常出现在发热性疾病的后期。但这个患者在疾病的初期即显现了，所谓"始得之"。同时，患者发热而脉沉的临床表现，与麻黄汤证发热而脉浮正相反。由于证变，故药变，麻黄配合治疗脉沉的附子及止痛醒脑的细辛，由此构成麻黄细辛附子汤。本方有醒脑功效。《经方实验录》记载姜佐景曾治一幼孩沉迷不醒、手足微厥，脉微细，平日痰多常有厥意。用麻黄细辛附子汤加半夏、生姜，一剂即精神振作，不复沉迷。后逢小儿患但欲寐者多人，悉以本法加减与之，无不速愈。

6. 半夏麻黄丸

原文：心下悸者，半夏麻黄丸主之。（十六）

提示：本方用半夏、麻黄各等分，末之，炼蜜和丸如小豆大，饮服三丸，日三服。麻黄能导致心悸，但本方却用于心下悸，推测尚有其他用药的条件，如其人黄肿、或胸闷痰多、或恶心呕吐、或困倦思睡、或心动过缓等。另外，脉也无虚弱之象。明代赵以德认为："用此汤治者，其脉必不弱，非弦即紧，岂脉弱心气不足者，犹得用此药乎？"（《金匮玉函经二注》）此方是麻黄方中唯一的丸剂，且量甚小，用蜜丸，这都是安全使用麻黄的关键。

7. 防己黄芪汤

原文：喘者，加麻黄半两（二）。

提示：此内容在防己黄芪汤条下。联系麻黄汤治"无汗而喘"（35），麻黄杏仁甘草石膏汤治"汗出而喘"（63），则麻黄无疑可治平喘。

8. 小青龙汤

小青龙汤条下有："若微利，去麻黄，加荛花如一鸡子，熬令赤色。若噎者，去麻黄，加附子一枚，炮。若小便不利、少腹满者，去麻黄，加

茯苓四两。若喘，去麻黄，加杏仁半升，去皮尖。"（40）

提示：《伤寒论》中凡下利，均需救里，主用四逆汤，几乎不用麻黄。微利，是患者有腹泻但不严重，想必患者脉弱、体虚，麻黄不宜，故去之。据《金匮要略》对适用麻黄加术汤、麻杏苡甘汤人群的"湿家"临床特征的提示，其胃肠功能强健，所谓"自能饮食，腹中和，无病"（二）。噎，是饮食不进，故麻黄不宜。小便不利，少腹满，是排尿不畅或无力，甚至尿潴留的表现，此为麻黄禁忌，当去之，并加茯苓。小青龙汤本治"咳而微喘""咳而上气，烦躁而喘""咳逆倚息，不得卧"，而本文又说喘者去麻黄，显然患者有麻黄的禁忌证。根据大青龙汤证的提示，过服含有麻黄的大青龙汤可以导致"汗多亡阳，遂虚，恶风烦躁，不得眠""若脉微弱，汗出恶风者，不可服之"（38）。推测患者虽然咳逆上气，但有汗多、恶风、烦躁、不得眠、脉微弱等表现，此时，小青龙汤必须去麻黄。以上小青龙汤应用的"四去"麻黄，也提示了麻黄的四种禁忌证。

二、药证发挥

麻黄主治黄肿者，兼治恶寒无汗、身痛重、咳喘、欲寐等。

1. 黄肿

黄肿，是里水的特征。里水，是一种全身性的浮肿，临床上多见于那些面色黄黯而水肿者。黄肿不是即时的一过性症状，而应当理解为一种体质状态。主治浮肿的经方中，麻黄方最多。如一身面目黄肿，用甘草麻黄汤；一身悉肿，自汗出，下肢疼痛者，用越婢加术汤；汗出恶风，脉浮身重，下肢浮肿、屈伸不利者，用防己黄芪汤，喘者加麻黄；浮肿而脉沉者，用麻黄附子汤；浮肿，心下坚，水饮时作者，用桂枝去芍药加麻黄细辛附子汤。黄肿，是仲景使用麻黄的重要客观指征。反之，其人干瘦或苍白者，慎用麻黄。

2. 无汗恶寒

恶寒无汗，是一组症状。恶寒，是不当风而有寒冷感；无汗，指皮肤干燥，不容易出汗。临床有恶寒而体痛，气喘者；有恶寒而体倦，息微而脉沉迟无力者；有始虽恶寒，后必肌肤发热者；有无汗而面目黄肿，精神困顿者；有身体沉重，难以转侧，甚至神志沉迷、呼之不应者。由于恶寒为自觉症状，所以无汗一症尤为重要。患者多无汗或少汗，并且平素不易出汗，故皮肤多干燥而粗糙，或如粟粒，或如鱼鳞；肤色多黄黯，缺乏光泽。张仲景判定麻黄方用药的效果，也常常以有无出汗作为标准。

3. 身痛重

身痛重，是指全身性的疼痛感、困重感、拘紧感。身重，指患者有极度的疲劳感，身体沉重，活动不灵活，甚至感觉迟钝麻木等。患者多无汗或少汗。

4. 咳喘

咳喘是咳嗽加上呼吸困难，即张仲景所谓的"咳逆上气""肺胀"。咳喘的临床特征与"咳"与"喘"相关，或咳而喘，或因咳而喘。因临床多见咳喘而多痰，又称为痰喘。咳喘多伴有喉中痰声，或有哮鸣音，张仲景所谓"喉中水鸡声"（七）。黄肿者的咳喘，用麻黄最为适宜。如咳喘而心律不齐，或虚喘不休、冷汗淋漓，慎用麻黄。

5. 欲寐

欲寐是一种精神状态，指精神萎靡困顿，或似睡非睡，呼之能应，须臾又恍惚不清。柯韵伯说："欲寐是病人意中，非实能寐也。"（《伤寒来苏集》）比欲寐更严重的是"卒死""客忤死"（《诸病源候论·卒忤候》），这都是突发的昏迷、不省人事，如不急治，则气不返而死。

麻黄醒脑，能消除困倦感、令人不得眠，治疗不省人事等。《金匮今释》记载："此方为起死回生之神剂，还魂之名，诚不愧也。小儿有作搐而死，至二三日不醒者，间可起之……余常值小儿发热昏沉，务发其汗，十不一误。"《太平圣惠方》卷七十八方麻黄散（麻黄、白术、独活）治产后中风痉，通身拘急，口噤，不知人事。《圣济总录》卷一百七十中，方用麻黄、薄荷、干蝎为细末，薄荷水调下，治小儿慢惊风多睡善欠者。大塚敬节亲见汤本求真用本方救治一幼儿肺炎导致呼吸停止的濒死状态（《金匮要略研究》）。国内有报道用还魂汤治男孩不慎落水呛肺，抽搐失语，人事昏沉，肢冷脉沉。（《实用经方集成》）也有人用麻黄汤治疗煤气中毒。[王维澎. 麻黄汤新用. 新中医，2000，32（1）：53]

三、 方根提取

1. 麻黄-桂枝-甘草

麻黄、桂枝、甘草组合，主治发热恶寒、无汗而喘、身痛。加杏仁，方如麻黄汤；加石膏、生姜、大枣，名大青龙汤；加石膏、人参、当归、川芎、杏仁、干姜，名续命汤，治"中风痱，身体不能自收持，口不能言，冒昧不知痛处，或拘急不得转侧"（五）。《外台秘要》卷九，方用麻黄四两，桂心二两，甘草二两，大枣十四枚，水煎，分温三服，治新久咳嗽，唾脓血，连年不瘥，昼夜肩息。

2. 麻黄-附子-甘草

麻黄、附子、甘草组合，主治无汗、水肿、关节疼痛、脉沉者。方如麻黄附子甘草汤，能"微发汗"（302），如加重麻黄用量，即麻黄附子汤，治"水之为病……脉沉者"（十四），两方均是温阳散寒方。桂枝芍药知母汤治"诸肢节疼痛，身体尪羸，脚肿如脱"（五），乌头汤治"病历节，不可屈伸，疼痛"（五），两方均有此三药的组合。另外，《外台秘要》卷二十《古今录验》麻黄汤，方用麻黄五两，桂心四两，生姜三两，甘草二两，附子两枚，治"风水，身体面目尽浮肿，腰背牵引髀股，不能食"。

3. 麻黄-杏仁-甘草

麻黄、杏仁、甘草组合，主治咳喘胸满、湿家身痛和发黄。方如麻黄汤、麻黄杏仁甘草石膏汤、麻黄杏仁薏苡仁甘草汤、麻黄连翘赤小豆汤。后世有三拗汤，即此组合。《太平惠民和剂局方》用三药等分为散，每服五钱，生姜五片同煎；治感冒风邪，鼻塞声重，语音不出，或伤风伤冷，头痛目眩，四肢拘倦，咳嗽多痰，胸满气短。后世有用桃仁换杏仁者，如《外台秘要》卷九有方用麻黄、细辛各二两，甘草半两，桃仁二十枚，水煎，分三服，治卒咳逆，上气肩息，昼夜不止欲绝。

4. 麻黄-石膏-甘草

麻黄、石膏、甘草组合，主治汗出烦躁而喘，或汗出而一身尽肿，或发热无汗而烦躁者。方如越婢汤、麻黄杏仁甘草石膏汤、大青龙汤、小青龙加石膏汤等。

5. 麻黄-附子-细辛

麻黄、附子、细辛组合，主治突发少阴病，但欲寐、无汗、恶寒、脉沉或微细者。方如麻黄细辛附子汤、桂枝去芍药加麻黄细辛附子汤等。

6. 麻黄-黄芪

麻黄、黄芪组合，主治关节疼痛、汗出身重而肿者。方如乌头汤治脚气疼痛，不可屈伸；防己黄芪汤加麻黄治风湿脉浮，身重汗出恶风见喘者；《千金》三黄汤治"中风手足拘急，百节疼痛，烦热心乱，恶寒，经日不欲饮食"（五）。

四、应用参考

1. 麻黄体质

麻黄体质是一种能安全有效使用麻黄及容易出现麻黄类方证的体质类型。患者体格粗壮或肥胖，面色黄黯，皮肤干燥且较粗糙。恶寒喜热，易于着凉，着凉后多肌肉酸痛，无汗发热。易于鼻塞、咳喘。易于水肿，小便少，口渴而饮水不多。身体沉重，反应迟钝。食欲好，无腹痛腹胀。舌体较胖，苔白较厚，脉浮有力或脉沉紧。

临床使用麻黄或麻黄类方，应注意是否存在"麻黄体质"。如果体格羸瘦、唇红咽肿、脉象数促者，虽无汗也不能用麻黄，否则会导致心悸动、汗出过多，甚至虚脱等不良反应。根据仲景药证及编者经验，以下几种情况慎用麻黄：肌肤白皙，有上冲感，易烘热，汗出者；极度消瘦，脉弱无力者；平素易头晕、目眩、心悸、失眠、烦躁不安者；心力衰竭、晚期糖尿病、肿瘤放化疗期间，老年人有前列腺疾病而小便无力或尿等待、尿潴留者。《金匮要略》说"麻黄发其阳"（十二），《本草纲目》记载"脱人元气"。

2. 配伍

麻黄虽能发汗，但有汗不避麻黄。汗出而肿者，或汗出而喘者，均可用麻黄配石膏。麻黄配桂枝、甘草则可减轻麻黄让人烦乱、心悸等不良反应。桂枝甘草汤所治的"发汗过多，其人叉手自冒心，心下悸，欲得按者"，与过服麻黄的反应是一致的，所以，配伍桂枝、甘草的麻黄方应该是较为安全的，尤其是桂枝量大于麻黄的处方。《伤寒论》对麻黄、桂枝比例为3∶1的大青龙汤反复叮嘱服药不宜过量，而对比例为3∶2的麻黄汤则未作如此交代。

3. 用量

仲景使用麻黄有多个剂量段。六两：用于水肿及无汗，但多配石膏，方如大青龙汤、越婢汤。三至四两：用于咳喘、无汗身痛，方如麻黄杏仁甘草石膏汤、小青龙汤、射干麻黄汤、厚朴麻黄汤、麻黄汤、葛根汤、乌头汤等。二两：或与附子、细辛配伍，治疗脉沉的无汗、水肿等，方如麻黄细辛附子汤、麻黄附子汤等；或与连翘、杏仁等同用，治疗发黄，方如麻黄连轺赤小豆汤等。至于用于湿家的肤痒或身体痛等，则麻黄用量更少，只有半两或一两。可以说，麻黄的用量比较灵活，与主治疾病、配伍、煎服法、体质等均有关系。

4. 煎煮

麻黄通常用汤剂，且多先煎并去上沫。陶弘景说："凡汤中用麻黄，皆先别煮两三沸，掠去其沫，更益水如本数，乃纳余药，不尔令人烦。"（《本草经集注》）现在用的麻黄，如果不是大量使用，而且患者体格健壮，可以不必先煎。

五、 选方思路

1. 以水肿为特征的疾病，如急慢性肾炎、特发性水肿、痛风、荨麻疹、湿疹等，多与石膏、连翘等配伍，方如越婢汤、麻黄连轺赤小豆汤等。

2. 以无汗为特征的疾病，如感冒发热、肺炎、疮毒初起、皮肤病等，常配伍甘草、桂枝等，方如甘草麻黄汤、麻黄汤、大青龙汤等。

3. 以咳喘为主诉的疾病，如支气管炎、支气管哮喘、肺炎等，或配伍杏仁、甘草、石膏，或配伍厚朴、半夏、细辛、干姜、五味子等，方如三拗汤、麻黄杏仁甘草石膏汤、小青龙汤。

4. 以鼻塞为特征的疾病，如急慢性鼻炎、过敏性鼻炎、鼻窦炎、花粉症等，常配伍防风、黄芪、甘草、细辛等，方如玉屏风散加味、小青龙汤、葛根汤等。

5. 以关节疼痛为主诉的疾病，如风湿性关节炎、类风湿性关节炎、脊椎病、急性腰扭伤、腰椎间盘脱出等，方如麻黄细辛附子汤、麻黄汤、葛根汤、《古今录验》续命汤等。

6. 某些泌尿生殖系统疾病，如遗尿、子宫脱垂、性功能障碍等，常可使用麻黄剂，方如麻黄杏仁甘草石膏汤、麻黄汤、麻黄细辛附子汤等。

7. 以嗜睡、失语、极度疲劳、思维迟钝、昏迷、精神失常的脑病等，如脑中风、煤气中毒、安眠药服用过量中毒、精神病镇静药过量服用后，可使用麻黄剂，如麻黄汤、葛根汤、麻黄细辛附子汤、《古今录验》续命汤等。

六、　文献摘录

《神农本草经》："麻黄，味苦温，主中风伤寒头痛，温疟，发表出汗，去邪热气，止咳逆上气，除寒热，破癥坚积聚。"

《本草经集注》："五脏邪气缓急，风胁痛，治乳余疾。止好唾，通腠理，疏伤寒头痛，解肌，泄邪恶气，消赤黑斑毒。不可多服，令人虚。"

《药征》："麻黄主治喘咳、水气也，旁治恶风、恶寒、无汗、身疼骨节痛、一身黄肿。"

《本经疏证》:"麻黄非特治表也,凡里病可使从表分消者皆用之,如小续命汤、葛根汤之治风,麻黄附子细辛汤、麻黄附子甘草汤之治寒,麻黄加术汤、麻黄杏仁薏苡甘草汤之治湿,麻黄连轺赤小豆汤、麻黄醇酒汤之治黄、桂枝麻黄各半汤、桂枝二麻黄一汤、桂枝二越婢一汤、牡蛎汤之治寒热,则犹有表证。有表证者用麻黄,《本经》所谓发汗、去邪热、除寒热也。若乌头汤之治风,射干麻黄汤、厚朴麻黄汤之治咳,甘草麻黄汤、文蛤汤之治水,则无表证矣。无表证而用麻黄,则《本经》所谓止咳逆上气、破癥坚积聚者。"

第三节　细辛

细辛为马兜铃科植物北细辛或华细辛的根,有北细辛与南细辛之分。北细辛主产于辽宁、吉林、黑龙江等地,根灰黄色,叶绿色,气甚芳香,味辛辣而麻舌,习惯以此为通用正品。《伤寒论》入6方次,《金匮要略》入16方次。

一、原文考证

1. 大黄附子汤

原文:**胁下偏痛,发热,其脉紧弦,此寒也,以温药下之,宜大黄附子汤。(十)**

提示:本方药仅三味,是细辛最简方。"胁下偏痛"是固定性的疼痛,大多在胸腹及下肢。其"脉紧弦"是痛脉,所谓"腹痛,脉弦而紧,弦则卫气不行，即恶寒；紧则不欲食"（十），于此推测本方证尚有"恶寒"
和"不欲食"。细辛止痛，《神农本草经》记载："主治咳逆，头痛脑动，
百节拘挛，风湿痹痛，死肌。"细辛与附子同用，能加强止痛功效。如此
组合，还见于赤丸、乌梅丸。赤丸治"寒气厥逆"，乌梅丸治"蛔厥"
"久利"，大多与腹痛相关。

2. 麻黄细辛附子汤

原文：少阴病，始得之，反发热，脉沉者，麻黄细辛附子汤主之。
（301）

提示：本方与大黄附子汤相近，均有附子、细辛，推测本方也有止痛
功效。但本方有麻黄，则当能发汗止痛。不过，条文比较简略，并未完整
记录临床主治的疾病，而仅仅提示了患者的全身状态。这种状态，即"脉
微细，但欲寐"（281），"恶寒而踡"（289），"小便色白者"（282）的一
种谓之"少阴病"的疾病状态。在《伤寒论》的三阴三阳分类框架中，少
阴病通常出现在发热性疾病的后期，而麻黄细辛附子汤适用的少阴病却相
反，在疾病的初期即突然显现了，这种情况是一种特例。从临床上看，麻
黄细辛附子汤多用于那些突发的疼痛、发热，以及疲劳等，如突发头痛、
感冒发热、腰腹痛、暴哑、暴聋、暴盲、暴痿等。患者大多有在经期中、
房事后、大汗以后暴感风寒或饮食生冷等诱因，前人常用"寒邪直中少
阴"来解释。

作为方证识别的关键在于发热而脉沉。按惯例，发热、无汗、脉浮
时，常规用麻黄发汗；脉沉、神萎时，常规用附子温阳。此条文有麻黄证
的发热，有附子证的脉沉，但没有明确细辛功效，推测细辛在本方中既助
麻黄发汗，又助附子温阳止痛，也就是后世所谓的"温经散寒"。考同为
主治"少阴病，得之二三日"的麻黄附子甘草汤，方亦三味，不用细辛用

甘草，原文提示此方"微发汗"（302），不用细辛用甘草为微发汗，提示不用甘草而用细辛的麻黄细辛附子汤当为大发汗。细辛的发汗功效不能忽略。

3. 当归四逆汤

原文：手足厥寒，脉细欲绝者，当归四逆汤主之。 若其人内有久寒者，宜当归四逆加吴茱萸生姜汤。（351）

提示：本方是细辛与当归、桂枝、芍药、甘草等合用的方，主治"手足厥寒，脉细欲绝"，虽不是细辛药证，但也不离细辛药证。所谓"厥"，指手掌冰凉，《伤寒论》中治"厥"的方颇多，有"脉滑而厥"的白虎汤，有"下利厥逆而恶寒"的四逆汤，有"下利清谷，里寒外热，汗出而厥"的通脉四逆汤，还有治"寒气厥逆"的赤丸，治"蛔厥"的乌梅丸。然前四方之厥，或纯热，或纯寒，唯有当归四逆汤与乌梅丸用于寒热错杂者，其人多有唇红、口疮、烦躁、腹痛等。此种厥，张仲景多用细辛配当归。

4. 真武汤、桂苓五味甘草汤

原文：若咳者，加五味子半升，细辛一两，干姜一两。（316）**胸满者，用桂苓五味甘草汤，去桂加干姜、细辛，以治其咳满。**（十二）

提示：以上两方均是加细辛方。细辛、干姜、五味子治"咳"，也见于射干麻黄汤、厚朴麻黄汤、小青龙汤、苓甘五味姜辛汤等。射干麻黄汤治"咳而上气，喉中水鸡声"（七）；厚朴麻黄汤治"咳而脉浮"（七）；小青龙汤治"伤寒，心下有水气，咳而微喘，发热不渴"（41），"咳逆倚息，不得卧"（十二），"伤寒表不解，心下有水气，干呕，发热而咳，或渴，或利，或噎，或小便不利，少腹满，或喘者"（40）；苓甘五味姜辛汤治"冲气即低，而反更咳，胸满"（十二）。另外，《外台秘要》卷三十六中的五味子汤治"小儿风冷入肺，上气气逆，面青喘迫，昼夜不息，食则吐不止"，其方用五味子、干姜、细辛、麻黄、当归、人参、桂心、紫菀、款冬花、甘草、大黄，也有此组合。

不过，仲景方对这种咳，尚有更严格的规定。首先，咳伴有上气不接下气，甚至"倚息不得卧"。其次，"心下有水气"，也就是咳吐大量水样的痰液。还有，"不渴"一症极为重要。小青龙汤条下有"服汤已，渴者，此寒去欲解也"（41）；《金匮要略》也有"咳满即止，而更复渴，冲气复发者，以细辛、干姜为热药也"的说法。考四逆散条下有"咳者，加五味子、干姜各五分"（318）。为何不加细辛？推测患者有内热，或舌红，或口干。

二、 药证发挥

细辛主治恶寒、不渴者，兼治咳逆上气、手足厥冷、身疼痛。

1. 恶寒、不渴

恶寒、不渴，提示的是一种体质状态，即患者恶寒喜暖、四肢厥冷，往往虽夏日而厚衣，或稍受风寒则冷气入骨、全身拘急不适。同时口不干渴、唾液清稀且量多，甚或自觉口内有冷气、唾液咽下也觉冰冷。这种状态如同人处在隆冬严寒之际的生理状态，古代称之为"水气""寒饮"。在"恶寒不渴"状态下的患者，常常出现精神萎靡、咳喘、四肢厥冷、疼痛等。

2. 咳逆上气

咳逆上气，即咳嗽气喘，常常气不相接。细辛的止咳下气功效，与《神农本草经》"主咳逆"，《本草经集注》"下气，破痰，利水道，开胸中，除喉痹"的记载相似。其咳多见痰液清稀量多，或多泡沫，或有清涕如水。

3. 手足厥冷

手足厥冷，即手足厥寒、四肢冰凉。但细辛所主的厥冷，多伴有关节疼痛、遇冷尤剧、局部色青黑，往往伴有脉细、腹中痛、但欲寐等。细辛治手足厥冷，多配伍当归、桂枝等，方如当归四逆汤。后世《育婴秘诀》当归散（当归、细辛、黄芪、桂心、赤芍、甘草、人参、龙骨）以乳汁调服，治"小人胎中受寒，四肢厥冷，大便青黑及腹痛盘肠"。

4. 身疼痛

细辛止痛。《神农本草经》记载细辛主"头痛脑动，百节拘挛，风湿痹痛，死肌"。从后世的应用看，细辛多用于头痛、身痛、腹痛、胸背痛，以及咽痛、齿痛、目痛等。《伤寒论》多配麻黄、附子、大黄、桂枝、当归等，后世常配川芎、白术、石膏、黄芩、菊花等。如《圣济总录》卷十五茶调散用细辛与菊花、石膏、香附等分为末，食后茶清调服，治头风、偏正头痛。《重订严氏济生方》芎辛汤用川芎一两，细辛、白术、甘草各半两为末，每服四钱，入生姜、芽茶少许，水煎温服；治风寒或邪湿在脑，头重头痛，眩晕欲倒，呕吐不定。《张氏医通》治热厥头痛的芎辛汤，用川芎、细辛各半钱，炙甘草六分，生姜五片，水煎，食后热服。有热加酒制黄芩一钱；不效再加生石膏三钱，乌头二分。

三、 方根提取

1. 细辛–附子

细辛、附子组合，主治剧痛。加大黄，为大黄附子汤，主治胁腹痛而大便秘结者；加麻黄，为麻黄细辛附子汤，治精神萎靡的腰痛、头痛、发热、无汗、恶寒等。

2. 细辛–干姜

细辛、干姜组合，主治不渴而苔滑者。细辛能止痛，干姜能止吐利。

3. 细辛–干姜–五味子

细辛、干姜、五味子组合，主治咳逆上气，痰液如水。加茯苓、甘草，为苓甘五味姜辛汤；加麻黄、桂枝、芍药、半夏、甘草，为小青龙汤。

4. 细辛–桂枝–当归

细辛、桂枝、当归组合，主治手足厥冷、腹痛、脉细者。加芍药、甘草、大枣等，方如当归四逆汤；加乌梅、黄连、黄柏、附子、干姜、人参等，即乌梅丸，治疗寒热错杂的腹痛腹泻；加菊花、白术、川芎、防风、茯苓等，即侯氏黑散，治"中风、四肢烦重，心中恶寒不足者"。

四、 应用参考

1. 用量

仲景用细辛，剂型不同用量迥异，入汤剂量多在二至三两，入丸散剂量甚小。乌梅丸六两三十服，赤丸一两一百服，如按一两等于15.625g折算，两方每服用量分别是3.125g、0.156g。另外，细辛配附子或乌头时量小，多为一至二两，如大黄附子汤用细辛二两，真武汤加细辛仅一两。细辛配姜、桂等则量大，多为三两，如小青龙汤、当归四逆加吴茱萸生姜汤。

2. 安全性

后世有"细辛不过钱"的说法，如明代汪昂《本草备要》中有"不可过一钱，多则闷绝而死，虽死无伤可验"。清代黄宫绣《本草求真》说"味厚性烈，所用止宜数分，过则气塞命倾"。此说源于宋代陈承所著《本草别说》"细辛单用末，不可过半钱匕，多则气闭不通而死"（此说见宋代唐慎微《证类本草》）。其所指者是细辛末。用细辛，尽量入汤剂，并应当根据用量相应延长煎煮时间，同时开盖煎煮，有利于细辛中的黄樟醚挥发，更安全。

识别细辛的适用人群的尤为重要，如恶寒、口不渴者。若身热、汗出、口渴者，舌红少苔者，干咳无痰咽痛者，四肢厥冷而心胸烦热者，细辛当慎用。另外，张仲景用细辛无单独应用，合理的配伍是安全用药的重要条件。

3. 细辛与附子

细辛与附子均用于恶寒而疼痛者。但附子能回阳救逆，用于脉伏不出时；而细辛只能化饮，不能救人于危难之际。细辛证必有水，如痰涕清稀，或舌苔水滑，精神状态较好；附子证则必有寒，如关节拘急疼痛、恶寒，精神状态较细辛更萎靡。

4. 细辛与芍药

细辛与芍药均用于痛症。细辛主治寒痛，芍药主治挛急之痛。结合后世经验来看，细辛多用于牙痛、头痛等神经性疼痛；而芍药多用于肌肉性疼痛，如腰腿痛、腹痛等。

五、 选方思路

1. 以咳嗽气喘、痰液清稀或鼻塞流涕为特征的疾病，如慢性支气管炎、支气管哮喘、慢阻肺，以及过敏性鼻炎、花粉症等，常配伍干姜、五味子等，方如苓甘五味姜辛汤、小青龙汤等。

2. 以恶寒、肢冷为特征的疾病，如雷诺病、血管炎、血栓闭塞性脉管炎、硬皮病等，常配伍当归、桂枝等，方如当归四逆汤、当归四逆加吴茱萸生姜汤。

3. 脉缓而迟为特征的疾病，如病态窦房结综合征、窦房传导阻滞、窦性停搏等，常配伍麻黄、附子等，方如麻黄细辛附子汤、桂枝去芍药加麻黄细辛附子汤等。

4. 以头痛、胃痛、胸痛、骨关节疼痛为主诉的疼痛性疾病，如三叉神经痛、胃及十二指肠溃疡、慢性胃炎、胆绞痛、心绞痛、腰椎椎间盘突出、坐骨神经痛、风湿性关节炎等，常配伍附子、乌头等，方如麻黄细辛附子汤、大黄附子汤。

六、 文献摘录

《神农本草经》："细辛，味辛温，主咳逆，头痛脑动，百节拘挛，风湿痹痛，死肌，久服明目，利九窍。"

《本草经集注》："温中，下气，破痰，利水道，开胸中，除喉痹，䶢鼻，风痫癫疾，下乳结，汗不出，血不行，安五脏，益肝胆，通精气。"

《药征》："细辛主治宿饮停水也，故治水气在心下而咳满，或上逆，或胁痛。"

《本经疏证》："细辛体虽细，味极烈似之，故凡风气寒气依于精血津液便溺涕唾以为患者，并能曳而出之，使相离而不相附，则精血津液便溺唾各复其常，风气寒气自无所容。如《本经》所载主治咳逆者，风寒依于胸中之饮；头痛脑动者，风寒依于脑中之髓；百节拘挛者，风寒依于骨节屈伸泄泽之液；风湿痹痛死肌者，风寒依于肌肉中之津。推而广之，随地皆有津液，有津液处，风寒皆能依附焉。故在胸为痰为滞结，在喉为痹，在乳为结，在鼻为齆，在心为癫痫，小肠为水，在气分为汗不出，在血分为血不行，此《别录》之与《本经》，一贯不异者也。然须审定风寒果否零乱细碎倚著于津液者宜之，若风寒偏被一身，及与营卫相搏者，自有他味为治，与细辛无预也。"

本章提要

桂枝、麻黄、细辛气味辛烈，药性温热，都是传统的辛温解表药。适用于恶寒或恶风、无汗或自汗、肌肉关节疼痛、鼻塞流涕、咳嗽、咽痛、肤痒、溃疡等为临床表现的疾病。这些病证大多为汗腺、皮肤、肌肉、上呼吸道的病变，在身体的外表躯壳，故称为表证。在外感发热性疾病中多见于疾病的初期，属于《伤寒论》中太阳病的常见症状。

桂枝主治气上冲而脉弱者，兼治发热自汗、烦惊、腹中痛、身痛、外证。麻黄主治黄肿者，兼治恶寒无汗、身痛重、咳喘、水气。细辛主治恶寒不渴者，兼治咳逆上气、手足厥冷、身疼痛。桂枝平冲、降逆、定悸，麻黄平喘、消肿、还魂，细辛消饮、治厥、止痛，三药各有专能。

三药均属于表药，均能治疗恶寒怕冷，所谓"有一分恶寒，就有一分表证"。桂枝治汗出而恶风，麻黄治无汗骨节痛而恶寒，细辛治头疼且四肢厥冷。

调汗是三药共有的临床功效。桂枝主有汗，常与甘草、芍药、姜枣等配伍，并通过喝热粥、温覆、避风等措施使其再度出汗；麻黄主无汗，能治无汗而喘、无汗而发热、无汗而骨节疼痛等，作用峻猛，特别是大剂量应用时，有令人大汗、心慌、不得眠的不良反应，故常配伍甘草、桂枝以防过汗伤阳。不过，在浮肿、咳喘时，就不拘于无汗，虽然汗多也可以用麻黄，不过需配石膏、甘草。细辛亦主无汗，但本身并不发汗，而是通过与麻黄、附子、干姜、五味子、桂枝等药物的配合，除厥寒，化寒饮，令人汗出。

在配伍上，桂枝多配伍附子、甘草、芍药、生姜，以治多汗、身体疼痛、心悸动；麻黄多配伍桂枝、附子、细辛、白术，以治无汗、身体痛；细辛多配伍干姜、五味子，以治咳逆上气、痰涕多。

经方中具有辛温发汗功效的药物，尚有苏叶、豆豉、葱白等。

第四章

干姜、附子

第一节 干姜

干姜是生姜的母姜或老姜的加工品，主产于四川、湖南等地。《伤寒论》入 24 方次；《金匮要略》入 32 方次。

一、 原文考证

1. 甘草干姜汤

原文：**伤寒脉浮，自汗出，小便数，心烦，微恶寒，脚挛急，反与桂枝欲攻其表，此误也。 得之便厥，咽中干，烦躁吐逆者，作甘草干姜汤与之。（29）肺痿吐涎沫而不咳者，其人不渴，必遗尿，小便数。 所以然者，以上虚不能制下故也。 此为肺中冷，必眩，多涎唾，甘草干姜汤以温之。（七）**

提示：甘草干姜汤用甘草四两，干姜二两，是治疗虚寒证的基本方。莫枚士说："此诸温中方之祖。加附子为四逆汤，加参、术为理中汤，是四逆、理中皆此方之属。依全书通例，当云干姜甘草汤。经方例凡经误下者，皆用干姜，不独治烦、吐也。《备急》正作干姜甘草汤，姜二分，甘一分，治吐逆、水米不下，神验。"（《经方例释》）下利，是干姜的重要主治。干姜与附子、甘草同用，主治下利清谷、汗出而厥冷、脉沉微者，方如四逆汤、通脉四逆汤。干姜与赤石脂、粳米合用，为桃花汤，治"少阴病……腹痛，小便不利，下利不止，便脓血者"（307）。下利脓血，不仅仅有血，还包括大量黏液便。涎唾、涎沫，即清稀的唾液及痰沫。"其人不渴""多涎唾""吐涎沫"为客观指征。

2. 甘草干姜茯苓白术汤

原文：**肾着之病，其人身体重，腰中冷，如坐水中，形如水状，反不渴，小便自利，病属下焦，身劳汗出，衣里冷湿，久久得之。腰以下冷痛，腹重若带五千钱，甘草干姜茯苓白术汤主之。（十一）**

提示：甘姜苓术汤重用干姜四两，配伍茯苓、甘草、白术，主治肾着病。肾着病的特征是腰腹冷痛，其人的特征是"不渴、小便自利"。不渴，是没有渴感，不喜饮水，或口中清涎甚多。小便自利，是小便清长，甚至尿频、尿失禁。

3. 大建中汤

原文：**心胸中大寒痛，呕不能饮食，腹中寒，上冲皮起，出见有头足，上下痛而不可近，大建中汤主之。（十）**

提示：大建中汤为干姜配人参、蜀椒、胶饴，方中干姜量至四两，是干姜方中最大量方。大建中汤主治疾病为寒疝，呕吐而腹中冲痛是其特征，而其人特征原文描述不多，推测其人当有甘姜苓术汤证的"不渴""小便自利"。

4. 干姜人参半夏丸

原文：**妇人妊娠呕吐不止，干姜人参半夏丸主之。（二十）**

提示：干姜、人参配，见于大建中汤，能止呕止痛，而本方加半夏为丸，是呕吐甚于腹痛，故用方如此。

5. 理中丸

原文：**大病差后，喜唾，久不了了，胸中有寒，当以丸药温之，宜理中丸。（十三）霍乱，头痛，发热，身疼痛……寒多不用水者，理中丸主之。（386）寒者，加干姜，足前成四两半。（386）**

提示：本方用人参、干姜、甘草、白术各等分为丸，治疗里虚寒证。喜唾，久不了了，是口水多。胸中有寒，当为胸闷胸痛。理中丸改汤，名人参汤，可以治疗"胸痹"（九）。霍乱，是古代急性吐泻性疾病。寒多不用水，指患者口不干渴或口干而不思饮，口腔内涎唾多而清稀。依据理中汤条下有"腹中未热，益至三四丸"的提示，推测患者当腹中冷。再依据条下所谓"寒者加干姜"，应该是腹部冷痛明显，可以加大干姜用量。干姜治剧烈的胸腹痛，还可见于大建中汤、九痛丸等的原文。

6. 干姜黄芩黄连人参汤

原文：伤寒，本自寒下，医反复吐下之，寒格，更逆吐下。 若食入口即吐，干姜黄芩黄连人参汤主之。（359）

提示：此方是救误之方。按经方例，误下后例用干姜，误吐后例用人参，心下痞例用黄连、黄芩。此方加半夏、甘草、红枣，即演变为半夏泻心汤、生姜泻心汤、甘草泻心汤。

7. 小柴胡汤、真武汤、四逆散

原文：若咳者，去人参、大枣、生姜，加五味子半升，干姜二两。（96）**若咳者，加五味子半升，细辛一两，干姜一两。**（82）**若下利者，去芍药，加干姜二两。**（316）**咳者，加五味子、干姜各五分。**（318）

提示：莫枚士说："仲景之例，凡治咳皆五味、干姜并用。"（《经方例释》）咳，是一个症候群，包括咳嗽、哮喘、胸闷、气喘在内，根据甘草干姜汤的主治，此方适用人群必定伴有痰液清稀、口中水滑等。

二、 药证发挥

干姜主治多涎唾而不渴者，兼治吐利、出血、咳痰、小便数。

1. 多涎唾而不渴者

涎唾即涎沫、唾液及痰涎。稠厚者为唾，清稀者为涎。干姜所主的涎唾，多清稀透明，或多泡沫，患者多无口渴感，或虽渴而所饮不多。多涎唾者，即口内唾液较多，或咳吐痰涎较多。

干姜主治伴有多涎唾而不渴的下列几种情况：反复服用攻下药物后；腹泻、呕吐、脉微肢冷为特征的消化道疾病；以咳嗽气喘、痰液清稀为特征的呼吸道疾病；风湿痹痛、腰腹冷痛、小便清长、尿失禁等；血色暗淡的出血性疾病；还有突发心胸疼痛，口吐清水者。如《外台秘要》引《范汪》干姜丸，用干姜、桂心、矾石、半夏、蜀椒等分蜜丸，"疗胸中寒热心痛，清唾满口，数数欲吐，食不化"。

多涎唾，可以引申为分泌物清稀量多，如痰液清稀量多、带下清稀如水、小便清长量大次数多甚至尿失禁等。以上情况，多有用干姜及其配方的机会。尾台榕堂说："老人平日苦小便频数，吐涎短气，眩晕难起步者，宜此方。"（《类聚方广义》）浅田宗伯说："无咳嗽，咽中不渴，遗尿，小便数之证，投与此方必有奇效。"（《勿误药室方函口诀》）强调了干姜缩小便的功效。

2. 吐利

干姜方大多用于呕吐、下利，多为呕吐清水或泻下大便清稀如水。甘草干姜汤偏于止吐，吐食物、口水、清涎、黑血等。浅田宗伯说："无烦躁，但吐逆，难服苦药者，用此方缓解有速效。"（《勿误药室方函口诀》）干姜配半夏治呕吐，配栀子治下利后身热烦躁，配桂枝治腹痛，配附子治下利厥冷脉微，配蜀椒治腹满腹痛，配赤石脂止下利脓血，配人参、半夏治呕吐不止，配黄连、黄芩治心下痞而吐利，临床使用范围较广。

3. 出血

干姜是古代的止血药，特别是吐血。《神农本草经》谓"温中止血"。《备急千金要方》治吐血不止用干姜为末，童子小便调服一钱。《仁斋直指方》谓甘草干姜汤治男女诸虚出血。《朱氏集验方》谓本方治吐血极妙。唐步棋谓无论吐血衄血、牙龈出血、二便出血，先不分阴阳，都先用大剂甘草干姜汤加血余炭止血，屡用屡效。（《郑钦安医书阐释》）范中林用大量干姜30g配伍附子、甘草等治疗崩漏和鼻衄。（《范中林六经辨证医案选》）范文虎则多用附子理中汤治疗脉迟而弱、面色苍白的吐血不止。（《近代中医流派经验选集》）《张氏医通》治妊娠漏胞，方用熟地四两，干姜二两，为细末。每服二钱，空腹米饮调下，方名干姜地黄散，又名止漏散。干姜适用的出血，大多色暗淡如苋菜汁。其人食欲不振，或多日粒米不进，面色萎黄，脉象微弱，舌质黯淡。

三、 方根提取

1. 干姜-甘草

干姜、甘草组合，治呕吐、下利。详见甘草条下。

2. 干姜-桂枝

干姜、桂枝组合，治脐腹痛而吐利者。方如黄连汤治"腹中痛，欲呕吐"，乌梅丸治"久利"而有厥冷腹痛者，桂枝人参汤治"利下不止，心下痞硬，表里不解者"（163）。特别适合脐腹部的冷痛。后世《圣济总录》姜桂散，为此组合加甘草，治"洞泄、飧泻，里急后重，腹痛，顷刻间咽喉痛极难忍"。另有桂姜散，用生姜焙干与肉桂为散，治"心疼，冷气疠刺，痛不可忍"。

3. 干姜-附子

干姜、附子组合，主治下利及胸背剧痛。加甘草，治吐下后脉沉细微、四肢厥冷者，方如四逆汤、通脉四逆汤等。加甘草、人参，为四逆加人参汤，治恶寒，脉微而复利，反复吐泻后气液大伤者。四逆加人参汤再加茯苓，为茯苓四逆汤，治汗下后病仍不解、烦躁者，体质虚弱而有严重焦虑症状者适合。四逆加人参汤加白术，为附子理中汤，具有止吐泻、止血、救厥脱等功效。干姜和附子止痛，加乌头、蜀椒、赤石脂，蜜丸，名乌头赤石脂丸，治心痛彻背，背痛彻心。《备急千金要方》有匈奴露宿丸，方用附子、干姜、桂心、矾石蜜丸，治寒冷积聚，想必当有心腹痛。

4. 干姜-人参

干姜、人参组合，主治吐利。治呕吐不止，加半夏，方如干姜人参半夏丸。消瘦、心下痞硬，加蜂蜜，方如大半夏汤。唾液多，腹中冷，加白术、甘草，方如理中汤。腹泻不止，恶寒，脉微弱，加附子、甘草，方如四逆加人参汤。久利、腹痛、呕吐，加附子、细辛、川椒、黄连、黄柏、当归、肉桂等，方如乌梅丸。

5. 干姜-粳米

干姜、粳米组合，主治下利不止。加赤石脂，为桃花汤，治"腹痛，小便不利，下利不止，便脓血者"（307）。绕脐腹痛，吐清水，自汗出，加附子、川椒、大枣、甘草等，方如《小品》解急蜀椒汤（蜀椒二百枚，炮附子一枚，粳米半升，干姜半两，半夏十二枚，大枣二十枚，甘草一两，上七味，切，以水七升，煮取三升，澄清热服一升，不差更服一升）"主寒疝气，心痛如刺，绕脐腹中尽痛，白汗出，欲绝"（《外台秘要》卷七）。

6. 干姜–细辛–五味子

干姜、细辛、五味子组合，主治咳逆上气。详见"细辛"条下。

四、 应用参考

1. 用量

张仲景用干姜有两个剂量段。大量（三至四两）治剧烈的腹痛，或吐泻不止，或腰冷，方如大建中汤、通脉四逆汤、桂枝人参汤、甘草泻心汤、半夏泻心汤、甘姜苓术汤。小量（一至二两）多与附子、甘草同用，治疗吐泻后厥冷、脉沉微。

2. 干姜与生姜

生姜与干姜虽同属一物，但干姜是生姜的母姜或老姜的加工品，故使用上稍有不同。生姜偏于呕吐，干姜偏于腹泻。生姜可发汗，如民间治冒雨受寒者，常饮用生姜汤，可一汗而解；干姜可化饮，如干姜配合五味子、细辛，治咳嗽气喘，痰多清稀如水者，也常取效甚速。传统经验认为，干姜守而不走，生姜走而不守；干姜能回阳，生姜能散寒；干姜多用于腹冷腹泻，生姜多用于腹冷无汗。有时两者也可替代，如《备急千金要方》卷三内补当归建中汤条下有"若无生姜，则以干姜三两代之"。

五、 选方思路

1. 以恶心呕吐、口流清涎为特征的疾病，如胃炎、胃神经官能症、胆囊炎、消化不良、唾液分泌过多、小儿流涎等，常配伍甘草，方如甘草干姜汤、理中丸（汤）。

2. 以咳吐清稀痰为特征的疾病，如慢性支气管炎、肺气肿、支气管哮喘等，常配伍细辛、五味子、桂枝、肉桂、麻黄、甘草、半夏等，方如小青龙汤。

3. 精神萎靡、口不干渴的吐血、便血等出血证。如上消化道出血、应激性溃疡出血、消化道肿瘤出血等，常配伍甘草，方如甘草干姜汤；或再加附子、党参、甘草等，方如附子理中丸。

4. 以恶寒、小便清长为特征的疾病，如感冒、寒湿腰痛、腹痛、带下等，常配伍白术、茯苓、甘草等，方如甘姜苓术汤。

5. 以呕吐、腹泻、腹痛为特征的疾病，如急性胃肠炎、慢性胃炎、胃及十二指肠溃疡、幽门痉挛、消化不良、慢性结肠炎、功能性胃肠病、妊娠呕吐、化疗后不良反应等，常与半夏、党参、甘草、大枣、黄连、黄芩、附子等配伍，方如四逆汤、理中汤、半夏泻心汤等。

六、 文献摘录

《神农本草经》："干姜，味辛温，主胸满，咳逆上气，温中，止血，出汗，逐风湿痹，肠澼下痢。"

《本草经集注》："主治寒冷腹痛，中恶，霍乱，胀满，风邪诸毒，皮肤间结气，止唾血。"

《药征》："干姜主治结滞水毒也，旁治呕吐、嗽、下利、厥冷、烦躁、腹痛、胸痛、腰痛。"

《经方例释》："姜，《本经》以干姜为主，云：生者尤良，是干、生别而不别也。仲景书于温中用干者，治呕用生者，与神农异。理中加减法曰：吐多者，去术加生姜二两。通脉加减法曰：呕者，加生姜二两。二方有干姜，而必加生姜以治呕吐，是干姜不治呕吐也。真武加减法曰：下利者，去芍药加干姜二两。真武有生姜，而必加干姜以治利，是生姜不治利也。大约生姜温上，干姜温中，高下之分。生姜泻心则生姜、干姜并用，以有干噫、下利故耳。"

第二节　附子

附子为毛茛科植物乌头的旁生块根，主产于四川、陕西等地，而以四川所产者为优，有川附子之称。《伤寒论》入 23 方次，《金匮要略》入 26 方次。

一、原文考证

1. 干姜附子汤

原文：下之后，复发汗，昼日烦躁不得眠，夜而安静，不呕，不渴，无表证。脉沉微，身无大热者，干姜附子汤主之。(61)

提示：本方用干姜一两，生附子一枚，是附子方中的最简方。"下之后，复发汗"，是诱因。"不呕，不渴，无表证，脉沉微，身无大热者"是使用附子干姜类方的一种常见疾病状态，其中脉沉微是重要的客观指征，《伤寒论》多首附子干姜方均提及这种脉象。如白通汤"下利脉微者"(315)，四逆汤的"呕而脉弱"(377)，"脉微欲绝者"(389)，"病发热头痛，脉反沉者"(92)，"少阴病，脉沉者"(323)，"呕而脉弱"(十七)，通脉四逆汤的"利止脉不出者"(317)。以上条文，提示附子、干姜、甘草同用，主治严重的腹泻、呕吐、大量出汗以后，患者出现四肢厥冷、拘急疼痛，而其脉象多为脉沉微、脉不出、脉微欲绝、无脉、脉沉、脉弱等。

2. 桂枝附子汤、大黄附子汤

原文：风湿相搏，身体烦疼，不能自转侧，不呕不渴，脉浮虚而涩者，桂枝附子汤主之。（174）胁下偏痛，发热，其脉紧弦，此寒也，以温药下之，宜大黄附子汤。（十）

提示：桂枝附子汤用桂枝四两，附子三枚，生姜三两，大枣十二枚，甘草二两；大黄附子汤用大黄三两，附子三枚，细辛二两。两方附子均用三枚，是附子类方中用量最大者。两方主治身体疼痛，一是关节疼痛、不能转侧，二是胁腹痛固定不移。可见大量附子能止痛。

3. 附子汤

原文：少阴病，得之一二日，口中和，其背恶寒者，当灸之，附子汤主之。（304）少阴病，身体痛，手足寒，骨节痛，脉沉者，附子汤主之。（305）

提示：附子汤方用炮附子二枚，茯苓三两，人参二两，白术四两，芍药三两。与真武汤相比，本方倍术、附，去生姜，加人参。依经方用药惯例，因不呕吐，故去姜；因背恶寒，气阴伤，故用人参，例同白虎加人参汤；因身体痛、骨节痛，故倍附子、白术，例同白术附子汤。可见附子配白术能治骨节痛。

《金匮要略》另有附子汤一方名，治"妇人怀娠六七月，脉弦发热，其胎愈胀，腹痛恶寒者，少腹如扇"（二十），但方未见。莫枚士根据《伤寒论》桂枝附子汤、《金匮要略》附录《近效方》术附子汤补。他说："附子汤方《金匮要略》有论无方，今补。治妇人怀妊，发热腹痛，少腹恶寒如扇。附子三枚（炮），生姜三两，甘草二两（炙），大枣十二枚。上四味，以水六升，煮取三升，去滓，分温三服。"（《经方例释》）此方重用附子治少腹冷痛。

4. 附子粳米汤

原文：腹中寒气，雷鸣切痛，胸胁逆满，呕吐，附子粳米汤主之。（十）

提示：本方是止痛方，其腹痛剧烈，伴有呕吐及明显的肠鸣声。方用炮附子一枚，半夏半升，甘草一两，大枣十枚，粳米半升。附子止腹痛，半夏止呕吐。

5. 附子泻心汤

原文：心下痞，而复恶寒汗出者，附子泻心汤主之。（155）

提示：附子泻心汤用炮附子一枚，大黄二两，黄连一两，黄芩一两。"心下痞"是三黄主治，而附子是主治"恶寒汗出"，例同桂枝加附子汤。

6. 桂枝加附子汤

原文：太阳病，发汗，遂漏不止，其人恶风，小便难，四肢微急，难以屈伸者，桂枝加附子汤主之。（20）

提示：本方组成为桂枝汤原方加附子。与桂枝汤原文相比，桂枝加附子汤原文强调了患者汗漏不止，以及恶风、四肢拘急、难以屈伸，可以认为这些症状是附子主治。恶风汗出，是附子证，越婢汤条下有"恶风者，加附子一枚"（十四），附子泻心汤证有"恶寒汗出"，均可佐证。

7. 四逆散、理中汤

原文：腹中痛者，加附子一枚。（318，四逆散条下）**腹满者，去术，加附子一枚。**（386，理中汤条下）

提示：脐腹部的疼痛，加附子，是经方惯例，此种用法也见于附子粳米汤证。理中汤加附子，去白术，即四逆汤加人参。推测患者在腹满的同时，当有下利清谷、腹痛、四肢厥逆、脉沉微等症状。

二、 药证发挥

附子主治身痛、汗出恶风、不渴且脉沉微者。

1. 身痛

附子所主治的身体疼痛，其痛势剧烈，并出现以下几种情况：①患者虽苍白虚弱，但烦躁不安，全身疼痛而痛无定处；②关节疼痛、拘急而冷汗直冒；③脐腹部冷痛，或胁腹大痛者；④胸痛彻背，四肢冰冷过肘及膝。这种疼痛，可能有"昼重夜轻"的特征。这一特征，是根据"昼日烦躁不得眠，夜而安静"（61）而来，这是干姜附子汤条下记载的一种特殊的临床表现。莫枚士说："此症昼剧夜差，是里虚甚于表虚，而表分犹带寒邪，故制方如此。"（《经方例释》）

2. 汗出恶风

汗出不止，皮肤湿冷，人或有燥热，但眼无神，言无声，面色晦黯无光，即所谓"阳虚自汗"。身有汗，头发湿，但人恶风，特别是背部恶寒，人蜷缩一团；摸之，患者四肢冰冷，手冷过肘，足冷过膝。这是"亡阳"之兆，均需急用附子。如脉微弱、四肢厥冷而自汗，附子配理中汤；如身疼痛、汗出不止，附子配桂枝汤；如心下痞，恶寒汗出，附子配泻心汤。如虚劳诸不足，男人失精，女人梦交及浮热汗出、夜不安卧，附子配龙骨、牡蛎、芍药、甘草等，方如《小品》二加龙骨汤。

3. 不渴

《伤寒论》加附子条中，多次提到"不渴""口中和"，说明附子证少有口渴、舌燥诸症。患者或递水到嘴而不下咽，或口水清稀，或舌苔水滑等。

4. 脉沉微

脉沉微，指脉形极细极微，按之如游丝，似有若无；或脉沉伏不出，重按至骨方得；或脉突然变得浮大而空软无力。此为附子证的客观指征，编者称为"附子脉"。这种脉多见于大汗、大下、大出血或者极度疲劳、寒冷刺激之后，体质相当虚弱的患者；也可见于经过长期疾病折磨，或年高体弱的患者。与这种脉象相伴而来的症状如下：①患者面色晦黯或有轻度水肿，精神萎靡，目睛无神，声音低微，极度疲劳感；②畏寒，四肢冰冷，尤其是背部冒凉气；③大便溏薄或泄泻，泻下物多为不消化物，并伴有腹满腹痛等；④水肿，尤其是下肢的凹陷性水肿，有时可以出现腹水。如果检测血压，多见血压偏低，心功能与肾功能可能低下。

附子证中，脉象沉微最为重要。虽然《金匮要略》大黄附子汤证的胁腹偏痛时，其脉紧弦，但这是疼痛之脉，待痛止则脉必沉。身体烦疼者，脉虽浮而按之多软。

综上所述，身痛、汗出恶风、不渴且脉沉微者，是一种机能的衰弱疲惫状态，也就是"阳虚"的状态。临床上往往二三症同见，非附子不可。

三、 方根提取

1. 附子-干姜

附子、干姜组合，主治下利及胸背剧痛。详见"干姜"条下。

2. 附子-细辛

附子、细辛组合，主治剧痛。加大黄，为大黄附子汤，主治胁腹痛而大便秘结者。加麻黄，为麻黄细辛附子汤，治精神萎靡的腰痛、头痛、发热、无汗、恶寒等。

3. 附子-白术

附子、白术组合，主治风湿关节痛、眩晕、身体沉重。加甘草，为《近效方》术附汤，治风虚头重眩。加桂枝、甘草，为甘草附子汤，治风湿相搏，骨节疼烦。加芍药、茯苓、生姜，为真武汤，治四肢沉重疼痛、自下利、眩悸、身眴动。加人参、白术、茯苓，为附子汤，治身体痛、手足寒、骨节痛、脉沉者。

4. 附子-桂枝

附子、桂枝组合，主治身体疼痛、关节屈伸不利。详见"桂枝"条下。

5. 附子-大黄

附子、大黄组合，主治腹痛、便秘，方如大黄附子汤、附子泻心汤。后世《备急千金要方》温脾汤（大黄、附子、干姜、肉桂、人参）治疗冷积，就是以腹痛、四肢冷、舌苔白腻为特征的疾病。

四、 应用参考

1. 回阳救逆第一要药

附子为回阳救逆第一要药，凡阳气不足，阴寒内生，大汗、大泻、大喘、大出血、厥脱、剧痛等大病重症，必仗附子救人于危急存亡之际。如脉沉微迟弱、心功能衰竭时，附子强心；如皮肤湿冷，自汗出，血压下降时，附子升压；如患者先本烦扰不宁，妄言怒骂，继而呢喃郑声，意识模糊时，附子醒神；如大便洞泻不止，完谷不化，脉伏不出时，附子固脱止泻；如吐血、下血不止，舌淡脉弱时，附子温中止血；如全身浮肿、小便不利、面色晦黯时，附子通阳利水。

2. 安全性

附子好用，但也最难用。附子有毒，其毒性主要累及神经系统和心血管系统。服用附子中毒，除与患者所患的疾病、机体状态有关外，还与附子的品种、采集炮制、配伍用量、煎煮时间等诸多因素有关。若形瘦脉数者、肤白唇红者、年老体弱者、心律不齐者，慎用。

3. 生附子与炮附子

仲景所用的附子有生、炮的不同。莫枚士说："凡用附子，炮则缓肌温经，生则散寒发表，亦仲景之定例。"（《经方例释》）生附子用于回阳救逆，方如干姜附子汤、四逆汤、白通汤等；炮附子用于温经止痛，方如附子汤、甘草附子汤、大黄附子汤等。仲景所用炮附子的炮制方法不明，但《本草经集注》有"皆热灰炮令坼，勿过焦，惟姜附汤生用之"的记载。目前临床所用的制附子多采用高浓度盐水腌制、水漂、煮、炒等炮制法，附子的毒性已经大大降低。陶御风说："附子生者尤烈，凡仓卒暴病之肢冷肤清，脉微欲绝，或上吐下泻，澄澈清冷者，非生用不为功。而其他寒病之尚可缓缓图功者，则皆宜用炮制，较为驯良。"（《临证本草》）

4. 配伍

仲景用附子多配伍。止痛多与细辛同用，温阳止泻则与干姜同用；与白术、茯苓、白芍同用利水，与麻黄、芍药、桂枝、甘草同用治疗身痛；配人参治大泻而脉微不出，配大黄治腹痛而大便不通。此外，仲景方中附子、甘草、生姜同用者甚多。陶弘景说："世方动用附子，皆须甘草，或人参、干姜相配者，正以制其毒也。"（《本草经集注》）

5. 用量

张仲景用附子入煎剂有两个剂量段。大剂量为三枚，多用于治疗关节疼痛或心腹大痛。小剂量为一枚，多用于治疗脉沉微、四肢逆冷等。根据范吉平、程先宽的实测，附子一枚重 15g，大者 30g。（《经方剂量揭秘》）据此，张仲景用附子入煎剂的最小量在每剂 15g 左右，最大剂量可以在45g 以上。后世在附子的用量上悬殊极大。根据全国 330 位国家级名中医临床用药经验问卷调查的结果来看，每剂最少 3g，最多达 150g。（《方药传真》）为安全使用附子考虑，临床使用附子，仍宜从小剂量开始，而后根据患者的反应及病情需要，逐渐增加用量。

6. 煎服法

《伤寒论》用附子入汤剂，并没有先于他药而煎或久煎的记载。但后世医家在用附子时，大多强调先煎或久煎以保证用药的安全。吴佩衡主张用大锅大水长时间煎煮附子（中国中医研究院编．中国中医研究院三十年论文选．北京：中医古籍出版社，1986）。他认为"其实附子只在煮透，不在制透，故必煮到不麻口，服之方为安全"（《中药十大主帅》）。"附片需要先煨三四小时，方能煨透无毒"（《吴佩衡医案》厥阴证案）。李可的经验是"危急濒死心衰病人，使用大剂破格救心汤（李可经验方：附子30～100～200g，干姜 60g，炙甘草 60g，高丽参 10～30g，山萸净肉 60～120g，生龙牡粉、活磁石粉各 30g，麝香 0.5g）时，则开水武火急煎、随煎随灌，不循常规，以救生死于顷刻"（《李可老中医急危重症疑难病经验专辑》）。建议用附子 10g 以上，应该先煎。15～30g 一般先煮 1 小时，30g以上先煎 2 小时。

7. 附子与肉桂

附子与肉桂都是温阳药，两者也经常同用，治疗身痛、腹痛、小便不利，方如肾气丸、桂枝加附子汤。后世则用治厥脱，方如附子理中汤加肉桂。程国彭说："凡人暴中于寒，卒然口鼻气冷，手足厥冷，或腹痛下利清谷，或身体强硬，口噤不语，四肢战摇，此寒邪直中于里也。宜用附子理中汤加桂主之。"（《医学心悟》）吴佩衡有验方桂附汤：附片60g，先煮熟透；肉桂10g，研细泡水兑入。用治心脏病引起之怔忡、惊悸、失眠等症颇效。弱人常服，有却病延年之功。（《中药十大主帅》）但两者也有区别。腹泻不止，脉微弱沉伏不出，必用附子，故《伤寒论》少阴诸方用附子而不用肉桂。但脉浮弱空大，心悸气促，烦躁惊狂，则用肉桂不用附子，方如桂枝加龙骨牡蛎汤、茯苓桂枝甘草大枣汤、桂枝加桂汤、桂枝甘草龙骨牡蛎汤、桂苓五味甘草汤。在煎服法上，附子需先煎，肉桂则后下。

五、 选方思路

1. 以脉微细、四肢冷为特征的疾病，如心力衰竭、各种休克等，常配伍干姜、甘草、人参等，方如四逆汤、参附汤。浮肿者，多配伍芍药、白术、茯苓等，方如真武汤等。

2. 以剧烈疼痛为主诉的疾病，如头痛、牙痛、咽痛、神经痛、骨关节炎、腰腿痛、胆绞痛、肾绞痛、肠梗阻等，常配伍细辛、桂枝等，方如麻黄细辛附子汤、桂枝加附子汤、大黄附子汤等。

3. 以精神萎靡、全身浮肿为特征的疾病，如心功能不全、肾功能衰竭、肝硬化腹水、甲状腺机能减退等，常配伍白术、茯苓、芍药等，方如真武汤。

4. 以面色黯黑、恶寒、咳喘为特征的疾病，如支气管哮喘、慢性支气管炎、肺心病等，常配伍肉桂、龙骨、牡蛎、五味子、山萸肉等，方如《小品方》二加龙骨汤。

5. 以腹泻、呕吐为特征的疾病，如急慢性肠炎、小儿消化不良、小儿腹泻等，常配伍干姜、甘草等，方如四逆汤、附子理中丸。

六、 文献摘录

《神农本草经》："附子，味辛温，主风寒咳逆，邪气，温中，金创，破癥坚积聚，血瘕，寒湿踒躄，拘挛，膝痛不能行步。"

《本草经集注》："治脚疼冷弱，腰脊风寒，心腹冷痛，霍乱转筋，下痢赤白，坚肌骨，强阴。又堕胎，为百药长。"

《药征》："附子主逐水也，故能治恶寒、身体四肢及骨节疼痛，或沉重，或不仁，或厥冷，而旁治腹痛、失精、下利。""凡附子中病，则无不瞑眩。甚者脉绝色变如死人状，顷刻吐出水数升，而其所患者顿除也。余尝于乌头煎知之，附子逐水也明矣。"

《本经疏证》："总之，汗后下后用附子证，其机在于恶寒，否则无表证而烦躁。未经汗下用附子证，其机在于脉沉微。是则其大旨矣。"

《麻疹发微》："尤须注意者，凡有附片之方剂，必先用较大之煮药器，加多量开水，以猛火将附片煮熟。剂量五钱至二两者，煮沸二至三小时；如加量，则应增加煮沸时间。若久煮水已减少，可酌加开水。煮熟后，由大人先代试尝药液少许，总以不麻口为度，而免服后中毒。试尝后在半小时内，如已不麻口，再加入余药继续煮十至二十分钟，即可服用。若煮不熟透，必致中毒。如中毒过甚，即有生命危险，故不能稍有疏忽，此其一。服药后三至四小时内，必须忌食生冷水果，并避风雨，此其二。若煮不熟，或服药后食生冷水果，或冒风雨而发生中毒者，宜用红糖同生姜煎汤，或用肉桂一二市钱去粗皮研细泡开水服之；中毒轻者，其毒渐解，此其三。总而言之，认真煮透，以免中毒，是为切要。"

附：　乌头

乌头为毛茛科植物乌头、北乌头或其他多种同属植物的块根，有川乌头与草乌头之分。川乌头系四川栽培植物乌头的主根，草乌头为野生乌头、北乌头及其他种同属植物的块根。因川乌头的栽培始见于宋代《本草图经》，故宋以前所称乌头，应视为草乌头为妥。《金匮要略》中所用乌头也应视为草乌头。《神农本草经》谓乌头主"中风，恶风洗洗，出汗，除寒湿痹，咳逆上气，破积聚寒热。"《金匮要略》入5方次。

大乌头煎治"寒疝绕脐痛，若发则白汗出，手足厥冷，其脉沉弦者"（十）。此方为单味乌头，用量也最大，为大者五枚。其主治为腹中剧痛而手足厥冷、脉沉弦者。乌头汤治"病历节不可屈伸，疼痛"（五）；赤丸治"寒气厥逆"（十）；乌头赤石脂丸治"心痛彻背，背痛彻心"（九）；乌头桂枝汤治"寒疝，腹中痛，逆冷，手足不仁，若身疼痛，灸刺诸药不能治"（十）。以上诸方主治均为痛证。桂枝汤虽也可用于腹痛，但其程度不重，若加乌头，则可治腹痛、身痛而逆冷、手足不仁者。

乌头与附子为同一植物不同部位而已，故主治与附子相似。其不同者，乌头止痛为其特长，多用于痛证，特别是腹中剧痛或关节疼痛，而手足逆冷、脉沉紧者。其舌质多淡红，舌苔多白滑。若患者舌质红绛，舌苔光薄者，或肤白形瘦者，乌头当忌用或慎用。另外，乌头毒性大，生乌头不可使用，使用市售的制乌头，也应配伍生姜、甘草，并应当久煎，方可服用。剂量也要严格掌握，切不可过量。

根据张仲景的使用经验，乌头要用蜜煎煮。其道理何在？蜂蜜是一种高度复杂的糖类饱和溶液，其密度大约为 1.4，要高于水分许多。标准状态下，水的密度为 1.0，沸点为 100℃，而蜂蜜的沸点应该高于水的沸点，在高于 100℃蜂蜜煎煮液中，乌头中的有毒成分很可能被破坏。因此，这个高温解毒的经验应该引起重视。

本章提要

干姜与附子两药味辛性温，均属于后世所谓的温里药。所谓的里证，即呕吐腹泻、胸腹冷痛、精神萎靡、倦卧少语、舌淡脉沉等为表现的临床症状，其病变的部位在脾胃、心、肾。在外感发热性疾病中多见于疾病的中期或后期，属于《伤寒论》少阴病、太阴病的常见症状和体征。里证是病邪在内或深入的意思。

寒证的表现不一，两药的主治也同中有异。附子、干姜均用于恶寒、不渴、脉弱、神疲者。附子证多见于心血管循环系统症状，如脉象沉微；干姜证多见于消化系统症状，如呕吐腹泻、舌苔白腻等。附子能止身疼痛，而干姜则能除腹胀满。附子与干姜均治不渴，附子恶寒重，干姜涎唾多。干姜主治吐利、出血、多涎唾而不渴者；附子主治痛证、脉沉微与脉紧弦、恶寒不渴者。干姜证消化系统症状明显，腹泻尤为多见；附子证全身症状更明显，特别精神萎靡、畏寒怕冷是特征。干姜温中、止泻、化饮，附子回阳、救逆、止痛，两药各有专能。

干姜、附子的适用人群，大多口不干渴，且口水多或痰涕多，其人面色黄黯或苍白，缺乏红光，舌苔白滑或白厚。在精神状态上，大多有疲惫感，甚至精神萎靡。

经方中具有温里止痛功效的药物，尚有肉桂、川椒、吴茱萸、细辛等。

第五章

半夏、吳茱萸

第一节 半夏 ————————————————————

半夏为天南星科植物半夏的干燥块茎。夏、秋二季采挖，洗净，除去外皮和须根，晒干。半夏药材以个大、皮净、色白、质坚实、粉性足者为佳。《伤寒论》入 18 方次，《金匮要略》入 36 方次。

一、 原文考证

1. 小半夏汤、小半夏加茯苓汤

原文：**诸呕吐，谷不得下者，小半夏汤主之。（十七）哕者，小半夏汤主之。（十五）呕家本渴，渴者为欲解，今反不渴，心下有支饮故也，小半夏汤主之。（《千金》云：小半夏加茯苓汤）（十二）卒呕吐，心下痞，膈间有水，眩悸者，小半夏加茯苓汤主之。（十二）先渴后呕，为水停心下，此属饮家，小半夏加茯苓汤主之。（十二）**

提示：小半夏汤药仅半夏、生姜两味，是半夏类方中的最简方，主治呕吐或干哕。加茯苓，治水停心下、口不渴而眩悸者。尾台榕堂说："诸病呕吐甚，或病人恶汤药，呕吐恶心，不能服对证方者，皆宜兼用此方（小半夏汤）。"（《类聚方广义》）

2. 大半夏汤

原文：**胃反呕吐者，大半夏汤主之。（十七）**

提示：李东垣认为"服小半夏汤不愈者，服大半夏汤立愈，此仲景心法也"（《成方切用》）。大半夏汤是半夏类方中的最大量方（二升）。方中半夏二升（十两），主治胃反呕吐。胃反，古病名，以"朝食暮吐，暮食朝吐，宿谷不化"（十七）为特征。这种呕吐是比较严重，而且慢性化。《备急千金要方》卷十六大半夏汤（半夏三升，人参二两，白蜜一升，白术一升，生姜三两）"治胃反不受食，食入即呕吐"。《外台秘要》卷六记载："呕，心下痞坚者，大半夏汤主之。"其组成与《千金》同，人参三两。此两处文献为《金匮要略》大半夏汤的主治做了补充。

3. 半夏干姜散、生姜半夏汤

原文：干呕，吐逆，吐涎沫，半夏干姜散主之。（十七）病人胸中似喘不喘，似呕不呕，似哕不哕，心中愦愦然无奈者，生姜半夏汤主之。（十七）

提示：半夏干姜散用半夏、生姜各等分，为散，取方寸匕水煎顿服。生姜半夏汤用半夏半斤先煎，后加生姜汁一升再煎，日分四服。两方均为夏姜组方，均用于呕吐。半夏、干姜配，治吐清涎，呕不止。如食欲不振、消瘦，可再加人参，便是干姜人参半夏丸，治"妊娠呕吐不止"（20）。半夏、生姜配，能发汗，能散寒，也能解半夏毒。

4. 半夏厚朴汤

原文：妇人咽中如有炙脔，半夏厚朴汤主之。（二十二）

提示：本方用半夏一升，厚朴三两，茯苓四两，生姜五两，干苏叶二两，治疗咽喉异物感。本方证比较简略，汤本求真的《皇汉医学》把《金匮要略》水气病篇一段记载予以补充："问曰：病者苦水，面目身体四肢皆肿，小便不利，脉之不言水，反言胸中痛，气上冲咽，状如炙肉，当微咳喘……"胸中痛、气上冲咽、状如炙肉、当微咳喘是"咽中如有炙脔"的细化和延伸，提示半夏厚朴汤可以治疗胸痛、咳喘，甚至颜面浮肿。《千金方》："半夏厚朴汤，治胸满，心下坚，咽中帖帖，如有炙肉，吐之不出，吞之不下。"后世将此方视为情志病方。《医方集解》："治七情气郁，痰涎结聚，咯不出，咽不下，胸满喘急，或咳或呕，或攻冲作痛。"

5. 半夏汤、半夏散、苦酒汤、

原文：少阴病，咽中痛，半夏散及汤主之。（313）**少阴病，咽中伤，生疮，不能语言，声不出者，苦酒汤主之。**（312）

提示：半夏散用半夏、桂枝、甘草等分为散，若不能服散者，可以煎煮为汤服用。苦酒汤为半夏、米醋、蛋清的混合液。三方主治均为咽喉部的症状，或咽中痛，或咽中生疮、失音等。可见，半夏主治咽喉病。

6. 半夏泻心汤

原文：呕而肠鸣，心下痞者，半夏泻心汤主之。（十七）**但满而不痛者，此为痞……宜半夏泻心汤。**（149）

提示：此方半夏半升，有误。莫枚士说："《外台》五两，《千金》云半夏一升，洗毕称五两为正。必此方本用一升。"（《经方例释》）本方以半夏为名，主治呕吐。徐灵胎曾治嘉兴朱亭立，向病呕吐，时发时愈，是时吐不止，粒米不下者三日，医以膈证回绝，徐以半夏泻心汤加减治之，渐能进食，寻复旧。（《洄溪医案》）本方除心下痞，痞，古病名，表现为上腹部不适感，但按压柔软，并没有剧烈的疼痛，没有拒按和反跳痛。刘完素所谓："心下痞满而不痛，按之软虚也。"半夏泻心汤也能除烦。与此方相同配伍的甘草泻心汤主治"其人下利日数十行，谷不化，腹中雷鸣，心下痞硬而满，干呕，心烦不得安……甘草泻心汤主之"（158）。《备急千金要方》卷十三泻心汤的组成即半夏泻心汤，"治老小下痢，水谷不消，肠中雷鸣，心下痞满，干呕不安"，也有不安的表现。

7. 半夏麻黄丸

原文：心下悸者，半夏麻黄丸主之。（十六）

提示：本方用半夏、麻黄各等分，末之，炼蜜和丸如小豆大，饮服三丸，日三服。心下悸，通常半夏与茯苓同用。而本方半夏、麻黄同用，其人当黄肿，或胸闷痰多，或恶心呕吐，或困倦思睡，或心动过缓等。另外，脉也无虚弱之象。

8. 越婢加半夏汤

原文：咳而上气，此为肺胀。 其人喘，目如脱状，脉浮大者，越婢加半夏汤主之。（七）

提示：越婢汤由麻黄、石膏、生姜、大枣、甘草组成，本治风水一身悉肿，因咳喘上气而加半夏，此与《神农本草经》"胸胀，咳逆"、《本草经集注》"主消心腹胸中膈痰热满结，咳嗽上气"的记载是一致的。考仲景治咳喘的小青龙汤、厚朴麻黄汤、射干麻黄汤中均有麻黄配伍半夏，提示半夏配麻黄治咳喘。不过，半夏止咳，并非仅配麻黄。竹叶石膏汤、麦门冬汤、小柴胡汤、大柴胡汤皆能止咳，方中均有半夏，而无麻黄。后世用半夏止咳平喘的方非常多，如《苏沈良方》千缗汤能治痰喘，方用半夏七个，炙甘草、炒皂荚各一寸，姜三片，水一盏，煎七分，温服。马培之《青囊秘传》止嗽散，用法半夏八两，冰糖六两，食盐一两，为末，以开水冲服。

9. 葛根加半夏汤、黄芩加半夏生姜汤、厚朴七物汤、竹叶汤、白术散、桂苓五味甘草去桂加干姜细辛半夏汤

原文：太阳与阳明合病，不下利，但呕者，葛根加半夏汤主之。（33）太阳与少阳合病……若呕者，黄芩加半夏生姜汤主之。（172）呕者，加半夏五合。（十）呕者，加半夏半升。（二十一）心烦吐痛不能食饮，加细辛一两，半夏大者二十枚。（二十）支饮者，法当冒，冒者必呕，呕者复内半夏。（十二）

提示：以上六方均因呕加半夏，提示半夏止呕。

10. 小柴胡汤、小青龙汤、柴胡去半夏加栝楼汤

原文：若胸中烦而不呕者，去半夏、人参，加栝楼实一枚。 若渴，去半夏，加人参合前成四两半，栝楼根四两。 若渴，去半夏，加栝楼根三两。（96）《外台秘要》柴胡去半夏加栝楼汤"治疟病发渴者，亦治劳疟。"（四）

提示：此三方为减半夏方。因渴而去半夏，此为常法。适用半夏者必无口干舌燥，更无渴欲饮水数升，或舌面干燥无津等表现。不过，竹叶石膏汤、麦门冬汤也用半夏，是为变法。其方麦冬、人参、甘草、粳米等，其人可见口干，甚至舌光少苔，但有恶心、呕吐、不食，故不避半夏。

二、 药证发挥

半夏主治呕吐，兼治胃反、支饮、咽喉病、眩悸等。

1. 呕吐

《伤寒论》《金匮要略》中有关呕吐的描述很丰富，有"喜呕""呕吐""干呕""哕""微呕""气逆欲吐""欲呕吐""呕吐不止""不受食，食入即吐者""干噫食臭""胸中似喘不喘，似呕不呕，似哕不哕，彻心中愦愦然无奈"等多种不同的表现。但治疗的处方中均用半夏，提示半夏主治呕。

呕吐，不仅仅是即时性的症状，也应当将其看作是一种体质状态。张仲景有"呕家"的提法，可以理解为某种经常出现恶心、呕吐等症状的体质。呕家的体质特征，张仲景没有详细解释，但从半夏类方的主治来看，呕家往往有焦虑的精神心理特征，如生姜半夏汤主治的"胸中似喘不喘，似呕不呕，似哕不哕，彻心中愦愦然无奈"（十七），是一种焦虑的情绪。半夏厚朴汤证的"咽中如有炙脔"（二十二），是焦虑躯体化障碍的表现。

2. 胃反

胃反，又称"反胃"，古病名。首见于《金匮要略》："朝食暮吐，暮食朝吐，宿谷不化，名曰胃反。"现代临床上，在食道癌、胃癌、胰腺癌、幽门梗阻、贲门失弛缓症、放化疗后胃肠道反应、妊娠呕吐等病可以见到。治疗胃反的经方有很多，其中含有半夏的方如大半夏汤、黄连汤、麦门冬汤等。这些方所治的胃反大多是慢性的严重呕吐，患者大多无法正常进食，日渐消瘦。《外台秘要》记载大半夏汤治"呕，心下痞坚者"。心下痞坚（硬）是瘦人腹肌弹性差的一种表现，多见于晚期的上消化道肿瘤患者。《外台秘要》卷八崔氏方中有半夏六两，人参三两，生姜一两等，疗"食则吐，或朝食夜吐，名曰胃反，或气噎不饮食，数年羸削，唯饮水，亦同此方"。并说："气噎病者，胃闭不受食，唯饮水，水入吐出，积年不差，乃至于死，人间多有此病，此方救疗有效。"从记载看，与胃癌、食道癌的表现相近。

3. 支饮

支饮，古病名，"咳逆倚息，短气不得卧，其形如肿，谓之支饮"。支饮用方不一，如胸满腹胀，用厚朴大黄汤；不得息，用葶苈大枣泻肺汤；苦冒眩，用泽泻汤；其人喘满，心下痞坚，面色黧黑，脉沉紧，用木防己汤。半夏方主治的支饮在心下，"先渴后呕，为水停心下，此属饮家，小半夏加茯苓汤主之"（十二）。水停心下，当有症状为凭，如吐水，如咳喘痰多如水，如头晕目眩、心悸胸闷等。另外，《金匮要略》提及用小半夏加茯苓汤的患者"不渴"，提示患者大多没有明显的口渴感，甚至经常泛吐清稀的唾液或胃内水液，其舌面也可见湿润的、黏腻的舌苔。

4. 咽喉病

咽喉为半夏的主治部位，其中咽喉异物感最有特点，如球塞感、瘙痒感、紧迫感、黏着感、烧灼感、蚊行感、无咽下困难的吞咽梗阻感，或颈部不适感、压迫感等。除咽喉外，口腔的异物感，如黏腻感、异味感、干燥感，或舌体胖大感、麻木，舌痛、舌烫、舌苔厚腻感等；鼻腔的异物感，如鼻塞、鼻痒、鼻涕倒流感、经常擤鼻涕及清鼻、鼻腔异味感、空鼻症等；甚至胸部的重压感、堵塞感、疼痛感、窒息感等，以及上腹部的腹胀、烧心等，也可归于咽喉异物感的范畴。许多咽喉异物感常常导致恶心呕吐，这成为使用半夏的重要指征。咽痛和失音，大多是咽喉常有异物感或黏痰，患者多恶心呕吐，也可以作为半夏的适用症。不过，半夏所主的咽喉病，往往有全身症状，正如邹润安说："半夏所治之喉痛，必有痰有气阻于其间，呼吸、食饮有所格阂，非如甘草汤、桔梗汤、猪肤汤徒治喉痛者可比矣。"（《本经疏证》）

5. 眩悸

眩悸，即为眩晕、恍惚感，同时又有心悸、肌肉跳动、肢体震颤、惊恐、抽搐等。半夏主治的眩悸，大多与水有关，如恶心呕吐、痰涎清稀或黏稠。半夏多配茯苓、陈皮等。

三、 方根提取

1. 半夏-生姜（干姜）

半夏-生姜（干姜）组合，主治恶心呕吐，方如生姜半夏汤、小半夏汤、半夏干姜散。后世如此配方更多，如《外台秘要》卷八引范汪半夏汤，方用半夏一升，生姜一斤，橘皮四两，水煎服，"疗心腹虚冷，游痰气上，胸胁满，不下食，呕逆，胸中冷"。半夏与姜的主治相似，两者同用，不仅可以增效，而且能解半夏毒。现药房所售制半夏，多为姜制。

2. 半夏-茯苓

半夏、茯苓组合，主治恶心呕吐而眩悸者，方如小半夏加茯苓汤、半夏厚朴汤。《外台秘要》卷八《千金》茯苓汤用茯苓四两，半夏一升，生姜一斤，桂心八两，水煎服，治"胸膈痰满"。后世化痰止咳、和胃止呕的二陈汤，开胃进食的六君子汤，治疗心虚胆怯、失眠多梦的温胆汤，治疗中脘停痰宿饮的指迷茯苓丸，都有这个组合。

3. 半夏-附子（乌头）

半夏、附子（乌头）组合，主治心腹大痛而呕吐者，加大枣、甘草、粳米，为附子粳米汤，治腹痛呕吐，腹中雷鸣，胸胁逆满者。《小品方》解急蜀椒汤，即附子粳米汤加蜀椒、干姜，主寒疝气，心痛如刺，绕脐腹中尽痛，白汗出，欲绝。（《外台秘要》）《外台秘要》张文仲蜀椒丸，用半夏、附子、蜀椒，蜜丸，治胸中气满，心痛引背。半夏、乌头、茯苓、细辛（《千金》为人参），炼蜜为丸麻子大，空腹酒送三丸，治寒气厥逆，此方名赤丸。推测主治大致为心腹大痛，虚寒咳喘等。这种配伍与后世的中药配伍"十八反"的经验是不同的。

4. 半夏-麻黄

半夏、麻黄组合，主治咳喘而呕。配干姜或生姜、细辛、五味子等，方如小青龙汤、厚朴麻黄汤、射干麻黄汤，其人多有痰多如水，或喉中痰声。《古今录验》投杯汤方，即麻黄、半夏、干姜、细辛、五味子、紫苑、款冬花、桂心、杏仁、甘草，疗久咳嗽上气，胸中寒冷，不得息食，卧不安席，每牵绳而起，咽中如水鸡声。（《外台秘要》）。半夏配麻黄还治黄肿而眩悸者，方如半夏麻黄丸，也可与温胆汤合用，治嗜睡多梦者。

5. 半夏-人参

半夏、人参组合，主治呕吐或噫气不止，心下痞硬者。加白蜜水煎，为大半夏汤，治疗反复呕吐，体质虚弱，羸瘦便秘者。加干姜，共研粉，以生姜汁为丸，《金匮要略》用以治妇人妊娠呕吐不止。加旋复花、代赭石、生姜、大枣、甘草，为旋覆代赭汤，治吐下后消瘦，嗳气频仍者。半夏、人参组合在经方中多见，方如小柴胡汤、半夏泻心汤、生姜泻心汤、甘草泻心汤、黄连汤、麦门冬汤、竹叶石膏汤等。

6. 半夏-厚朴

半夏、厚朴组合，主治腹满而呕或咽喉异物感，加茯苓、苏叶，为半夏厚朴汤，能治疗治七情气郁，痰涎结聚，咯不出，咽不下，胸满喘急，或咳或呕，或攻冲作痛。（《医方集解》）加人参、甘草、生姜，为厚朴生姜半夏甘草人参汤，用于吐下后不欲食腹胀满者。

7. 半夏-麦冬

半夏、麦冬组合，主治咳逆呕恶而虚羸少气者。加竹叶、石膏、人参、甘草、粳米，方为竹叶石膏汤主治伤寒解后，虚羸少气，气逆欲吐。加人参、甘草、大枣、粳米，方为麦门冬汤，主治火逆上气，咽喉不利，口干不食者。

四、 应用参考

1. 半夏证的特点

从半夏主治及兼治的病证来看，具有两个特点：一是感觉异样症状。半夏所主治的呕吐，本是一种异常的反射。半夏厚朴汤主治咽中如有炙脔，实无炙脔，纯属一种感觉异常。此外，还有麻木感、冷感、热感、堵塞感、重压感、痛感、痒感、悸动感、失去平衡感、恐怖感、音响感。由感觉异常导致的异常反射和行为，如恶心、呕吐、食欲异常、性欲异常、语言异常、睡眠异常、情感异常等，都有使用半夏的可能。二是咽喉部症状。恶心、呕吐、咽痛、失音、咽中如有炙脔等，均为咽喉部的症状。在精神紧张、抑郁、焦虑、恐惧时，以上症状极易出现。

2. 半夏助眠

《灵枢·邪客》半夏秫米汤（生半夏五合，秫米一升）治失眠。经方中半夏厚朴汤、半夏泻心汤、小半夏加茯苓汤均能助眠，后世的温胆汤更是壮胆助眠方。吴鞠通曾治秀氏产后不寐，用《灵枢》半夏汤。半夏一两不应，次服二两得熟寐；有减至一两仍不寐，加至二两又得寐；再减又不寐，于是竟用二两，服七八帖后，用《外台》茯苓饮收功。（《吴鞠通医案》）提示半夏助眠，用量宜大。不过，导致失眠的原因很多，适用半夏者当有半夏证为凭。

3. 半夏体质

半夏体质是一种安全有效使用半夏类方的体质类型。营养状况较好，目睛有光彩，肤色滋润或油腻，或黄黯，或有水肿貌，但缺乏正常的光泽；形体并不羸瘦，肥胖者居多，腹部按压柔软。主诉较多而怪异，多疑多虑，易于精神紧张，情感丰富而变化起伏大，易于出现恶心感、咽喉异物感、黏痰等。脉象大多正常或滑利。舌象多数正常或舌苔偏厚，或干腻，或滑苔黏腻，或舌边有两条由细小唾液泡沫堆积而成的白线，或有齿痕舌。这种体质，编者称之为"半夏体质"。此类人群大多选用半夏方。

4. 用量

张仲景用半夏有两个剂量段，大量（二升）主治呕吐不止，小量（半升）主治咳喘、失音、心悸、恶心等，或配麦冬。需要指出，张仲景当年使用的是生半夏，与当今习用的经生姜、白矾等反复炮制后的制半夏不同，两者的用量和用法可能也有一定差异。

5. 安全性

半夏有小毒。服食生半夏 0.1～1.8g 可中毒，对口腔、喉头、消化道黏膜引起强烈刺激。当服用少量时，会出现口舌有麻木感；若服用多量则会灼痛、肿胀、不能发声、流涎、呕吐、全身麻木、痉挛，甚至呼吸困难，因麻痹而死亡。半夏经过炮制或煎煮后，确实能降低毒性，但在用药时，要考虑特殊和敏感人群，如儿童、孕妇等。

6. 半夏与干姜

半夏与干姜均治不渴而呕吐，舌苔多腻，但两者主治有上下之别。半夏主治以咽喉部的异物感、胸部的重压感为主，而干姜主治以呕吐涎水、腹泻呈水样便为主。半夏与生姜的异同，可参见第一章"生姜"条下。

五、　选方思路

1. 以恶心呕吐为主诉的疾病，如神经性呕吐、焦虑症、抑郁症、胃炎、幽门梗阻、十二指肠壅积症、晕车、肿瘤化疗不良反应等，常配伍生姜，方如小半夏汤、小半夏加茯苓汤。

2. 以恶心呕吐、眩晕、心悸为特点的疾病，如焦虑症、抑郁症、创伤后应激障碍、精神分裂症、内耳眩晕症、偏头痛、高血压、心脑血管疾病等，常配伍茯苓、竹茹、枳实、生姜等，方如小半夏加茯苓汤、温胆汤、半夏白术天麻汤等。

3. 呕吐呈慢性化，患者全身状况差的疾病，如晚期肿瘤、慢性胃肠病、神经性呕吐、习惯性便秘等，常配伍人参等，方如大半夏汤、麦门冬汤、竹叶石膏汤等。

4. 以呕吐、往来寒热、胸胁苦满为主诉的疾病，如急性胆囊炎、胰腺炎等，常配伍黄芩、柴胡等，方如小柴胡汤、大柴胡汤等。

5. 以恶心呕吐、心下痞、腹胀、腹痛、腹泻为特点的疾病，如慢性胃炎、胃溃疡、功能性胃肠病、焦虑症等，常配伍黄连、黄芩、干姜、甘草等，方如半夏泻心汤、黄连汤、半夏厚朴汤、黄芩加半夏生姜汤。

6. 以咽喉疼痛、失音、咽喉异物感为表现的慢性咽喉炎、声带水肿或麻痹、咽喉异感症、焦虑症、抑郁症等，常配伍厚朴等，方如苦酒汤、半夏厚朴汤等。

7. 以咳嗽、痰多、胸闷、恶心为特征的呼吸系统疾病，如急慢性支气管炎、支气管哮喘等，常配伍麻黄、甘草等，方如厚朴麻黄汤、小青龙汤、苏子降气汤。

8. 以失眠为主诉，伴有多梦、恶心、心悸、易惊者，可单用半夏与小米煮粥食用，或选用温胆汤、半夏泻心汤、半夏厚朴汤等。

六、 文献摘录

《神农本草经》："半夏，味辛平，主伤寒寒热，心下坚，下气，喉咽肿痛，头眩，胸胀，咳逆，肠鸣，止汗。"

《本草经集注》："消心腹胸膈痰热满结，咳嗽上气，心下急痛坚痞，时气呕逆，消痈肿，胎堕，治痿黄，悦泽面目。"

《药征》："半夏主治痰饮、呕吐也，旁治心痛、逆满、咽中痛、咳悸、腹中雷鸣。"

第二节　吴茱萸

吴茱萸为芸香科植物吴茱萸的未成熟果实，主产于贵州、广西、湖南、云南、陕西、四川等地，以色绿、饱满、香气浓烈、味苦微辛辣者为佳。《伤寒论》入 2 方次，《金匮要略》入 3 方次。

一、原文考证

1. 吴茱萸汤

原文：食谷欲呕，属阳明也，吴茱萸汤主之。（243）少阴病，吐利，手足逆冷，烦躁欲死者，吴茱萸汤主之。（309）干呕，吐涎沫，头痛者，吴茱萸汤主之。（378）呕而胸满者，吴茱萸汤主之。（十七）

提示：全方由吴茱萸、人参、生姜、大枣组成，是吴茱萸方的最简方，而且方以吴茱萸命名，因此，本方条文对考证吴茱萸证颇为重要。仲景原文共 4 条，条条见呕，提示吴茱萸汤止呕。"食谷欲呕"，为进食时恶心呕吐。"呕而胸满者"，为呕吐同时伴有胸腹部的满闷胀痛感。"干呕，吐涎沫，头痛者"，干呕，为有声无物；涎沫，涎为清稀透亮的口水，沫为唾沫，为黏稠而带有泡沫的口水。"吐利，手足逆冷，烦躁欲死者"，呕吐加上腹泻，患者手足冰凉，而且出现严重的焦虑。可见吴茱萸汤主治的病情严重，全身症状明显，其呕吐剧烈，或口水多，或有腹泻，或有头痛和焦虑。莫枚士说："此方辛甘相合，为治呕吐之专方，亦治久寒之专方。"（《经方例释》）

本方吴茱萸一升。陶弘景说："吴茱萸一升，五两为正。"如按汉代官制一两等于 15g 折算，可达 75g，显然与临床实际不符，据编者经验，吴茱萸入汤剂的最大用量以不超过 25g 为宜。万友生介绍治一高血压患者，头晕沉重麻木，肢麻无力，神疲怯寒，胃寒隐痛，口淡出水，小便清白，大便溏多结少，面晦胞肿，舌黯淡润滑，脉弦劲而迟，予吴茱萸汤加旋覆花、代赭石先后共 48 剂，吴茱萸用量达 25g。(《当代名家论经方用经方》)

2. 当归四逆加吴茱萸生姜汤

原文：若其人内有久寒者，宜当归四逆加吴茱萸生姜汤。（352）

提示：本方吴茱萸的用量最大，为二升。原文主治"内有久寒"。在仲景书中，"寒"字都隐含疼痛，所主方药大多能止痛，如治"寒气"的赤丸、治"陈寒"的防己黄芪汤加细辛、治"少腹寒"的温经汤等。同理，"内有久寒"可能提示腹部经常反复发作性的疼痛。另外，当归四逆汤治"手足厥寒，脉细欲绝者"（351），则明确提示患者手足冰凉。

3. 温经汤

原文：妇人年五十许，病下利数十日不止，暮即发热，少腹里急，腹满，手掌烦热，唇口干燥……当以温经汤主之。……亦主妇人少腹寒，久不受胎，兼取崩中去血，或月水来过多，及至期不来。（二十二）

提示：下利即腹泻，本方治更年期女性的慢性腹泻。"少腹寒"即为少腹冷痛。浅田宗伯说："此方以胞门虚寒为目的，凡妇人血室虚弱之月经不调、腰冷腹痛、头痛、下血，有种种虚寒之候者，可用此方。"(《勿误药室方函口诀》)

4. 九痛丸

原文：治九种心痛。……兼治卒中恶，腹胀痛，口不能言。又治连年积冷，流注心胸痛，并冷冲上气、落马坠车血疾等皆主之。（九）

提示：本由附子、干姜、人参、生狼牙、巴豆构成，其方方证明确为胸腹痛，据原文"治冷气上冲"，推测有恶心呕吐等，"治卒中恶"，推测有卒倒昏厥等。

二、 药证发挥

吴茱萸主治呕吐下利、头痛、胸腹痛而手足逆冷、烦躁欲死者。

1. 呕吐

呕吐是吴茱萸汤的主治。这种呕吐，大多呕声响亮，食物不多而消化道分泌物较多。其液体或清稀透亮，或黏稠起白沫。伴有干呕的头痛，特别是剧烈的头痛，导致四肢厥冷，或烦躁欲死者，更适用吴茱萸。《皕一选方治验实录》一书收录吴茱萸汤治头痛案达 15 例，其痛势剧烈，且多伴有呕吐。

从后世文献看，吴茱萸在反酸烧心中应用较多。如《外台秘要》录《延年》吴茱萸汤（吴茱萸五合，生姜三两，人参二两，大枣十二枚）治"食讫噫醋及醋心"，《备急千金要方》亦治噫而酢咽，《医方集解》左金丸是黄连、吴茱萸同用，治吞酸吐酸。

经方中止呕药不少，半夏治呕而眩悸，生姜治呕而上腹部有水，麦冬治虚羸少气干渴而呕，而吴茱萸治烦躁欲死、吐涎沫而呕。

2. 下利

吴茱萸汤治疗吐利，温经汤也治更年期女性的慢性腹泻，后世有许多方用吴茱萸治疗腹泻。如《校注妇人良方》卷七四神丸，用补骨脂、吴茱萸各四两，肉豆蔻、五味子各二两为末，姜枣和丸，空腹盐汤送下；治脾肾虚寒，五更泄泻或久泻，不思饮食，或腹痛肢冷等。《太平惠民和剂局方》戊己丸，用吴茱萸、黄连、芍药各等分为丸；治泄利不止，米谷迟下，脐腹刺痛。《太平圣惠方》卷四十七方用吴茱萸半两，厚朴一两，为末，生姜水煎热服，不计时候；治霍乱吐逆下利，心腹胀满，脚转筋，手足冷。《圣济总录》卷三十九方用吴茱萸一两，陈橘皮二两，为末，每服三钱匕，米饮调下，不拘时候；治霍乱暴利，昏塞不自知。根据经典原文的记载，吐利同时见手足逆冷、烦躁欲死时，吴茱萸最为适合。

3. 头痛

吴茱萸汤主治头痛。其痛部位在两耳之上为多，或癫顶痛，或太阳穴痛，或眉棱骨痛，甚至满头疼痛而无所确指者。其痛势甚剧，或如电击，或如刀劈，或如锥刺，患者或呻吟不止，或以毛巾缠头，或以手自打其头，或抱头跳跃，或欲撞墙，所谓的"烦躁欲死"。头痛常伴有恶心呕吐，吐清水或大量清稀唾液，或口水直流，擦拭不停，舌头水滑。其人有四肢冰凉、怕冷、重覆厚衣、口不干渴、腹泻的寒象，也有面红、舌红苔黄、口干喜饮、咽痛等热象，但必定有消化道症状，或吐，或利，或吞咽困难。胡希恕经验，"诸头痛、头晕而呕恶较甚者，大都属本方证，用之有奇效"（《胡希恕病位类方解》）。余国俊的经验是"凡见到干呕，吐涎沫，头痛者，便可首选并独投吴茱萸汤，不必斤斤计较其是否具备肝胃虚寒、浊阴上逆之全身证候和舌脉，亦不必论其属外感或内伤，经络或脏腑，以及病程之久暂等等"（《我的中医之路》）。

4. 胸腹痛

吴茱萸所治的胸腹痛，以胀痛、刺痛为多，且疼痛程度相对剧烈。如《太平圣惠方》单用吴茱萸蜜丸，温酒送服；治冷气攻刺，腰间疼痛，俯仰不得。《太平圣惠方》卷九十六用吴茱萸半两，粳米一合，葱豉煮粥；治心腹冷气入心，撮痛胀满。《圣济总录》卷七十一吴茱萸饮，用吴茱萸配桃仁、黑豆煎服；治肾积奔豚，气注小腹急痛，发即不识人。《圣济总录》卷五十五方用吴茱萸半两，葱花半升，拌匀，每服五钱匕，水煎温服，食顷再服；治脾心痛，痛则胀痛如锥刺。

产后的腹痛，也有用吴茱萸的。如《备急千金要方》卷三方治产后虚羸盗汗，啬啬恶寒，又治产后腹中疾痛，均用吴茱萸浸清酒服用。《圣济总录》卷一百六十一方单用吴茱萸水煎温服不拘时，治产后中风腹痛。当归和吴茱萸都能用于产后虚羸腹中痛，两者的区别在前者大便干结，后者呕吐腹泻，而且本方的"烦躁欲死"也是特征性的表现。

5. 手足逆冷

手足逆冷，多在吐利中出现。手足逆冷，同手足厥寒，即四肢冰冷。这种寒冷感既可以是患者主观感觉，也可以被医者客观探及。手足逆冷，极似附子证，但附子证脉必沉微，而吴茱萸证则不然，脉象多细而弦；而且精神状态也不同，附子证精神萎靡，吴茱萸证"烦躁欲死"。

6. 烦躁欲死

烦躁欲死是吴茱萸汤原文提及的精神心理症状。其人因为病痛导致极度焦虑，或其痛势剧烈，如裂如锥扎，患者或以毛巾缠头，或以手自打其头，或欲撞墙，或抱头跳跃，既不能听，又不能答，在室内一刻不停地转动；或虽卧床而屈膝伸腿，辗转反侧；或摆手摇头，坐卧不得，一刻不得安宁；或呕吐不止，胸闷腹胀，呻吟不止；或眉头紧皱，或畏光声；或难以入睡，或多梦易醒；也有闭目不语，状如真正尸厥。《伤寒论》吴茱萸汤主治吐利而"烦躁欲死"者，但从后世的应用来看，中风、奔豚气、脚气等病患者有极度烦躁时，也用吴茱萸。如《圣济总录》卷六方用吴茱萸一两，豉三两为末，每服二钱匕，水煎温服；治中风口噤，闷乱不知人，汤饮不下。《医方类聚》卷一百九十七引《医林方》方用吴茱萸、槟榔、木瓜等分为细末，每服五钱，生姜汤调下；治奔豚气，上至心下，心烦乱，不省人事；上至咽喉，闷绝不能言语，或吐或汗出。《圣济总录》卷八十二方用吴茱萸五两，木瓜、槟榔各二两，为末，每服五钱匕，水煎温服，以快利为度；治脚气冲心，烦闷腹胀，气急欲死。以上三方都有严重的精神症状，吴茱萸在焦虑抑郁症等精神心理疾病上的应用需要临床验证。

三、 方根提取

1. 吴茱萸–生姜

吴茱萸、生姜组合，主治呕吐、腹痛者，方如吴茱萸汤、当归四逆加吴茱萸生姜汤。如吴茱萸用散，可用生姜汁调服。如呕吐不止有清水，生姜可改干姜，甚至加甘草。《圣济总录》卷三十八方用吴茱萸一两，炮干姜一两，炙甘草一两半为末，每服二钱匕，水煎温服，不拘时；治霍乱心腹痛，呕吐不止。

2. 吴茱萸–细辛

吴茱萸、细辛组合，主治腹痛、头痛、胸痛等，方如当归四逆加吴茱萸生姜汤。与吴茱萸一样，细辛亦治头痛，其人也多恶寒，但其头痛多伴咳吐清涎，或鼻流清涕，偏于呼吸道；而吴茱萸所治头痛，多伴有呕吐清涎、胸满腹痛，偏于消化道。

3. 吴茱萸–附子

吴茱萸、附子组合，主治剧烈疼痛、脉沉迟者，方如九痛丸。《医方考》吴茱萸加附子汤用吴茱萸汤加附子，治"寒疝腹痛，牵引睾丸，屈而不伸，尺内脉来沉迟者"。

四、 应用参考

1. 用法

吴茱萸药味浓烈，如此大量可能导致难以入口，一般可以采取沸水冲洗数次后再入煎。不过，章次公认为此法不妥。他说："本品属于辛辣健胃药，可以刺激胃黏膜，使其运动、分泌、吸收之功能亢进，故可治呕而胸满。近世药肆，浸水中数日而后用之，名曰淡吴萸，大失其本性。"

2. 配伍

凡用吴茱萸者，多配生姜、大枣。吴茱萸汤用吴茱萸一升，生姜六两，大枣十二枚；当归四逆加吴茱萸生姜汤用吴茱萸二升，生姜半斤，大枣二十五枚。可见吴茱萸量越大，则生姜、大枣的用量也越大。

3. 吴茱萸与芍药

芍药与吴茱萸都用于腹中痛，吴茱萸用于胀痛刺痛，芍药用于急痛、疠痛；前者多配桂枝、大黄，后者多配人参、生姜；芍药证多虚痛，而吴茱萸证多寒痛。

4. 吴茱萸与干姜

两药均能用于呕吐、下利，但干姜证多为呕吐清水或泻下大便清稀如水，吴茱萸证多为腹痛反酸。患者的精神状态也不同，干姜证怕冷、精神萎靡，吴茱萸证烦躁欲死。

5. 吴茱萸与附子

两药均能止痛。但附子能治一身之痛，尤以骨节疼痛为主；吴茱萸能治胃痛、腹痛，且伴有呕吐、腹泻。其人精神状态也不同，附子证精神萎靡，脉微弱；吴茱萸证烦躁欲死，脉多弦滑。

6. 吴茱萸与黄连

吴茱萸与黄连同用，名左金丸，治"肝火燥盛，左胁作痛，吞酸吐酸，筋疝痞结。亦治噤口痢，汤药入口即吐"（《医方集解》）。章次公曰："左金丸止呕甚效。所谓辛开苦降，其实二药均健胃药，一属于苦味健胃药，一属于辛辣健胃药。但吴萸非黄连之比，用量宜重，今人每用数分，未免太少。"（《章次公医术经验集》）

五、 选方思路

1. 以头痛为主诉的疾病，如习惯性头痛、偏头痛、血管神经性头痛、梅尼埃病、癫痫、高血压、颅内压增高性头痛、腰椎穿刺术后头痛、脑梗死、脑炎、血管炎、青光眼、急性视神经乳头炎等，常配生姜、大枣、人参、当归、细辛、芍药、桂枝等，方如吴茱萸汤、当归四逆加吴茱萸生姜汤。

2. 以呕吐为表现的疾病，如神经性呕吐、急慢性胃炎、消化性溃疡、食管癌、贲门痉挛、幽门痉挛、瘢痕性幽门梗阻、慢性胆囊炎、妊娠恶阻者，常配生姜、大枣，方如吴茱萸汤。嘈杂吞酸，配黄连，方如左金丸。

3. 以口吐清涎为表现的疾病，如中风后遗症、帕金森病、运动神经元疾病等见吞咽困难、口水分泌量多者，常配人参、干姜或生姜、半夏、茯苓等，方如吴茱萸汤，或合续命汤等。

4. 以腹痛腹泻、畏寒怕冷为表现的疾病，如更年期腹泻、功能性腹泻、慢性肠炎，常配合桂枝、人参、当归、芍药、甘草、生姜等，如温经汤。

5. 以极度烦躁为表现的疾病，如焦虑症、抑郁症、强迫症等，常用吴茱萸汤合小半夏加茯苓汤等治疗。

六、　文献摘录

《神农本草经》："吴茱萸，味辛温，主温中下气，止痛，咳逆，寒热，除湿血痹，逐风邪，开腠理。"

《本草经集注》："大热，有小毒。主去淡冷，腹内绞痛，诸冷实不消，中恶，心腹痛，逆气，利五脏。"

《药征》："吴茱萸主治呕而胸满也。"

《本经疏证》："据仲景之用吴茱萸，外则上至颠顶下彻四支，内则上治呕下治痢，其功几优于附子矣。不知附子、吴茱萸功力各有所在，焉得并论？附子之用以气，故能不假系属，于无阳处生阳。吴茱萸之用以味，故仅能拨开阴霾，使阳自伸阴自戢耳。历观吴茱萸所治之证，皆以阴壅阳为患。其所壅之处，又皆在中宫。是故干呕、吐涎沫、头痛、食谷欲呕，阴壅阳于上，不得下达也。吐利、手足逆冷、烦躁欲死、手足厥寒、脉细欲绝，阴壅阳于中，不得上下并不得外达也。《伤寒论》中但言其所以，而未及抉其奥。《金匮要略》则以一语点明之，曰：呕而胸满。夫不壅何以满？谓之胸满则与不满有间，可知不在他所矣。"

本章提要

半夏与吴茱萸均属于止吐药。

呕吐是一个常见症状，恶心、哕是类似表现。通常来说，凡有声有物谓之呕吐；无声无物，但心中欲吐不吐，欲呕不呕谓之恶心；有声无物谓之哕。引起呕吐的原因非常多，有食不得下者，有气逆不下者，有寒饮者，有火热者，也有大病后胃气虚弱者。临床需要在寻找对证方药的基础上，配合止吐药。

吴茱萸与半夏两药均能止呕，但吴茱萸治呕而胸满、满而腹痛；半夏治呕吐不止，甚至胃反，并治支饮、咽喉病、眩悸、失眠等。前者所治面较窄，后者所治面更宽。吴茱萸所主在胃中寒气，是健胃止呕药；半夏所主在体内痰气，痰气流窜不定，病状也不一，故半夏是化痰理气药。

两药主治均有精神症状，吴茱萸主治烦躁欲死，半夏主治眩悸失眠、躯体感觉异常。吴茱萸证是因呕吐、腹胀故烦躁，半夏证是痰气交阻才眩悸、失眠。故吴茱萸止呕为先，并配合生姜、大枣、人参；半夏化痰饮为先，并配合茯苓、陈皮、厚朴。

具有止呕功效的药物，经方中尚有生姜、竹茹、代赭石、苏叶等。

第六章

黄芩、黄连、栀子

第一节　黄芩

　　黄芩为唇形科植物黄芩的根。主产于河北、内蒙古、山西、山东等地，以粗长、质坚实、色黄、除尽外皮者为佳。《伤寒论》入 16 方次，《金匮要略》入 20 方次。

一、原文考证

1. 黄芩汤

　　原文：**太阳与少阳合病，自下利者，与黄芩汤。若呕者，黄芩加半夏生姜汤主之。**（172）

　　提示：黄芩汤药仅四味，黄芩三两，芍药二两，甘草二两，大枣十二枚，是黄芩类方中最简方。本方是热利的主方，也可以看作是芍药甘草汤加黄芩方。芍药甘草汤主治挛急，推测本方所治的下利，当有腹中痛。又据"伤寒，脉迟六七日，而反与黄芩汤彻其热""今与黄芩汤，复除其热，腹中应冷"（333），推测黄芩汤证除治下利腹痛外，当见脉数、腹中热，由此构成热利的临床表现。因本方以黄芩名方，则下利、脉数、腹中热诸症可视为黄芩的主治。《素问病机气宜保命集》芍药黄芩汤，为黄芩、芍药、甘草，治泄痢腹痛，或后重身热，久而不愈，脉洪疾，以及下痢血稠黏。可以与黄芩汤互看。另外，含有黄芩的葛根芩连汤也用于下利，其人也有脉促、汗出等，提示黄芩汤主治热利。

2. 《外台》黄芩汤

《外台》黄芩汤"治干呕下利"。

提示：本方为《金匮要略》附方，用黄芩、人参、干姜各三两，桂枝一两，大枣十二枚，半夏半升，可以看作是黄芩加半夏生姜汤的加减方。去芍药、甘草，想必无腹中痛；加人参、大枣，想必呕吐剧烈，其人极度疲惫，且口干舌燥；加桂枝，想必有气上冲。

3. 三物黄芩汤

原文：妇人在草蓐自发露得风，四肢苦烦热，头痛者，与小柴胡汤；头不痛，但烦者，此汤主之。（二十一）

提示：产后冒风，四肢发热烦躁、头痛，是热在肌表，小柴胡汤方用柴胡、黄芩、甘草清热透邪，故可与。而三物黄芩汤所主者头不痛，是无在表之证，其热在里在血，患者或有恶露不止，或腰坠腹胀热痛，故方取黄芩配生地黄、苦参凉血清热。黄芩是传统的清热药。《神农本草经》曰："主诸热，黄疸，肠澼泄痢，逐水，下血闭，恶疮疽蚀，火疡。"本条文中的诸热，是黄芩主治。

4. 干姜黄芩黄连人参汤

原文：伤寒，本自寒下，医反复吐下之，寒格，更逆吐下。 若食入口即吐，干姜黄芩黄连人参汤主之。（359）

提示：本方用干姜、黄芩、黄连、人参各三两。黄连、黄芩是治疗血痢的组合，加白芍、阿胶，即《辅行诀脏腑用药法要》（简称《辅行诀》）小朱雀汤，"治天行热病，心气不足，内生烦热，坐卧不安，时下利纯血如鸡鸭肝者"。《圣济总录》卷七十七方黄芩汤，黄芩、黄连各半两为末，水煎，空心日晚乘热服，治蛊毒痢，如鹅鸭肝，腹痛不可忍。推测干姜黄芩黄连人参汤是张仲景用于血痢误治后的变方。莫枚士说："此以本自寒

下，故加干姜；以医吐之，故加人参。乃救误之方。"（《经方例释》）

5. 泻心汤

原文：心气不足，吐血，衄血，泻心汤主之。（十六）心下痞，与泻心汤。（156）治痞，泻心汤主之。（二十二）

提示：本方是经典的除痞方与止血方，黄芩在方中功不可没。吉益东洞认为心下痞是黄芩的主治。他说："张仲景用黄芩也，治心下痞而已，无有他能。故心下痞而呕吐下利，则用之即治矣。世医不深察，妄以为呕吐下利之主药，可悲也夫！"（《药征》）张仲景所谓的心下痞，是上腹部的不适感，但按压不坚满，通常用黄连、黄芩、大黄，方名泻心汤。后世将这种心下痞，称之为热痞。成无己说："痞者，留邪在心下，故治痞，曰泻心汤。""泻心下之邪也。"（《伤寒明理论》）

6. 小柴胡汤

原文：若腹中痛者，去黄芩，加芍药三两……若心下悸、小便不利者，去黄芩，加茯苓四两。（96）

提示：小建中汤、小柴胡汤两方均治腹中痛，故"伤寒……法当腹中急痛，先与小建中汤。不差者，小柴胡汤主之"（100）。本条文说腹中痛而去黄芩，加芍药，推测患者是一种痉挛性的脐腹部疼痛，所谓"腹中急痛"。显然，黄芩所主的腹中痛并非"急痛"，而应该是腹中热痛或下利而痛。腹中痛一证，还可见于黄连汤、当归生姜羊肉汤、四逆散、乌头桂枝汤等方条下。黄连汤用桂枝配黄连，是上热下寒痛；羊肉汤用当归、生姜，是产后虚寒痛；四逆散用枳实、芍药、柴胡、甘草，是手足冷、胸腹痛。

为何心下悸、小便不利，去黄芩，加茯苓？茯苓治小便不利而悸，其人必面浮肿，舌体胖大齿痕，今加茯苓而去黄芩，则可推测黄芩证必无上述诸症，相反，其人必面红、肌肉坚紧、舌红坚老。

二、 药证发挥

黄芩主治烦热而心下痞者，兼治出血、热利、热痹等。

1. 烦热

《神农本草经》谓黄芩"主治诸热"，《本草经集注》谓黄芩"主治痰热，胃中热"，《经方例释》谓"黄芩治自里达外之热""不治但在表分之热矣"，并说"《千金》治热利、冷利、疳、湿利、小儿利，用黄芩方，多有壮热一语，可知泄利无热者不可用矣"。黄芩主治诸热明矣，而其中烦热一症最为重要。烦热，是一种难以解除的发热或发热感，患者胸闷不安、躁动、焦虑、睡眠障碍乃至精神障碍，同时具有身体的热感，或汗出，或心悸，或胸闷呼吸不畅感，或小便灼热感，或口干苦，或舌红坚老、脉滑数等。

2. 心下痞

心下痞，指上腹部的不适感，似痛非痛、似胀非胀，其不适感如饱胀感、满闷感、重压感、烧灼感、嘈杂感、钝痛及隐痛等。按压上腹部柔软或有轻度弥漫性压痛，但没有明显的抵抗感和反跳痛，即所谓的"心下痞，按之濡。"（154）局部也没有明显的膨隆，甚至叩击没有鼓音。常伴有口苦、嗳气、恶心、呕吐、腹泻，甚至便血吐血等。心下痞，多见于上消化道的疾病，但不限于上消化道疾病，胸腹腔器官的病变也常见到心下痞。

3. 出血

黄芩是止血良药。经方中黄芩配大黄、黄连治疗吐血、衄血，黄芩配生地黄、阿胶、附子、灶心黄土等治下血。后世则用单味黄芩治疗出血。《太平圣惠方》卷三十七黄芩散方，用单味黄芩为末，每用三钱水煎，不计时候；治心脏积热，吐血衄血，时发时止。《证治准绳》子芩丸，用单味黄芩为末，每末酒送服；治肝经有热，胎漏下血。《张氏医通》则用单味黄芩为丸，治风热犯肝经，崩漏下血，色紫质稠。《圣济总录》独圣汤，将黄芩为粗末，水煎温服；治鼻衄或汗孔出血。《普济本事方》单用黄芩为末，治崩中下血。《伤寒总病论》黄芩汤，治鼻衄、吐血、下血及妇人漏下血不止。《瑞竹堂经验方》芩心丸，治妇人四十九岁以后，天癸却行，或过多不止。以上诸方均是单味黄芩。黄芩所主的出血，有吐血、衄血、胎动不安、崩漏、便血等，适用面较宽。不过，其血色多黯红，质黏稠或有血块，应是黄芩主治的特点。

4. 热利

利，为腹泻。所谓热利，多为腹泻的同时，伴有身热烦躁，或便下脓血，或腹痛如绞，或腹中热，或胃中热，或肛门如灼，或见舌红唇红，或见脉滑数等，黄芩是首选之药。《伤寒论》黄芩汤是治疗热利的祖方，后世治疗腹痛下利的处方，大都从此方演变而来。

5. 热痹

热痹为烦热而关节疼痛，即《金匮要略》所谓的四肢烦热。患者多见关节肿痛，入夜尤甚，并见晨僵、盗汗、小便黄短等。

三、 方根提取

1. 黄芩–黄连

黄芩、黄连组合，主治烦热而心下痞，亦治热利。方如半夏泻心汤、生姜泻心汤、甘草泻心汤，治疗烦热而心下痞，并见或干呕，或下利，或干噫食臭，或腹中雷鸣，或喉舌、阴部糜烂者。加葛根、甘草，为葛根芩连汤；治疗热利，也能治疗消渴。加大黄，为泻心汤；治疗各种出血，以及心下痞。加干姜、人参，为干姜黄芩黄连人参汤；治吐泻后恶心呕吐者。加芍药、阿胶、鸡子黄，为黄连阿胶汤；治心中烦、不得卧的血证。莫枚士将此组合命名为黄连黄芩汤，"治暴赤白痢，如鹅鸭肝者，痛不可忍。"并认为："此为诸泻心方之祖。"（《经方例释》）

2. 黄芩–芍药

黄芩、芍药组合，主治诸热。治"自下利"的黄芩汤，治"内有干血"的大黄䗪虫丸，治伤寒"喉咽不利，唾脓血，泄利不止者"的麻黄升麻汤，治"气上冲胸，腹痛，往来寒热"的奔豚汤，治"心中烦，不得卧"的黄连阿胶汤，妊娠宜常服的当归散，均有这样的组合。其热的常见表现为烦热、肿痛、出血、脉数、舌红等。

3. 黄芩–阿胶

黄芩、阿胶组合，主治各种出血。腹痛加芍药、黄连，方如黄连阿胶汤。便血、尿血、崩漏加地黄等，方如黄土汤。《圣济总录》卷九十六黄芩汤，方用黄芩、阿胶、甘草、生地黄、柏叶水煎服，治小便出血。

4. 黄芩–白术

黄芩、白术组合，主治胎动不安。朱丹溪说："黄芩、白术乃安胎圣药。"（《本草纲目》）配当归、芍药、川芎，用于养胎安胎，方如当归散。《证治准绳》黄芩汤，方用黄芩、白术各半两，当归二钱，水煎，不拘时服，治妇人胎孕不安。

5. 黄芩–半夏

黄芩、半夏组合，主治心下痞而呕吐。如往来寒热者，配柴胡；心下满痛，配大黄、枳实、芍药；肠鸣、下利，配黄连、干姜；食欲不振、心下硬，配人参、甘草、大枣等。

6. 黄芩-生地黄

黄芩、生地黄组合，主治血热出血。加苦参，方如三物黄芩汤，治妇人产后内热。加阿胶、附子、白术、甘草等，方加黄土汤，治大便出血。加大黄、桃仁、水蛭、䗪虫、虻虫、蛴螬等，方如大黄䗪虫丸，治内有干血、肌肤甲错、两目黯黑。另外，后世温清饮是四物汤与黄连解毒汤的组合，其中黄芩、生地黄是重要组合。

四、 应用参考

1. 黄芩唇

适用黄芩的体质，大部分内有伏热，即肌肉较坚紧，面红、目红、唇红、舌红，且舌质坚老，同时易于出现口腔溃疡、腹痛、腹泻、小便灼热等症状，如女性多见月经色黯红黏稠，并有血块，易痛经或月经淋漓。其人的黏膜易于充血发炎，特别是血红的口唇最有特点，口唇深红，或开裂，或肿胀，或出血，或有溃疡，编者称之为"黄芩唇"。

2. 脉滑数

脉迟缓者，不宜用黄芩。根据《伤寒论》"伤寒，脉迟六七日，而反与黄芩汤彻其热"（333条）的记载来看，黄芩汤所治疗的病证，脉象应当是滑数的，不应当是迟缓的。所以，只有脉滑数者，甚至数疾者，才可使用黄芩。

3. 配伍

张仲景应用黄芩，随配伍的不同而其主治范围发生变化。同样用于出血，黄芩、黄连、大黄用于心下痞而吐血、衄血，黄芩、生地、阿胶用于便血及子宫出血，其部位有上下的不同。同样用于止利，黄芩、黄连、葛根、甘草用于脉促而利不止，黄芩、黄连、阿胶、白芍用于腹痛而便血，其病种是泄泻与痢疾的不同。同样用于治疗烦热，黄芩、黄连用于治疗心下痞的烦热，黄芩、柴胡则用于治疗往来寒热、胸胁苦满的烦热，两者有内外之别。

4. 用量

黄芩用量，在汤剂大多为三两，变化不大。编者经验，对于肠道热毒，大便出血者，或盆腔腹腔的恶性肿瘤，见腹痛、带下恶臭者，黄芩用量可以按一两等于 10～15g 折算。

五、 选方思路

1. 以发热为特征的疾病，如流感、急性上呼吸道感染、风湿热、肺炎、斯蒂尔病、系统性红斑狼疮、传染性单核细胞增多症、结核病、尿路感染等，可以配伍柴胡、甘草等，方如小柴胡汤加减。

2. 以关节疼痛、红肿为特征的疾病，如类风湿关节炎、风湿性关节炎、强直性脊柱炎、干燥综合征等，也可用小柴胡汤加减。

3. 以结膜充血为特征的疾病，如虹膜炎、角膜炎等，均可使用小柴胡汤。

4. 以吐血、衄血为特征的各种疾病，如上消化道出血、支气管扩张咯血、鼻衄、眼底出血、脑溢血等，常配伍大黄、黄连等，代表方如三黄泻心汤、黄连解毒汤等。

5. 以腹痛、腹泻，或大便黏液脓血为特征的疾病，如痢疾、急性肠炎、溃疡性结肠炎、直肠炎等，以及盆腹腔的结肠癌、直肠癌、宫颈癌、卵巢癌等肿瘤，可配伍白芍、甘草等，方如黄芩汤。

6. 以子宫出血为特征的疾病，如先兆流产、月经过多、血小板减少性紫癜等，可配伍黄连、阿胶、白芍等，方如黄连阿胶汤。

7. 以心下痞、呕吐为主诉的疾病，如慢性胃炎、上消化道溃疡、急性胆囊炎、焦虑症等，常配伍黄连、半夏、党参、干姜、甘草等，方如半夏泻心汤。如同时伴有胸胁苦满，心下按之满痛者，如胆道结石、胰腺炎、胃及食管反流症等，常配伍柴胡、半夏、大黄、枳实、白芍、厚朴等，方如大柴胡汤。

六、 文献摘录

《神农本草经》："黄芩，味苦平，主诸热，黄疸，肠澼，泄痢，逐水，下血闭，恶疮疽蚀，火疡。"

《本草经集注》："治痰热，胃中热，小腹绞痛，消谷，利小肠，女子血闭、淋露下血，小儿腹痛。"

《药征》："黄芩治心下痞也，旁治胸胁满、呕吐、下利也。""张仲景用黄芩也，治心下痞而已，无有他能。故心下痞而呕吐下利，则用之即治矣。世医不深察，妄以为呕吐下利之主药，可悲也夫！"

《本经疏证》："《千金》治热利、冷利、痔、湿利、小儿利，用黄芩方，多有壮热一语，可知泄利无热者不可用矣……盖《伤寒》《金匮》两书，仅有腹痛去黄芩之文，大率黄芩所治之小腹绞痛，必烦热，必口渴，必小便有异于常，舍此则非所宜矣。"

《本草图经》："张仲景治伤寒心下痞满，泻心汤四方皆用黄芩，以其主诸热，利小肠故也。又太阳病下之利不止，有葛根黄芩黄连汤及妊娠安胎散，亦多用黄芩。"

《本草正义》："黄芩亦大苦大寒之品，通治一切湿热，性质与黄连最近，故主治亦与黄连相辅而行，且味苦直降而气轻清，故能彻上彻下，内而五脏六腑，外而肌肉皮毛，凡气血痰郁之实火，内外女幼诸科之湿聚热结病证，无不治之，为寒凉剂中必备之物。然苦降碍胃，必伐生气，且大苦大燥，苟非湿漫，亦弗浪用，所宜所忌，无不与黄连同归。"

第二节　黄连

黄连为毛茛科植物黄连、三角叶黄连、峨嵋野连或云连的根茎。主产于四川东部者品质最佳，称川连。产于云南省德钦、维西、腾冲等地者，品质稍次于川连，称云连。《伤寒论》入 12 方次，《金匮要略》入 7 方次。

一、原文考证

1. 黄连阿胶汤

原文：少阴病，得之二三日以上，心中烦，不得卧，黄连阿胶汤主之。（303）

提示：本方是黄连类方中的最大量方，黄连用至四两。本条记载简略。考敦煌遗书《辅行诀》中的小朱雀汤，即本方："治天行热病，心气不足，内生烦热，坐卧不安，时下利纯血如鸡鸭肝者方。"另有大朱雀汤，为本方加干姜、人参，"治天行热病，重下恶毒痢，痢下纯血日数十行，嬴瘦如柴，心中不安，腹中绞痛，痛如刀刺方"。可见黄连阿胶汤用于血痢。

其实，不仅仅黄连阿胶汤，凡含有黄连、阿胶者，均治血痢。如《外台秘要》卷二十五引《近效方》方，用黄连、茯苓、阿胶为丸，治痢无问冷热。《圣济总录》卷三十三有方用黄连、黄芩、栀子仁、阿胶为末服用，治伤寒热病瘥后，下痢脓血不止。《圣济总录》卷七十七有治休息痢方，用黄连、龙骨、艾叶、阿胶煎汤内服。

但是，《伤寒论》的黄连阿胶汤原文却重点描述了患者的精神症状——"心中烦，不得卧"，提示大量黄连可除烦。这一特征，也表现在黄连汤方证中。黄连汤的黄连用量为三两，治"伤寒，胸中有热，胃中有邪气，腹中痛，欲呕吐者"（173），"胸中有热"，即为心中烦热、起卧不安的互词。

黄连除烦的特性还表现在后世许多黄连方中。唐代《外台秘要》卷一引《崔氏方》黄连解毒汤，也用于热病中烦闷，"治时疾三日汗解，因饮酒复剧，苦烦闷干呕，口燥呻吟，错语不得卧"。明代《韩氏医通》记载黄连"生用为君，佐官桂少许，煎百沸，入蜜，空心服，能使心肾交于顷刻"，王孟英名此方为交泰丸，说："生川连五钱，肉桂心五分，研细，白蜜丸，空心淡盐汤下，治心肾不交，怔忡无寐，名交泰丸。"（《四科简要方》）以无寐为目标，提示大量黄连能治疗精神症状的"心中烦"。

2. 黄连汤

原文：伤寒，胸中有热，胃中有邪气，腹中痛，欲呕吐者，黄连汤主之。（173）

提示：此方组成与半夏泻心汤仅黄芩、桂枝之别。按经方通例，黄连、黄芩同用治心下痞，且黄连仅一两；而本方不用黄芩而用桂枝，且黄连用三两，推测此方证的心下痞并不明显，而是有严重的烦闷、干呕，如黄连解毒汤主治的"苦烦闷干呕"一般，患者欲呕不得，或烦躁不得安卧，或口干渴。患者并有脐腹部冷痛，表现为上热下寒中阻的临床特征。

3. 葛根黄芩黄连汤、白头翁汤

原文：太阳病，桂枝证，医反下之，利遂不止，脉促者，表未解也；喘而汗出者，葛根黄芩黄连汤主之。（34）热利，下重者，白头翁汤主之。（371）下利，欲饮水者，白头翁汤主之。（373）

提示：两方均用于腹泻，都用黄连三两，此主治与《神农本草经》"肠澼，腹痛，下痢"、《本草经集注》"久下泄澼脓血"的记载相一致。后世也多用黄连止利。《外台秘要》卷二黄连丸，用黄连、乌梅为丸，治伤寒下痢不能食。《圣济总录》卷二十六黄连丸，一方用黄连、当归、干姜、赤石脂为丸，治伤寒热病后，热毒下痢脓血；另一方以黄连、木香、吴茱萸为丸，治伤寒后一切痢疾，无问冷热、腹痛。葛根芩连汤与白头翁汤两方均治热利，且以"脉促""喘而汗出""下重""欲饮水"等为临床表现特征。

4. 乌梅丸

原文：蛔厥者，其人当吐蛔，今病者静，而复时烦者，此为脏寒。 蛔上入膈，故烦；须臾复止，得食而呕，又烦者，蛔闻食臭出，其人当自吐蛔。 蛔厥者，乌梅丸主之，又主久利。（338）

提示：乌梅丸治久利，而其中黄连的用量达十六两，远远大于方中的干姜、附子、人参、桂枝、黄柏。推测黄连止利，用量宜大。

5. 大黄黄连泻心汤、泻心汤

原文：心下痞，按之濡，其脉关上浮者，大黄黄连泻心汤主之。（154）心气不足，吐血，衄血，泻心汤主之。（十六）心下痞，与泻心汤。（156）治痞，泻心汤主之。（二十二）

提示：大黄黄连泻心汤的组成，后世怀疑脱漏一味黄芩。宋代林亿在校订《伤寒论》云："此方当有黄芩一两。"莫枚士也认为，且诸泻心汤方，皆君芩佐连，不应此方专用连，不用芩。他怀疑"今《伤寒》《玉函》皆无之者，传写脱之耳"（《经方例释》）。据此，大黄黄连泻心汤的经典方证，可以参照《金匮要略》泻心汤。

"心气不足"，疑为心气不定之误。心气不定，指心中烦躁、不得安宁；亦指心悸亢进、跳动不安等。如敦煌遗书《辅行诀》谓："小泻心汤，治胸腹支满，心中跳动不安者方，黄连、黄芩、大黄各三两。"

"吐血衄血"，提示泻心汤是经典的止血方。止血非黄连独有功效，但也离不开黄连。后世诸多止血方，大多有黄连。《圣济总录》卷三十方用黄连一两半，荷叶一两，艾叶一两，柏叶三分，为末，每服五钱匕，水煎去渣，下生地黄汁一合，搅匀，食后温服；治伤寒吐血不止。《医碥》卷一方用黄连、当归各二份，甘草一份，每服五钱，水煎服；治湿毒便血，血色不鲜，或紫黑如豆汁。《医方类聚》卷七十九引《经验良方》，用黄连、黄芩、柏叶、甘草各等分为末，每服二钱，入豉二十粒，水煎温服；治大人小儿鼻衄，热气盛行，血随气散，溢于鼻者。

"心下痞"，根据经方惯例，是黄连、黄芩的主治。《伤寒论》中论之颇详，所列之方尚有附子泻心汤、生姜泻心汤、半夏泻心汤、甘草泻心汤等，方证各别，但方中均有黄连、黄芩。

二、 药证发挥

黄连主治心中烦而脉浮滑促者，兼治热利、干呕、心下痞等。

1. 心中烦

心中，通常是指膈上胸骨后，与胸中相同。但加烦的心中，是指内心，即精神状态。心中烦即内心烦乱不宁，欲起不安，即吴坤安所谓"心烦意乱，不能自主，病人自知其苦，外无形象可见也"（《伤寒指掌》）。患者烦躁不安、莫名紧张、有强迫思维或思维艰涩、注意力不能集中、头昏头痛、睡眠严重障碍，甚至出现神志错乱和昏迷等；大多伴有身体发热出汗、胸中苦闷感、心脏悸动感、口干苦及脉滑数促等，即所谓的烦热、烦闷和烦悸。心中烦，是黄连证的关键。吉益东洞说："夫黄连之苦，治心烦也，是性之为能也，张仲景用焉。而治心下痞、呕吐、下利之证也，是性之所枝而歧也。故无心烦之状者，试之无效。加心烦者，其应如响。"（《药征》）

2. 脉浮滑促

脉浮，反映体内阳气旺盛，脉气鼓动于外，脉应指而浮。脉滑，指脉来流利，应指圆滑，如珠滚玉盘之状。脉浮滑，提示心率快，是体内有热的表现。脉浮滑，尚见于白虎汤证，不过白虎汤主"自汗出"，黄连主"心中烦"。脉促，指脉来急数有力而呈不规则间歇，心率快或心律不齐。

3. 热利

利，即腹泻，或腹中痛，或里急后重，或肛门灼热，大便黏腻臭秽，或有便下黏液或血液。葛根黄芩黄连汤治疗"利遂不止"，《伤寒论》是通过"喘而汗出""脉促"（34）来提示这种腹泻的性质属于热。喘，为呼吸急促；汗出，提示患者怕热。脉促，指脉数而中有歇止。明代秦景明对这种腹泻的描述为"发热口渴，唇干齿燥，小便赤色，小腹一泛即泻，一泻即止。少顷复痛复泻，肛门如火，粪色多黄，脉浮大而数者"（《症因脉治》）。柴葛芩连汤，即葛根芩连汤加柴胡。黄连与黄柏、秦皮、白头翁配伍的白头翁汤，治"热利下重""下利欲饮水者"（373）。热利，即身热而下利；下重，即里急后重，大便时腹痛窘迫，急不可待，但又肛门重坠，努责难出；欲饮水，为口干渴。白头翁汤主治的下利，均有热证可凭。

4. 干呕

大多干呕频频不止，声音洪亮，腹满作痛，烦躁不安，舌苔黄腻，脉滑数等。《温病条辨》黄连黄芩汤，用黄连、黄芩、香豆豉各二钱，郁金一钱五分，治"阳明温病，干呕口苦而渴，尚未可下者"。（《湿热病篇》）苏叶黄连汤，用黄连三四分，苏叶二三分，两味煎汤，治"湿热证，呕恶不止，昼夜不差欲死者"。

5. 心下痞

心下痞，按经方例，必用黄芩、黄连。相关解释可参见本章"黄芩"条下。不过，黄连、黄芩所主的心下痞还有各自的特点。黄芩主心下痞而胸胁苦满，黄连主心下痞而烦热不眠。

三、 方根提取

1. 黄连–桂枝

黄连、桂枝组合，主治烦热而腹痛者，也治失眠。黄连汤、乌梅丸都有此组合。前者用于腹中痛、欲呕吐，后者多用于久利。后世的交泰丸也是如此组合，多用于失眠、心悸等。根据传统用药经验，治疗腹痛，宜用肉桂。

2. 黄连–阿胶

黄连、阿胶组合，主治烦热而便血者。加芍药、黄芩，方如黄连阿胶汤，治血痢、子宫出血、皮下出血、肛肠出血等。加当归、干姜，为后世的驻车丸；多用于久痢伤阴，赤痢腹痛，里急后重。

3. 黄连-半夏

黄连、半夏组合，主治烦热而呕吐者。加瓜蒌，为小陷胸汤，治胸痛、吐黄痰、便秘者。加黄芩、人参，为干姜黄芩黄连人参汤，治吐泻后恶心呕吐者，半夏泻心汤、甘草泻心汤等均有此 4 味药的组合。后世黄连温胆汤，也有此组合，取黄连除烦，半夏止呕。

4. 黄连-黄芩

黄连、黄芩组合，主治烦热而心下痞，亦治热利。详见"黄芩"条下。

四、 应用参考

1. 止消渴

《本草经集注》首载黄连"止消渴"，并云"俗方多用黄连治痢及渴"。唐宋方书中用黄连治消渴的方非常多。《备急千金要方》消渴门 53 方，黄连方 10 首；《外台秘要》消渴门 86 方，黄连方 27 首。其中有代表性的如《备急千金要方》卷二十一治消渴的黄连丸（黄连、生地黄）、猪肚丸（黄连、粱米、栝楼根、茯神、知母、麦冬）。《外台秘要》有方用冬瓜一枚，蜀黄连十两捣为末，截瓜头去囊，入黄连末，火中煨之，布绞取汁服，治消渴能饮水，小便甜，有如脂麸片，日夜六七十起。《海上方》记载"偶于乡野人处得治消渴丸方，神验不可言。方用麦门冬、黄连捣丸"。《本草纲目》上记载"治消渴，用酒蒸黄连"。

2. 治热疮

《金匮要略》有浸淫疮用黄连粉的记载，可惜此方未见。后世用黄连治疗疮疡痈疽的记载很多，口服的如《圣济总录》卷二十八方黄连汤，单用黄连水煎治伤寒热病发豌豆疮未成脓者。更多黄连方煎汤或为末外用，如《圣济总录》卷一百二十八方用黄连、滑石为末外贴，治一切痈疽。《太平圣惠方》卷六十二方用黄连、胡粉为末，以油调涂之，治烂疮。《刘涓子鬼遗方》卷五黄连膏，方用黄连、白蔹、白芷各二两，生胡粉一两，为细末，用猪脂调涂，治温热诸疮。关于黄连水点眼药的记载更多。

3. 黄连舌

作为黄连证的客观指征，舌象十分重要。舌质坚老，舌色红或黯红、舌苔黄腻而厚。所谓坚老，为其质地苍老坚敛，舌边无光泽，编者称此为"黄连舌"。相反，若舌质淡红胖嫩，舌苔薄白或无苔者，黄连应慎用，或据证配肉桂、附子、干姜、甘草等。

4. 用量

张仲景用黄连，除烦用四两，方如黄连阿胶汤；止利用三两，方如白头翁汤、葛根芩连汤；而除痞仅一两，方如大黄黄连泻心汤、半夏泻心汤等。可见在烦躁不安时，黄连的用量应大，而用于胃病等，黄连取小剂量。另外，黄连味苦，不易多服久服，应掌握中病即止的原则。凡服药以后烦热消失、心下舒适、舌苔净者即可减药。如果口感极苦，难以下咽者，也应减量或停药，多服易倒胃口。

五、选方思路

1. 以烦躁、焦虑乃至精神障碍为主诉的疾病，如急性传染病过程中的中毒性脑病、脑血管性痴呆、精神分裂症、焦虑症、抑郁症、高血压、脑溢血、失眠等，配伍黄芩、黄柏、山栀、连翘等，方如黄连解毒汤、三黄泻心汤、黄连温胆汤。高热昏迷或中风昏迷，则常常使用含有黄连的牛黄清心丸和安宫牛黄丸。

2. 以心下痞、上腹部不适感、疼痛感为主诉的疾病，如慢性胃炎、胃食管反流、胃轻瘫、胃及十二指肠溃疡、胰腺炎、胸腹腔的肿瘤、醉酒等，配伍黄芩、人参、干姜、半夏、甘草、大枣等，方如半夏泻心汤、黄连汤。

3. 以下利、腹痛为主诉的疾病，如急性肠炎、细菌性痢疾、溃疡性结肠炎、糖尿病腹泻等，多配伍黄芩、葛根、白芍、甘草等，方如葛根芩连汤等。

4. 以烦热而有吐血、衄血等出血倾向为特征的疾病，如上消化道出血、鼻衄、眼底出血、血小板疾病等，配伍黄芩、大黄、黄柏、山栀等，方如泻心汤、黄连解毒汤等。

5. 以烦热、心下痞为兼有症状的疾病，如复发性口腔溃疡、白塞病、焦虑症、抑郁症、心律失常等，配伍黄芩、甘草、人参、半夏等，方如甘草泻心汤。

六、 文献摘录

《神农本草经》："黄连，味苦寒，主热气，目痛，眦伤，泣出，明目，肠澼，腹痛，下痢，妇人阴中肿痛，久服令人不忘。"

《本草经集注》："主治五脏冷热，久下泄澼脓血，止消渴，大惊，除水，利骨，调胃厚肠，益胆，疗口疮。"

《药征》："黄连主治心中烦悸也，旁治心下痞、吐下、腹中痛……心中烦悸而痞者、吐者、利者、腹痛者，用此皆治也……夫黄连之苦，治心烦也，是性之为能也，张仲景用焉；而治心下痞、呕吐、下利之证也，是性之所枝而歧也。故无心烦之状者，试之无效；加心烦者，其应如响。"

《本经疏证》："'伤寒胸中有热，胃中有邪气，腹中痛，欲呕吐者，黄连汤主之。''少阴病，二三日以上，心中烦，不得卧，黄连阿胶汤主之。'二方缘以黄连为君，二证皆发于心，可见黄连为泻心火之剂矣……黄连为心胃之剂。呕吐为胃病，故后世治呕用黄连，其效最捷。盖上升皆火之变见，人身之火，惟欲其降，升则为病，即所谓'诸呕吐酸，诸逆冲上皆属于火'者也。"

第三节　栀子

栀子为茜草科植物栀子的成熟果实，产地较广，一般以江西所产者为通用正品，饮片以个小完整、仁饱满、内外色红者为佳。栀子浸水后，可使水染成鲜黄色。《伤寒论》入8方次；《金匮要略》入4方次。

一、原文考证

1. 栀子豉汤

原文：发汗吐下后，虚烦不得眠，若剧者，必反复颠倒，心中懊侬，栀子豉汤主之。（76）发汗，若下之，而烦热，胸中窒者，栀子豉汤主之。（77）伤寒五六日，大下之后，身热不去，心中结痛者……栀子豉汤主之。

（78）阳明病，脉浮而紧，咽燥，口苦，腹满而喘，发热汗出，不恶寒反恶热，身重……若下之，则胃中空虚，客气动膈，心中懊憹，舌上胎者，栀子豉汤主之。（221）阳明病下之，其外有热，手足温，不结胸，心中懊憹，饥不能食，但头汗出者，栀子豉汤主之。（228）下利后，更烦，按之心下濡者，为虚烦也，宜栀子豉汤。（375）

提示：栀子豉汤仅两味药，栀子十四个，豆豉四合，是栀子类方中的最简方，也是专用名方。以上条文提示栀子豉汤主治的病证大致有：①睡眠障碍。患者表现为烦躁不安，辗转反侧，反复颠倒。但腹部并没有明显的胀满，"按之心下濡"，故谓"虚烦"。②胸部不适。或胸中窒，或心中懊憹，或心中结痛，或饥不能食。③身热汗出。患者身体有明显的热感，或伴有出汗，而且是头部出汗更多。或虽然经过大下后，其热依然不退。以上症状大多出现在汗、吐、下后常规的治疗方法无效的情况下。另外，"舌上胎"是栀子豉汤的舌证。叶橘泉的经验是栀子豉汤治夏季消化障碍而引起的急性胃炎，不一定要在发汗吐下后。患者多有发热，胸中窒闷而在床上翻来覆去，辗转不安，脉多浮数或滑数而舌上有苔。投予栀子豉汤往往呕吐痰涎而愈。

2. 栀子干姜汤

原文：伤寒，医以丸药大下之，身热不去，微烦者，栀子干姜汤主之。（80）

提示：本方用栀子十四个，干姜二两。按经方例，大下后多用干姜，而"身热不去，微烦"当属栀子主治。

3. 栀子厚朴汤

原文：伤寒下后，心烦腹满，卧起不安者，栀子厚朴汤主之。（79）

提示：栀子治心烦，厚朴、枳实除腹满。

4. 栀子柏皮汤

原文：伤寒身黄，发热，栀子柏皮汤主之。（261）

提示：本方用栀子十五个，黄柏二两，甘草一两，用于身热发黄。

5. 茵陈蒿汤、栀子大黄汤、大黄硝石汤

原文：阳明病，发热汗出者，此为热越，不能发黄也。　但头汗出，身无汗，剂颈而还，小便不利，渴引水浆者，此为瘀热在里，身必发黄，茵陈蒿汤主之。（236）**伤寒七八日，身黄如橘子色，小便不利，腹微满者，茵陈蒿汤主之。**（260）**寒热不食，食即头眩，心胸不安，久久发黄，为谷疸，茵陈蒿汤主之。**（十五）**酒黄疸，心中懊恼，或热痛，栀子大黄汤主之。**（十五）**黄疸，腹满，小便不利而赤，自汗出，此为表和里实，当下之，宜大黄硝石汤。**（十五）

提示：茵陈蒿汤用栀子十四枚，茵陈蒿六两，大黄二两。栀子大黄汤用栀子十四枚，大黄一两，枳实五枚，豆豉一升。大黄硝石汤用栀子十五枚，大黄、黄柏、硝石各四两。三方均治黄疸，均用栀子配大黄。所治黄疸，或兼见心中懊恼或热痛，或自汗出，或小便不利而赤，不离栀子主治。

二、　药证发挥

栀子主治烦热、胸中窒而舌上苔者，兼治心中懊恼、虚烦不得眠、心中结痛、黄疸等。

1. 烦热、胸中窒

烦热，是栀子主治。烦，是心里苦闷、急躁；热，是身体热。《伤寒论考注》云："烦是内热，热是外热。烦是病人所觉知，热是医者所诊得

也。"（森立之）胸中窒，即胸部有重压感、窒塞感、呼吸不畅感甚至疼痛感等，欲嗳不得，欲吐不得，如短气，如气喘，但按压心下濡软。栀子所治的身热，往往经过发汗、泻下后依然身热不消失。据贺季衡介绍，他曾治霍乱后一位患者发生恶热，床之四角，须用四人以扇扇之，手不停挥。入夜，则以床置于空旷之地，方可略安片刻。饮以仲景栀子豆豉汤，一剂而退。（《指禅医案》附录：函稿论霍乱症）

2. 舌上胎

"舌上胎"（221），即舌面有舌苔而且较厚，或白或微黄。钱潢说："但言舌上胎而不言其色与状者，以意揆之，当是邪初入里，胃邪未实，其色犹未至于黄黑焦紫，必是白中微黄耳。"（《伤寒溯源集》）王旭高认为："观舌胎白，邪热在上焦可知。"（《退思集类方歌注》）根据编者观察，胸中窒闷、烦热不去、心中懊侬，或心中结痛者，多见舌苔黏腻较厚满布。另外，舌苔黏腻的患者，大多有口干口苦口黏或咽喉异物感、痰多等不适主诉，可留意询问和观察。舌上有苔，不仅仅是栀子豉汤的舌证，也是栀子类方应用时的客观体征，还是安全使用栀子的特征，如果舌光无苔，栀子不用或慎用。

3. 心中懊侬

心中，指膈上胸骨后，通胸中；懊侬，通懊恼。心中懊侬，是一种"心里郁郁然不舒，愦愦然无奈"（成无己）的抑郁情绪，有谓"烦心，热燥，闷乱不宁也"（刘完素），有谓"比之烦闷而甚者"（成无己），有谓"若有所忧闷悔恨然"（钱潢）；还是胸骨后的一种"似饥而甚，似躁而轻"（叶文龄）的那种嘈杂感（以上引文见《伤寒论辑义》）。

4. 虚烦不得眠

虚烦，是烦躁失眠但上腹部按压柔软。"下利后，更烦，按之心下濡者，为虚烦也，宜栀子豉汤"（375）。栀子除烦助眠，特别适用于发热性疾病过程中的失眠烦躁，《伤寒论》用"反复颠倒"来描述，十分形象。

5. 心中结痛

心中结痛为自觉胸骨后疼痛，但按压局部无疼痛，多为咽喉、食道充血、溃疡引起的疼痛。如因饮热汤或饮烈酒过量，或食用辛辣过度，或因药物、胃酸等灼伤所致见胸骨后灼热疼痛，大多属于此类。朱丹溪说："大概胃口有热而作痛者，非山栀不可，须佐以姜汁，多用台芎开之。"（《丹溪心法·心脾痛》）大塚敬节的经验：因自做热饼，急食之，食道烫伤，疼痛而咽食困难。胸中窒，心中结痛。拟与栀子豉汤，但因无香豉，煎山栀与甘草二味。服一帖有显效，异常惊奇。（《临床应用汉方处方解说》）

5. 黄疸

黄疸色鲜明如橘子色，小便色赤，腹满，大便不畅，配伍茵陈、大黄、黄柏等。

三、 方根提取

1. 栀子-豆豉

栀子、豆豉组合，主治烦热而胸中窒、不得眠等。呕吐者，加生姜；少气，加甘草；腹痛，加枳实；便秘，加大黄。方如栀子豉汤、栀子甘草豉汤、栀子生姜豉汤、枳实栀子豉汤。

2. 栀子-大黄

栀子、大黄组合，主治发黄、心烦热、腹满痛。加茵陈蒿，方如茵陈蒿汤；加枳实、豆豉，方如栀子大黄汤；加黄柏、芒硝，方如大黄硝石汤。以上诸方可用于以黄疸为特征的疾病。

3. 栀子–黄柏

栀子、黄柏组合，主治身热发黄，包括体液发黄者。加甘草，方如栀子柏皮汤；合黄连、黄芩，为黄连解毒汤。

4. 栀子–干姜（生姜）

栀子、干姜（生姜）组合，主治腹泻以后烦热胸闷者，方如栀子干姜汤。后世也有用高良姜、生姜等替代干姜者，如《素问病机气宜保命集》越桃散，为栀子、高良姜等分为末，米饮或酒调服；治下利后，腹中虚痛不可忍着。《医学入门》栀姜饮治胃热作痛，方用山栀仁炒焦十五个水煎，入生姜汁三匙令辣，再煎小沸，热饮。《明刊穷乡便方》芎栀汤用川芎、栀子各等分，加生姜五片，水煎服；治心气痛，素性有热，遇感即发。

5. 栀子–厚朴–枳实

栀子、厚朴、枳实组合，主治心烦腹满痛，方如栀子厚朴汤。可配合半夏厚朴汤、温胆汤、大柴胡汤、柴胡加龙骨牡蛎汤，用于焦虑症、抑郁症、强迫症等。

四、 应用参考

1. 目赤鼻衄

栀子主治病证，多有头面部黏膜充血。一是目赤，多指结膜充血、疼痛等。《圣济总录》卷一百零三治赤目方，用山栀子七枚，大黄末三钱匕，水煎，食后徐徐温服。《仁斋直指》泻肝散，以栀子、大黄、甘草、荆芥各等分，每服五钱，治疗眼目红肿疼痛。二是咽喉充血，局部充血或肿痛，吞咽不利，可配伍桔梗、甘草。三是鼻衄，《太平圣惠方》卷八十九治小儿卒热，毒气攻脑致鼻衄方，用栀子仁、槐花为细末温水调下，不计时候。量儿大小，以意加减。《鸡峰普济方》有柏皮汤，即伤寒栀子柏皮汤，治疗衄血，或从口出，或从鼻出，暴出而色鲜，衄至一二斗，闷绝者。《医林纂要》有栀连四物汤，为四物汤加栀子、黄连，治血逆上出。

2. 小便黄赤

虚烦不得眠者，多有尿路刺激症状。对尿频、尿急、尿痛、尿血者，或小便黄短、气味重者，栀子可配滑石、甘草、猪苓、茯苓、泽泻、阿胶等。

3. 按之心下濡

适用栀子的患者多有胸部症状，但按压上腹部柔软无压痛。如有按之心下满痛者，或按之则痛者，当合用大柴胡汤、小陷胸汤等方。

4. 安全性

栀子苦寒，面黄食少者，舌淡无苔者慎用。据《伤寒论》记载，"凡用栀子汤，病人旧微溏者，不可与服之"（81），即平时大便不成形即慢性腹泻者，也应慎用。另外，栀子久服易导致眼圈发黑或面色发青，停服后可以消退。

5. 用量

《伤寒论》用栀子通常十四枚，实测一枚栀子重 0.5g。

6. 生用与炒用

一般用生栀子，如胃寒腹泻者，也可用炒栀子，或姜栀子。徐灵胎认为："古方栀子皆生用，故入口即吐。后人作汤，以栀子炒黑，不复作吐，全失其意，然服之于虚烦症亦验，想其清肺除烦之性故在也，终当从古法生用为妙。"（《伤寒论类方》）

五、 选方思路

1. 以焦虑、睡眠障碍、精神障碍为特征的疾病，如焦虑症、抑郁症、神经衰弱、精神分裂症、老年性痴呆、更年期综合征、中毒性脑病等，常配黄芩、黄连、黄柏等药，方如黄连解毒汤；或配枳实、厚朴，方如栀子厚朴汤；或配苍术、香附、川芎、神曲等，方如越鞠丸。

2. 以胸闷、烧灼感为主诉的疾病，如食道炎、胃炎、胆囊炎、支气管炎、支气管哮喘、焦虑症、抑郁症等，常配伍厚朴、半夏、桔梗、甘草等。

3. 以咽喉疼痛为主诉的疾病，如上呼吸道感染、咽喉炎、扁桃体炎、食道炎等，常配伍连翘、桔梗、甘草。

4. 以黄疸为特征的疾病，如胆囊炎、胆道感染、急性肝炎、慢性肝炎急性发作、妊娠期肝内胆汁淤积症、新生儿黄疸等，常配伍大黄、黄柏、茵陈等，方如茵陈蒿汤。

5. 以鼻衄为主诉的疾病，如慢性鼻炎、血小板减少性紫癜、血友病等，常配黄芩、黄连等，方如黄连解毒汤。

6. 以尿急尿痛为主诉的疾病，如膀胱炎、尿道炎、肾盂肾炎、肾炎、前列腺炎、尿道结石等，常配伍滑石、甘草、大黄等，方如八正散。

7. 以头面部的炎症，如毛囊炎、痤疮、疱疹等见面红油腻，常选栀子类方、黄连解毒汤、凉膈散等。

六、　文献摘录

《神农本草经》："栀子，味苦寒，主五内邪气，胃中热气，面赤，酒疱，皶鼻，白癞，赤癞，疮疡。"

《本草经集注》："治目热赤痛，胸中心大小肠大热，心中烦闷，胃中热气。"

《药征》："栀子主治心烦也，旁治发黄……本草诸说，动辄以五色配五脏。其说曰：栀子色赤味苦，入心而治烦。又曰：栀子治发黄，黄是土色，胃主土，故治胃中热气。学者取其然者，而莫眩其所以然者，斯为可矣。"

《本经疏证》："栀子为治烦要剂。仲景治烦不必以栀子，各有故焉。盖烦非一类，所当审察辨明，而后栀子之用可无误也。夫病在表有烦热，在里有烦躁，与栀子所治之类天渊，固无庸辨。若夫小建中所治之烦悸，小柴胡所治之烦呕，瓜蒂散所治之烦满饥不能食，黄连阿胶所治之烦不得卧，猪肤汤所治之下痢咽痛、胸满心烦，乌梅丸所治之得食而呕又烦，桂枝所治之解后复烦，白虎所治之烦渴，亦与栀子所治之烦有别而无庸辨。曰：'发汗吐下后，虚烦不得眠，若剧者，必反复颠倒，心中懊憹。'此方是栀子所治之烦。夫发汗吐下后，是阳邪内入也。阳邪内入，不因汗吐下后，则为里实，故曰：'阳明病，不吐不下，心烦者，可与调胃承气汤。'若夫汗吐下后，有干呕烦者，有脉浮数烦渴者，有胸满烦惊者，又非栀子所宜，则栀子所治之烦，必系误治以后，胸中烦，满而不硬，不下痢者，方为合剂也。"

《经方例释》："栀豉症，一曰烦热胸中窒；一曰身热不去，心中结痛；

一日反复颠倒，心中懊恼。其余栀子干姜汤症、栀子厚朴汤症，皆无心胸结痛，即无豉。是栀子治烦，豉治心胸结窒，分别截然。"

本章提要

黄芩、黄连、栀子三药味苦性寒，均属于后世称谓的清热药。

所谓的热证，是人体的机能活动亢进所表现的证候。表现在精神上，为烦躁不安，甚至昏迷；表现在皮肤黏膜上，为充血糜烂、红肿热痛；表现在面部上，为面红油、目赤唇红；表现在口舌上，为口干舌燥、舌红苔黄；表现在胃肠道上，为心下痞、利下赤白、吐血等；表现在脉象上，为脉滑数疾等。热证可分多种类型，如气热、血热、湿热、痰热、燥热、郁热、烦热等。黄连、黄芩、栀子所治疗的热，是一种烦热。烦热的特点是有明显的精神症状，如头昏、失眠、胸闷心悸、焦虑不安甚至神识不清等。烦热可以出现在发热性疾病过程中，也可以出现在慢性疾病中。

黄芩主治烦热而出血者，兼治热利、热痞、热痹等。黄连主治心中烦而脉浮滑促，兼治热利、干呕、心下痞等。栀子主治烦热胸中窒，兼治心中懊恼、虚烦不得眠、心中结痛、黄疸等。三药均能治烦，黄芩之烦是烦热，黄连之烦是烦悸，栀子之烦是烦闷。黄芩烦热而出血，黄连烦悸而心下痞，栀子烦闷而胸中窒，此为鉴别点。

黄连与黄芩主治有诸多相近，但黄芩擅治出血且治痹，黄连除烦且止利。黄芩、栀子的主治也相近，但栀子擅治黏膜充血，黄芩擅治骨节肿痛。

具有清热功效的药物，尚有黄柏、连翘、苦参、秦皮、白头翁等。

第七章

石膏、知母

第一节 石膏

石膏为硫酸盐类矿石。《伤寒论》入 7 方次,《金匮要略》入 13 方次。

一、 原文考证

1. 白虎汤

原文:伤寒,脉浮滑,白虎汤主之。(176)三阳合病,腹满,身重,难以转侧,口不仁,面垢,谵语,遗尿。 发汗则谵语,下之则额上生汗,手足逆冷。 若自汗出者,白虎汤主之。(219)伤寒,脉滑而厥者,里有热,白虎汤主之。(350)

提示:白虎汤用石膏一斤,知母六两,甘草二两,粳米六合,是石膏类方中的最简方,也是最大量方,是解析石膏证的重点方。经典方证中关键词有三个。①自汗出。三阳合病,是白虎汤的主治。"三阳合病,脉浮大,上关上,但欲眠睡,目合则汗"(268),提及患者在睡眠中有严重的出汗。另有"伤寒,脉浮,发热无汗,其表不解,不可与白虎汤"(170)的记载,更强调了用白虎汤必须有汗。②脉滑而厥。脉滑,还可见于大、小承气汤的方证,如大承气汤主"脉滑而数者",小承气汤主"脉滑而疾者"。而白虎汤主"脉滑而厥",其厥是关键。厥,一指突然昏倒,一指手足逆冷。白虎汤主后者为多,特别是发热性疾病过程中,患者多为高热或过高热,周身滚烫烙手,其脉象滑数甚至数疾,所谓"壮热""烦热""暴热"。而四肢冰冷者,所谓"热厥",石膏方大多用于此种病证。③身重难以转侧。可以理解为运动障碍，甚至构音障碍和遗尿。除白虎汤主治此证外，含有石膏的大青龙汤治"身不疼，但重"；用石膏、麻黄等的《古今录验》续命汤治"中风痱，身体不能自收，口不能言，冒昧不知痛处，或拘急不得转侧"；用石膏、寒水石的风引汤治"热瘫痫"。以上三个关键词，虽说是白虎汤的主治，但石膏主治也大致如此。

2. 木防己汤

原文：膈间支饮，其人喘满，心下痞坚，面色黧黑，其脉沉紧，得之数十日，医吐下之不愈，木防己汤主之。（十二）

提示：本方用木防己三两，石膏十二枚（如鸡子大），桂枝二两，人参四两。其中12枚鸡蛋的重量有500多克，对此用量有医家表示有疑。如莫枚士认为："此方石膏太多，恐大十二字为黄大二字之误。"而鸡子黄大小至少要小鸡蛋一半。丹波元简认为，《外台秘要》记载本方为"鸡子大三枚"的剂量比较合适。如果说石膏为鸡子大三枚，按1枚鸡蛋50g换算（石膏的比重要比鸡蛋大，1枚鸡蛋大小的石膏矿石远超50g），所以木防己汤也是石膏的最大量方了。据《神农本草经》石膏主"心下逆气，惊喘，口干苦焦，不能息"的记载，此方证中的"喘满"当属石膏证。此外，半斤石膏的越婢加半夏汤也治咳嗽气喘，主"咳而上气，此为肺胀，其人喘，目如脱状，脉浮大者"；同为半斤石膏的麻黄杏仁甘草石膏汤治"汗出而喘"（63）；二两石膏的小青龙加石膏汤治"咳逆上气，烦躁而喘"（七）。

3. 小青龙加石膏汤

原文：肺胀，咳而上气，烦躁而喘，脉浮者，心下有水气，小青龙加石膏汤主之。（七）

提示：小青龙汤治"伤寒表不解，心下有水气，干呕，发热而咳，或

渴，或利，或噎，或小便不利，少腹满，或喘者"（40），"伤寒，心下有
水气，咳而微喘，发热不渴"（41）。以上有咳喘，均不见烦躁，因有"烦
躁而喘"，故加石膏。莫枚士说："此以脉浮、烦躁，与大青龙汤症相似，
故加石膏，则大半变为大青龙汤矣。"另外，大青龙汤治"脉浮紧，发热，
恶寒，身疼痛，不汗出而烦躁者"（38），白虎加桂枝汤治"温疟者，其脉
如平，身无寒但热，骨节疼、烦，时呕"（四），两方均有石膏，均有烦躁
一症，可见石膏主治烦躁。

二、 药证发挥

石膏主治自汗、脉浮滑而烦躁者，兼治热厥、喘满、身重难以转侧、
瘫痫等。

1. 自汗

自汗，即张仲景所谓的"自汗出"（219）。石膏主治的自汗有三大特
征。一是量多，常常汗出湿衣，或者反复出汗；二是身体伴有明显的热
感，患者不恶寒反恶热，喜冷饮；三是伴有烦躁不安，以及强烈的渴感。
《伤寒论》强调："发热无汗，其表不解，不可与白虎汤。"（170）王旭高
说："汗多热盛，是白虎之的证；无汗恶寒，是白虎之大禁。"（《退思集类
方歌括》）后世文献也提示石膏方多用于出汗。《外台秘要》卷十五引
《延年方》石膏散（石膏、甘草）治风虚汗。《外台秘要》卷十四引《深
师方》石膏散（石膏、甘草），治柔风，体痛，自汗出。《肘后方》甘草、
石膏各二两，捣末，以浆服方寸匕，日二服，治"大病后，多虚汗，及眠
中流汗""中暴风，自汗出如水者"，都有大量自动出汗现象。

石膏所治的多汗，和黄芪所治的多汗不同。黄芪的汗多伴有水肿、面

色黄，石膏的汗多伴有烦渴感和身热感；黄芪治汗出而肿，石膏治汗出而渴；黄芪证的汗出不烦，石膏证的汗出必烦。石膏所治的多汗，与桂枝所治疗的多汗也不同。桂枝的汗多伴有心悸、腹痛等，是悸汗、虚汗；石膏的汗多伴有烦渴、身热等，是烦汗、热汗。而且，两者在脉象上有明显的区别，石膏证脉滑而数，桂枝证脉缓而迟。

2. 脉浮滑

脉浮滑，为脉轻取即得，往来流利，动数圆滑易得，心率快。高热患者，可见四肢冰冷，或昏厥，所谓脉滑而厥。脉浮滑的同时，患者常伴有强烈的心悸、气短、口渴、不安感、虚弱感、倦怠感，甚至昏迷等。如脉来沉迟或沉微而四肢厥冷者，石膏慎用。

3. 烦躁

烦躁，指闷乱、烦乱、急躁、心神不宁、不知所措，可以理解为一种焦虑状态。烦躁而伴有口渴，是石膏主治的特征。吉益东洞说："凡病烦躁者，身热者，谵语者及发狂者，齿痛者，头痛者，咽痛者，其有烦渴之证也，得石膏而其效核焉。"（《药征》）《太平圣惠方》卷十七石膏茶（石膏、淡竹叶、茅苣、木通）治热病，头疼壮热，心躁烦渴。《太平圣惠方》卷九十七石膏茶（石膏、紫笋茶）治伤寒头疼烦热。《太平圣惠方》卷九十六石膏粥（石膏、粳米、葱白、豆豉）治风邪癫痫，口干舌焦，心烦头痛，暴热闷乱。《医学衷中参西录》石膏粳米汤（生石膏二两，生粳米一两半）治温病初得，其脉浮而有力，身体壮热，并治感冒初起，身不恶寒而心中发热者。心中发热，也是一种烦躁的表现。

石膏与黄连、栀子均能除烦。石膏所主之烦，是因热而烦，必有脉滑多汗为凭据；黄连所主之烦，是因火而烦，或痞或利或衄，且舌质黯红；栀子所主之烦，是因郁而烦，有胸中窒、咽喉红、尿赤痛、苔厚腻等为凭据。

4. 热厥

厥，为气闭，昏倒；热，为患者伴有烦渴、脉滑、尿赤等热象。罗天益说："手足虽冷，有时或温，手足心必暖，脉虽沉伏，按之则滑。其症或畏热，或渴欲饮水，或扬手掷足，烦躁不得眠，大便秘，小便赤，此名热厥。古人所谓阳极发厥也。"（《卫生宝鉴》）王旭高说："脉滑而四肢厥冷，内有烦渴、谵语等见症，此谓热厥。治宜清解，误用热药则死。"（《退思集类方歌诀》）本证见于急性传染病或感染性热病过程中，或伴有中毒性休克、中毒性脑病等。根据病情轻重，可选用白虎汤、大承气汤、双解散、凉膈散等。

5. 喘满

喘满即呼吸急促，伴有胸闷气短、呼吸困难、步履维艰，端坐稍舒适，腹证见胸廓饱满、两肋下充实抵抗，并有焦虑不安、汗出如雨、口干舌燥、脉滑数疾等。这种喘满，可以出现在发热性疾病中，石膏多配麻黄、杏仁等；也可见于心脏病、水肿病、咳喘病中，石膏多配桂枝、人参、防己、茯苓等。

6. 身重难以转侧

身重，指活动不灵活；难以转侧，指运动障碍，大多是神经系统病变。据《金匮要略》记载，风引汤"治大人风引，少小惊痫瘛疭，日数十发，医所不能疗"。《外台秘要》卷十五记载："永嘉二年，大人小儿频行风痫之病，得发例不能言；或发热，半身掣缩，或五六日，或七八日死。张思惟合此散，所疗皆愈。"根据此病发热、抽搐，而且发病率高、死亡率高的特点，推断当年流行的可能是脑炎。《外台秘要》卷三十六记载《千金》疗少小中风，手足拘急，用石膏鸡子许一枚，真珠一两，两物研碎，水煎去滓分服，名二物石膏汤。《太平圣惠方》卷九十六石膏粥，用石膏粳米煮粥，治风邪癫痫，口干舌焦，心烦头痛，暴热闷乱。王孟英治一人患时疫，发狂谵语，若有物凭之。曰：不飨我，当取汝手骨。已而十指软堕如肠。余曰：是谓筋解，实痿证也。投以桂枝白虎汤，神识顿清，手指无恙。（《归砚录》卷三）以上文献提示石膏可以用于治疗抽搐、瘫痪、身体运动障碍、构音障碍等神经系统病证。

三、 方根提取

1. 石膏–甘草

石膏、甘草组合，主治自汗出、脉浮滑者。此为石膏基本组合，白虎汤、竹叶石膏汤、风引汤均如此。

2. 石膏–知母

石膏、知母组合，主治自汗出、脉浮滑、大便干结者。方如白虎汤。

3. 石膏–人参

石膏、人参组合，主治身热、烦渴、口舌干燥者。莫枚士认为："石膏，主救津液也。"（《经方例释》）陈修园认为，人参"仲景于汗吐下阴伤之证，用之以救津液"（《神农本草经读》），加知母、甘草、粳米，方如白虎加人参汤。加竹叶、麦冬、半夏、甘草、粳米，治伤寒解后，虚羸少气，气逆欲吐，方如竹叶石膏汤。

4. 石膏–寒水石

石膏、寒水石组合，主治热瘫痫、抽搐、惊狂、汗出而脉浮大者。加甘草，即《小儿药证直诀》玉露散，治小儿伤热吐泻黄色。加龙骨、牡蛎、紫石英、赤石脂、白石脂、大黄、桂枝、甘草等，名风引汤，治热瘫痫。加六一散、五苓散，为《宣明论方》桂苓甘露饮，治暑日发热、头痛口干、吐泻烦渴、小便赤涩及小儿吐泻惊风。

四、 应用参考

1. 口干舌焦

《神农本草经》谓石膏主"口干苦焦不能息"。口干舌焦，是使用石膏的客观指征。口干燥，舌面没有津液，甚至发黄、发焦。《太平圣惠方》卷九十六石膏粥（石膏、粳米）治风邪癫痫，口干舌焦，心烦头痛，暴热闷乱。《圣济总录》卷一百十七石膏煎（石膏、蜂蜜）治口舌干燥。《医方类聚》卷十石膏煎（石膏、生地黄汁、蜂蜜、淡竹叶）治脾热腹满不止，目赤，口唇干裂。反之，舌苔水滑，口中清涎欲滴者，不宜用石膏。

2. 头痛

从后世的应用经验可知，石膏治头痛。《圣济总录》卷十五石膏散（石膏、天南星、白僵蚕）治脑风，邪气留连，头痛不已。《三因极一病证方论》玉屑散（石膏、葱白）治伤寒发热，涎潮上厥，伏留阳经，头疼眩晕，不可忍者。《疫疹一得》清瘟败毒饮用大剂量石膏，配知母、生地黄、黄连、栀子、犀角、赤芍等。除治"热盛发斑"外，也治"疫症初起，恶寒发热，头痛如劈，烦躁谵妄，身热肢冷，舌刺唇焦，上呕下泄"。石膏主治的这种头痛，有的是发热性疾病的高热头痛，也有的相当于慢性疾病中的三叉神经痛、脑瘤头痛、风火牙痛等。

3. 用量

从汤剂用量来看，张仲景使用石膏有两个剂量段。石膏大剂量（一斤）用于止汗，多配伍知母，方如白虎汤。中等剂量（半斤）用于平喘，

方如麻黄杏仁甘草石膏汤，或配麻黄用于消水肿，方如越婢汤。小剂量
（二至三两）用于无汗烦躁而喘者，或无汗而身重拘急者，方如小青龙加
石膏汤、厚朴麻黄汤、续命汤等。虽然木防己汤中的石膏用量尚有争议，
但石膏的大剂量使用是事实。后世名医缪希雍、余师愚、张锡纯、梁玉
喻、郭可明等都有在急性发热性疾病中大剂量用石膏的经验。

4. 煎煮法

张仲景用石膏，多配粳米入煎，后世许多石膏方也遵此法。《太平圣
惠方》卷九十六石膏粥，即"以水五盏煮石膏，取二大盏用米煮粥，欲熟
入葱白二茎，豉汁二合同煮，候熟，空腹食"。《医学衷中参西录》石膏粳
米汤，用生石膏二两轧细，生粳米二两半，用水三大碗，煎至米烂熟。
"米熟汤成"是煎煮时间的标准。黏稠的米汤有助于石膏微细颗粒悬浮，
增加汤中无机元素的含量。

后世石膏方也有用蜜入煎的，如《外台秘要》卷三石膏蜜煎，先煎石
膏，后入蜜复煎，去渣，取枣核大含之，化尽复含；治天行热病，口苦，
喉中鸣。《圣济总录》卷一百十七石膏煎，先取石膏煎，纳蜜，再煎令稠。
每用一匙，口中含化下，以温开水调下亦可。蜂蜜润燥，对便秘咽痛者，
似乎比较适合。

五、 选方思路

1. 在急性传染病及感染性疾病发病过程中，出现高热、大汗出等症状
时，石膏经常与知母、甘草等同用，方如白虎汤。

2. 血液病出现汗出、口渴、脉洪大时，可以考虑使用白虎汤加水牛
角、生地黄、阿胶等。

3. 糖尿病、甲状腺机能亢进等内分泌病变中出现严重渴感、出汗等症状时，石膏经常与知母、人参等同用，方如白虎加人参汤。

4. 在皮肤科、眼科、牙科等疾病发病过程中，出现出汗多、脉大、烦躁不安等症状时，可以考虑使用白虎汤加味，方如白虎加人参汤、玉女煎、苍术白虎汤等。

5. 临床使用麻黄剂治疗呼吸道疾病、皮肤病时，如果伴有烦躁、出汗者，可以配用小剂量石膏。

6. 以头痛、眩晕、四肢麻木、肌肉抽搐为表现的高血压、脑卒中及其后遗症、脑炎、高热惊厥、小儿脑瘫、儿童多动症、手足口病中枢神经系统并发症、癫痫、老年痴呆症、脑萎缩、帕金森病等，可以选用石膏类方，如风引汤。

六、　文献摘录

《神农本草经》："石膏，味辛微寒，主中风寒热，心下逆气，惊喘，口干苦焦，不能息，腹中坚痛，除邪鬼，产乳，金创。"

《本草经集注》："除时气头痛身热，三焦大热，皮肤热，肠胃中膈热，解肌，发汗，止消渴，烦逆，腹胀，暴气喘息，咽热。"

《药征》："石膏主治烦渴也，旁治谵语、烦躁、身热……凡病烦躁者，身热者，谵语者及发狂者，齿痛者，头痛者，咽痛者，其有烦渴之症也，得石膏而其效核焉。"

《本经疏证》："心下有水气，肺胀，咳，上气而喘，脉浮，皆小青龙汤证也。多一烦躁，则为小青龙加石膏汤证。考之以大青龙汤之不汗出而烦躁，白虎汤之大烦渴不解，竹皮大丸之中虚烦乱，是石膏为烦设矣。但

《伤寒》《金匮》用石膏者十一方，此才得其四，其不烦而用者，何多也？夫阴气偏少，阳气暴胜，外有所夹，内有所亏，或聚于胃，或犯于心，乃为烦。烦之由来不一，本非石膏所主，化其暴胜之阳，解其在胃之聚，非治烦也。越婢加半夏汤候曰：肺胀，咳而上气，其人喘，目如脱状；小青龙加石膏汤候曰：肺胀，咳而上气，烦躁而喘；木防己汤候曰：膈间支饮，其人喘满，心下痞坚；麻杏甘膏汤候曰：汗出而喘，无大热。是石膏者，为喘而设欤？夫喘有虚有实，虚者无论，实者必邪聚于气，轩举不降，然邪又有不同。兹四喘者，皆热盛于中，气被逼于上，则石膏所主，乃化其在中之热，气自得下，非治喘也。然则石膏气寒而形津润，《本经》以主口干、舌焦、不能息，宜乎必治渴矣。乃《伤寒》《金匮》两书用石膏方，并不言渴。越婢汤治风水，并证明不渴；白虎汤之治渴者，必加人参，其不加人参证，亦并不言渴。岂石膏之治热，必热而不渴者，乃为恰当乎？是可知石膏止能治六淫所化之热矣。故仲景用石膏者十一方，同麻黄用者六，同大黄用者一，同防己用者一，同桂枝、白薇用者一，可同人参用者仅二方，而一方可同可不同，惟竹叶石膏汤，却必与参同用。是石膏之治热，乃或因风鼓荡而生之热，或因水因饮蒸激而生之热，或因寒所化之热，原与阴虚生热者无干，其《本经》所谓口干舌焦，乃心下逆气惊喘之余波，故下更著不能息为句。盖心下既有逆气，而遇惊辄甚，则其口张不翕，焉得不干不焦？然又当验其能息与否，能息则口尚有翕时，干与焦亦有间时矣。他如竹叶石膏证之欲吐，竹皮大丸之呕逆，皆适与用石膏相值。亦可知为热致虚，因虚气逆解，热气自平，气平呕吐自止，非石膏能治呕治吐矣。"

《医学衷中参西录》："石膏，凉而能散，有透表解肌之力。外感有实热者，放胆用之，直胜金丹……是以愚用生石膏以治外感实热，轻症亦必至两许；若实热炽盛，又恒用至四五两或七八两，或单用，或与他药同用，必煎汤三四杯，徐徐温饮下，热退不必尽剂。"

第二节　知母

知母为百合科植物知母的根茎。《伤寒论》入 3 方次，《金匮要略》入 5 方次。

一、原文考证

1. 百合知母汤

原文：百合病，发汗后者，百合知母汤主之。（三）

提示：本方是知母类方的最简配方，用知母三两，百合七枚。百合病本"意欲食复不能食，常默默，欲卧不能卧，欲行不能行，饮食或有美时，或有不用闻食臭时，如寒无寒，加热无热，口苦小便赤，诸药不能治，得药则剧吐利，如有神灵者"，其心烦意乱之状可想而知。"发汗后"，则其人有汗可知。推测知母能除烦止汗。

2. 白虎汤

原文：伤寒，脉浮滑，白虎汤主之。（176）三阳合病，腹满，身重，难以转侧，口不仁，面垢，谵语，遗尿。 发汗则谵语，下之则额上生汗，手足逆冷。 若自汗出者，白虎汤主之。（219）伤寒，脉滑而厥者，里有热，白虎汤主之。（350）

提示：白虎汤为石膏、知母相配，知母用六两，是知母类方中的最大量方。白虎汤主治的"脉浮滑""自汗出",也不离知母主治。再看白虎汤与竹叶石膏汤都有石膏、甘草、粳米,且都是石膏一斤。但竹叶石膏汤无知母,有人参、麦冬、半夏、竹叶,主治"虚羸少气、气逆欲吐",未提"脉浮滑""自汗出",提示脉浮滑、自汗出,适合用石膏配知母。

3. 白虎加桂枝汤

原文:温疟者,其脉如平,身无寒但热,骨节疼烦,时呕,白虎加桂枝汤主之。(四)

提示:本方是白虎汤加桂枝三两。《千金要方》称此方为白虎加桂心汤,认为"其候骨节疼烦,时呕,朝发暮解,暮发朝解"。

4. 桂枝芍药知母汤

原文:诸肢节疼痛,身体尪羸,脚肿如脱,头眩,短气,温温欲吐,桂枝芍药知母汤主之。(五)

提示:莫枚士说"疑古必有以知母、防、术、姜、附、麻、甘七味为方,名知母汤者,其方以麻黄附子甘草汤为本,而加姜、知,一凉一温以平之;加防、术,一散一守以固之,极有法纪也。今加桂、芍,故作此名耳"(《经方例释》)。本方名有知母,可视为知母的专名方。本方主治历节。《金匮要略》:"身体羸瘦,独足肿大,黄汗出,胫冷,假令发热,便为历节也。"(五)可见本方所治除骨节疼痛外,还有发热汗出。而《神农本草经》谓知母治"肢体浮肿",与本条中"脚肿如脱"相一致。

5. 酸枣仁汤

原文:虚劳,虚烦不得眠,酸枣仁汤主之。(六)

提示:酸枣仁汤用酸枣仁、川芎、茯苓、知母、甘草。知母能除烦,《本草经集注》谓主"烦热",《药征》谓"知母主治烦热"。《本草纲目》卷十二方用知母一两,洗焙为末,枣肉丸弹子大,每服一丸,人参汤下,治妊娠子烦，因服药致胎气不安，烦不得卧者。此方的主治与酸枣仁汤、百合知母汤也有相似之处。

二、 药证发挥

知母主治烦汗而脉滑者，兼治消渴、便秘、疟。

1. 烦汗而脉滑

所谓烦汗，指其人心烦不安，心慌心悸，甚至不得眠；同时伴有身体发热汗出，或自汗，或盗汗，其人大多大便干燥，脉滑或数。知母所主的烦，与大黄、黄连、栀子所主的烦不同。大黄之烦，因腹中结实，痛闭而烦；黄连之烦，因心下痞痛，悸而烦；栀子之烦，因胸中窒塞、舌上有苔而烦，皆有结实之证。而知母之烦，肠胃之中无有形邪气，无痛窒症状，故称之为"虚烦"。

2. 消渴

所谓消渴，是一种"渴不止，小便多"（《诸病源候论》）的病证。《神农本草经》谓知母"主消渴热中"。《外台秘要》消渴门 86 方中知母方 14 首（16%），知母常与石膏、黄连、苦参、瓜蒌、麦冬、人参、黄芪、生地黄、黄芩、葳蕤等同用。莫枚士说："黄芩、葳蕤、知母三味相合，为清热生津除烦之法。《千金》《外台》诸治消渴方皆祖此。"（《经方例释》）经方中治疗消渴的方药很多，葛根、黄芩、黄连治下利多汗而渴，白术、泽泻、茯苓、肉桂、猪苓治小便不利而渴，地黄、肉桂、山萸肉、泽泻等治虚劳腰痛而渴，石膏、知母治烦汗而渴，尤以便秘、脉滑为特征。

3. 便秘

知母多用于大便干结者,《本草经集注》所谓"多服令人泄"。竹叶石膏汤有石膏而无知母,就可以用于腹泻者。王孟英治叶杏江仲郎,患发热泄泻,医治十七日不效,骨瘦如柴,音嘶气逆。所亲许芷卿,荐孟英诊之。脉数大渴,汗多苔黄。以竹叶石膏汤加减,十余剂渐以向愈,大便反极坚燥,继予滋养而康。(《王孟英医案》)

4. 疟

疟为古病名,是一种以寒战壮热、头痛、汗出、休作有时为特征的疾病,多发于夏秋季。《金匮要略》以含有知母的白虎加桂枝汤用于温疟。《外台秘要》中多首治疟方用知母、石膏、鳖甲、常山、蜀漆等同用。如卷五引《延年》方用知母、鳖甲、石膏、常山、地骨皮、竹叶煎服,治温疟,壮热不能食。后世治疗温热病夜热早凉、热退无汗的《温病条辨》青蒿鳖甲汤,治疗疟病邪伏膜原,憎寒壮热的《温疫论》达原饮,方中均有知母。

三、 方根提取

1. 知母–石膏

知母、石膏组合,主治自汗出、脉浮滑、大便干结。方如白虎汤。

2. 知母–百合

知母、百合组合,主治汗出、烦热恍惚。方如百合知母汤。

3. 知母–黄芩

知母、黄芩组合,主治心胸烦热及咽痛,方如麻黄升麻汤,治"伤寒六七日,大下后,寸脉沉而迟,手足厥逆,下部脉不至,喉咽不利,唾脓血，泄利不止者"（357）。后世温热病方如此配伍不少。《备急千金要方》卷三知母汤（知母、芍药、黄芩、桂心、甘草）治产后乍寒乍热，通身温壮，胸心烦闷。《三因极一病证方论》知母麻黄汤（知母、麻黄、甘草、芍药、黄芩、桂心），治伤寒差后，经久精神不守，言语错谬，或潮热颊赤，寒热如疟，昏沉不愈。《温疫论》达原饮也有如此组合。

4. 知母–黄柏

主治烦热而小便不利、唇红颧赤。后世用方甚多：《普济方》斩梦丹（知母、黄柏、滑石）治梦泄遗精；《丹溪心法》大补阴丸（知母、黄柏、龟板、熟地黄、猪脊髓）治遗精尿血；《兰室秘藏》滋肾通关丸（黄柏、知母、肉桂）治下焦邪热，口不渴而小便秘；《医宗金鉴》知柏地黄汤治阴虚火旺，潮热盗汗，口干咽痛，耳鸣遗精，小便短赤；《成方切用》强调此方"尺脉旺者宜之"。

四、 应用参考

1. 用量

仲景用知母有两个剂量段。治汗出，用量较大（六两），方如白虎汤、白虎加人参汤。治不得眠烦躁量小，方如百合知母汤用三两，酸枣仁汤仅用二两。

2. 配伍

知母除烦配伍多。伤寒自汗出、脉滑，配石膏；杂病心烦意乱，配百合；虚烦不得眠，配酸枣仁、茯苓、知母、甘草；伤寒烦渴、大便干结，配栝楼根；心中懊恼，大便下血，配黄芩；虚羸烦热，月经先期或小便涩痛，配黄柏。

五、　选方思路

1. 糖尿病、甲状腺机能亢进等内分泌病变中出现严重渴感、出汗、焦虑不安等症状时，经常与石膏、人参等同用，方如白虎加人参汤。便秘者，可以重用知母。

2. 焦虑症、抑郁症、更年期综合征等见精神恍惚、失眠健忘者，可配合酸枣仁、茯苓、甘草、百合、小麦等，方如酸枣仁汤、百合知母汤。

3. 前列腺炎、膀胱炎、尿路感染等见小便不畅涩痛，少腹坠胀，脉滑大者，可与黄柏、肉桂、地黄等同用，方如滋肾丸、知柏地黄丸等。

六、　文献摘录

《神农本草经》："知母，味苦寒，主消渴，热中，除邪气，肢体浮肿，下水，补不足，益气。"

《本草经集注》："治伤寒，久疟，烦热，胁下邪气，膈中恶及风汗、内疸。多服令人泄。"

《本经疏证》："知母能益阴清热止渴，人所共知，其能下水，则以古人用者甚罕，后学多不明其故……《千金》《外台》两书用知母治水气各一方。《千金》曰，有人患水肿腹大，其坚如石，四肢细，少劳苦足胫即肿，少饮食便气急，此终身之疾，服利下药不差者，宜服此药，微除风湿，利小便，消水谷，岁久服之，乃可得力，差后可常服。其所用药，则加知母于五苓散中，更增鬼箭羽、丹参、独活、秦艽、海藻也。《外台》

曰：《古今录验》泽漆汤，疗寒热当风，饮多暴肿，身如吹，脉浮数者。其所用药，则泽泻、知母、海藻、茯苓、丹参、秦艽、防己、猪苓、大黄、通草、木香也。其曰除风湿，利小便；曰疗寒热当风，饮多暴肿。可见《本经》所著下水之效，见于除肢体浮肿，而知母所治之肢体浮肿，乃邪气肢体浮肿，非泛常肢体浮肿比矣。正以寒热外盛，邪火内著，渴而引饮，火气不能化水，水遂泛滥四射，治以知母，是泄其火，使不作渴引饮，水遂无继，蓄者旋消，由此言之，仍是治渴，非治水也。于此，见凡肿在一处，他处反消瘦者，多是邪气勾留，水火相阻之候，不特《千金方》水肿腹大四肢细，即《金匮要略》中桂枝芍药知母汤，治身体尪羸，脚肿如脱，亦其一也。《金匮方》邪气水火交阻于下，《千金方》邪气水火交阻于中。阻于下者，非发散不为功；阻于中者，非渗利何由泄。此《千金方》所以用五苓散，《金匮方》所以用麻黄、附子、防风。然其本质均为水火交阻，故共用桂、术、知母则同也，桂、术治水之阻，知母治火之阻，于此遂可见矣。"

本章提要

石膏、知母性寒，是清气热药。所谓的"气热"，是无形的实热，与《伤寒论》阳明病中的阳明经证相同，临床表现以出汗多、心率快、口干渴为特征，可视为机体的一种高代谢状态。代表方有白虎汤、白虎加人参汤等。

石膏主治自汗出、脉浮滑而烦躁者，知母主治烦汗而脉滑者，两者主治的状态相似，故常合用，但各自另有所主。如石膏兼治热厥、喘满、身重难以转侧、痹痛等，以神经系统疾病、呼吸系统疾病为多；知母兼治消渴、便秘，临床多用于糖尿病等代谢病。

具有清气热功效的药物，经方中尚有天花粉、竹叶、芦根等。

第八章

大黄、芒硝

第一节　大黄

　　大黄为蓼科植物掌叶大黄、唐古特大黄及南大黄的根茎。四川的南大黄产量较大，为通用正品，故有川大黄之称。但道地药材应推青海所产的西宁大黄。其表面呈黄棕红色，可见到类白色菱形的网状纹理，有灰白色薄壁组织与棕红色射线交错而成，内部花纹排列整齐，极似缎面的织锦，故名锦纹大黄。本品疗效特佳而少不良反应，为大黄中的珍品。《伤寒论》入14方次，《金匮要略》入23方次。

一、原文考证

1. 大陷胸汤、厚朴大黄汤

　　原文：膈内拒痛，胃中空虚，客气动膈，短气躁烦，心中懊㤋，阳气内陷，心下因硬，则为结胸。大陷胸汤主之。(134)伤寒六七日，结胸热实，脉沉而紧，心下痛，按之石硬者，大陷胸汤主之。(135)太阳病，重发汗而复下之，不大便五六日，舌上燥而渴，日晡所小有潮热，从心下至少腹硬满而痛不可近者，大陷胸汤主之。(137)伤寒五六日，呕而发热者，柴胡汤证具，而以他药下之，柴胡证仍在者，复与柴胡汤。此虽已下之，不为逆，必蒸蒸而振，却发热汗出而解。若心下满而硬痛者，此为结胸也，大陷胸汤主之。(149)支饮胸满者，厚朴大黄汤主之。(十二)

　　提示：大陷胸汤用大黄六两，芒硝一升，甘遂一钱匕。厚朴大黄汤用大黄六两，厚朴一尺，枳实四枚。两方是大黄类方中的最大量方（六两）。

大陷胸汤经典方证中客观性较强的有三：第一，上腹部乃至全腹部的硬满而痛，甚至拒按，硬是必备证。第二，不大便，常五六日不便。第三，脉沉而紧。紧，有力貌。由于本方组成为大黄配芒硝、甘遂，但大黄量至六两，三证虽不全是大黄证，但也不离大黄证。

支饮，为咳喘类疾病，《金匮要略》所谓"咳逆倚息，气短不得卧，其形如肿，谓之支饮"（十二）。胸满，为厚朴主治，推测本方证当有大便秘结和严重的腹胀。

又《伤寒论》有"太阴为病，脉弱，其人续自便利，设当行大黄、芍药者，宜减之，以其人胃气弱，易动故也"（280），则不大便或大便硬当为大黄主治。

2. 大黄甘草汤

原文：食已即吐者，大黄甘草汤主之。（十七）

提示：本方仅两味药，是大黄类方中的最简方。莫枚士说："此诸下方之祖，加芒硝为调胃承气汤。《必效》以此治胃反、吐水及吐食，神验。论云食已即吐，当兼水食言。"（《经方例释》）大黄治呕吐，还可见于调胃承气汤、大柴胡汤、泻心汤等方。如调胃承气汤治"伤寒吐后，腹胀满者"（249），大柴胡汤治"心中痞硬，呕吐而下利者"（165），泻心汤治"吐血"等。

3. 调胃承气汤、桃核承气汤

原文：伤寒十三日，过经，谵语者……若自下利者，脉当微厥，今反和者，此为内实也，调胃承气汤主之。（105）发汗后……不恶寒，但热者，实也，当和胃气，与调胃承气汤。（70）伤寒吐后，腹胀满者，与调胃承气汤。（249）太阳病三日，发汗不解，蒸蒸发热者，属胃也，调胃承气汤主之。（248）胃气不和，谵语者，少与调胃承气汤。（29）阳明病，不吐

不下，心烦者，可与调胃承气汤。（207）太阳病不解，热结膀胱，其人如狂，血自下，下者愈。 其外不解者，尚未可攻，当先解其外。 外解已，但少腹急结者，乃可攻之，宜桃核承气汤。（43）

提示：调胃承气汤为大黄甘草汤加芒硝。其功效是泻下，"若欲下之，宜调胃承气汤"（94）；主治的是"实"（70）和"内实"（105）。桃核承气汤为调胃承气汤加桃仁、桂枝，方后注"当微利"，可见也能泻下。两方主治均有精神症状，或心烦，或谵语，或其人如狂。

4. 小承气汤

原文：阳明病，谵语，发潮热，脉滑而疾者，小承气汤主之。（214）太阳病，若吐，若下，若发汗后，微烦，小便数，大便因硬者，与小承气汤和之。（250）阳明病，其人多汗……大便必硬，硬则谵语，小承气汤主之。（213）下利谵语者，有燥屎也，宜小承气汤。（374）腹大满不通者，可与小承气汤微和胃气。（208）得病二三日，脉弱，无太阳、柴胡证，烦躁、心下硬，至四五日，虽能食，以小承气汤少少与微和之。（251）

提示：本方由大黄、枳实、厚朴组成；治腹满、大便硬者，其人或有谵语、发潮热、多汗等。如此组合，也见于大承气汤、厚朴大黄汤、厚朴三物汤、厚朴七物汤、麻子仁丸等。

5. 大黄黄连泻心汤、泻心汤

原文：心下痞，按之濡，其脉关上浮者，大黄黄连泻心汤主之。（154）伤寒大下后，复发汗，心下痞，恶寒者，表未解也，不可攻痞，当先解表，表解乃可攻痞。 解表，宜桂枝汤。 攻痞，宜大黄黄连泻心汤。（164）心气不足，吐血，衄血，泻心汤主之。（十六）心下痞，与泻心汤。（156）治痞，泻心汤主之。（二十二）

提示：《伤寒论》大黄黄连泻心汤药虽两味，但根据林亿、莫枚士等人的考证，认为方中当有黄芩，乃传写脱漏之故。故本方可与泻心汤一起讨论。大黄配黄连、黄芩治疗吐血、衄血，也治心下痞。其人多有精神症状，如烦躁不安、失眠、心悸、情绪波动等，所谓"心气不足"。

6. 大黄附子汤

原文：胁下偏痛，发热，其脉紧弦，此寒也，以温药下之，宜大黄附子汤。（十）

提示："胁下偏痛"，是固定性的疼痛，大多在胸腹及下肢。其"脉紧弦"是痛脉，所谓"腹痛，脉弦而紧。弦则卫气不行，即恶寒；紧则不欲食"（十）。于此推测本方证尚有"恶寒"和"不欲食"。本方药仅大黄、附子、细辛三味，但以大黄名方，条文中有注"当以温药下之"，可见大黄配附子、细辛，可以用于寒性疼痛。

7. 大黄牡丹汤

原文：肠痈者，少腹肿痞，按之即痛如淋，小便自调，时时发热，自汗出，复恶寒。其脉迟紧者，脓未成，可下之，当有血。脉洪数者，脓已成，不可下也。大黄牡丹汤主之。（十八）

提示：本方用大黄四两，牡丹一两，桃仁五十个，瓜子半升，芒硝三合，专治肠痈。方下注："顿服之，有脓当下；如无脓，当下血。"可见服用本方后大便可以出现黏液便、脓血便。大黄、桃仁同用的方，尚有桃核承气汤、下瘀血汤。桃核承气汤治"少腹急结"，下瘀血汤治"干血著脐下"，大都是盆腹腔的病变。从后世文献看，大黄不仅仅用于肠痈，也能用于多种皮肤的感染，是痈疽疔疮的常用药。

8. 下瘀血汤、大黄䗪虫丸

原文：产妇腹痛，法当以枳实芍药散。假令不愈者，此为腹中有干血著脐下，宜下瘀血汤主之，亦主经水不利。（二十一）五劳虚极羸瘦，腹满

不能饮食，食伤、忧伤、饮伤、房室伤、饥伤、劳伤、经络荣卫气伤，内有干血，肌肤甲错，两目黯黑，缓中补虚，大黄䗪虫丸主之。（六）

提示：两方均有大黄、桃仁、䗪虫，属于大黄类方中的活血剂。下瘀血汤用大黄二两，桃仁二十枚，䗪虫二十枚，末之，炼蜜为丸，酒煎顿服，治产后干血。干血，也称瘀血，为陈旧之血，多色黑成块。"产后腹痛"，是因为产后子宫收缩引起的子宫收缩痛。枳实芍药散无效的原因是"干血著脐下"：一是胞宫内固态的瘀血没有排出；二是子宫复旧不全。本方后注服用后当有"新血下如豚肝"，很可能是残留的胎膜被排出。这提示下瘀血汤能下胎膜残留，促进子宫复原。

大黄䗪虫丸是丸方，药共十二味，除大黄、桃仁、䗪虫外，还有水蛭、虻虫、蛴螬等虫类药，并有地黄、芍药、黄芩、干漆等清热凉血药。丸药利于常服，更适用于慢性病。所谓"缓中补虚"。原文所提示的"肌肤甲错、两目黯黑"，是瘀血诊断的重要指征。

诸多大黄方均能治瘀血、月经不畅或恶露。如抵当汤治"妇人经水不利下"（二十二），大承气汤可治"产后七八日……恶露不尽"（二十一）。这与《神农本草经》大黄"主下瘀血，血闭，寒热，破癥瘕积聚"，以及《本草经集注》大黄主"女子寒血闭胀，小腹痛，诸老血留结"的记载是一致的。

瘀血者多有少腹硬满、不大便、其人如狂或其人喜忘等。如抵当汤治"太阳病，身黄，脉沉结，少腹硬，小便自利，其人如狂者"（125），又治"阳明证，其人喜忘者，必有蓄血"（237），还治"消谷喜饥，至六七日不大便者"（257），抵当丸治"伤寒有热，少腹满"（126）。其症有"少腹坚痛""不大便""烦躁发热""食则谵语"等，这为用大黄下瘀血提供了识证参照。

9. 大黄硝石汤、栀子大黄汤、茵陈蒿汤

原文：黄疸，腹满，小便不利而赤，自汗出，此为表和里实，当下之，宜大黄硝石汤。（十五）酒黄疸，心中懊忱，或热痛，栀子大黄汤主之。（十五）伤寒七八日，身黄如橘子色，小便不利，腹微满者，茵陈蒿汤主之。（260）谷疸之为病，寒热不食，食即头眩，心胸不安，久久发黄，为谷疸，茵陈蒿汤主之。（十五）

提示：大黄硝石汤治黄疸腹满，栀子大黄汤治酒疸热痛，茵陈蒿汤治谷疸小便不利，三方均以大黄配栀子退黄。小便不利而赤、自汗，加黄柏；酒后黄疸，配枳实、豆豉；黄疸色鲜明，寒热不食，配茵陈蒿。

10. 桂枝加大黄汤、苓甘五味加姜辛半杏大黄汤、三黄汤

原文：本太阳病，医反下之，因尔腹满时痛者，属太阴病也，桂枝加芍药汤主之。大实痛者，桂枝加大黄汤主之。（279）若面热如醉，此为胃热上冲熏其面，加大黄以利之。（十二）心热，加大黄二分。（五）

提示：大实痛，是桂枝汤加大黄的依据。何为实？根据"病者腹满，按之不痛为虚，痛者为实，可下之，舌黄未下者，下之黄自去"（十），"按之心下满痛者，此为实也，当下之"（十），"脉数而滑者，实也"（十）的提示，大实痛当是比较严重的腹痛。特别是按压后疼痛，且脉滑数时，适合用大黄。面热如醉，形象地表述了大黄证的面症。心热者，必有烦、谵语、如狂等精神症状。

二、药证发挥

大黄主治不大便、大实痛、烦热、脉滑实者，兼治宿食、黄疸、肠痛、瘀血、谵语、吐血、衄血等。

1. 不大便

排便障碍，是大黄主治。经典的描述有"大便难""不大便五六日"
"不大便六七日"（56），"大便乍难乍易"（242），"不大便五六日，上至
十余日"（212），"胃中有燥屎者"（238），"腹胀不大便者"（322）等。
《伤寒论》提示："阳明病，潮热，大便微硬者，可与大承气汤；不硬者，
不可与之。"（209）大便硬与燥屎，所指略有不同。大便硬，是大便干燥
难解，伴有腹满，大黄配枳实、厚朴即可。燥屎，是胃中积滞被胃热煎熬
导致的粪球，必须用大黄配合芒硝。燥屎，多伴有"不大便五六日，绕脐
痛，烦躁，发作有时"（239）的特点。

2. 大实痛

腹痛剧烈而且按之满痛者。大，表示疼痛的程度剧烈。实，指腹部按
之疼痛胀满，如《金匮要略》有"按之心下满痛者，此为实也，当下之"。
痛，指腹痛。或在心下，即上腹部；或在少腹，即下腹部，所谓"少腹急
结"；或在全腹部，所谓"从心下至少腹硬满而痛不可近者"（137）；或绕
脐痛，这多为有"燥屎"的特征。

大实痛中的"实"最为关键。对便下脓血、或泻下清水者，只要腹痛
剧烈，按之腹部硬满的，或脉滑数者，仍可使用大黄。如大承气汤可以用
于"阳明少阳合病，必下利……脉滑而数者"（256），"少阴病，自利清
水，色纯青，心下必痛，口干燥者"（321），"下利三部脉皆平，按之心下
坚"（十七），"下利脉反滑者"（十七）等。

3. 烦热

烦为精神症状，如其人如狂、烦躁、谵语、心热、目中不了了等。临
床常见的焦虑忧郁、健忘、注意力不集中、头昏晕、思维减慢、思维错乱
等，都可以归属为"烦"。热，为自觉身热，或潮热、发热等。临床常见

的面红升火，躁动躁热，头部多汗，以及出血等，均可认为是"热"。

4. 脉滑实

脉滑实，是大黄证的典型脉象。滑，一指脉来流利，圆滑鼓盛；二也指脉搏相对较快，如脉滑而疾、脉数而滑等。实，指脉象有力，如脉实、脉滑等。在用承气汤方时强调脉象，如小承气汤治"阳明病，谵语，发潮热，脉滑而疾者"（214），大承气汤治"阳明少阳合病，必下利……脉滑而数者"（256），"产后……恶露不尽，不大便，烦躁发热，切脉微实"（二十一）。脉之真有力，真有神，方是真实证；假有力，假有神，便是假实证。就此脉象而言，患者的心功能较好，血压较高，体格比较壮实。明代名医李士材治疗一例八年足痿，因六脉有力，饮食如常。李氏断为实热内蒸，心阳独亢，证名脉痿。用承气汤下六七行，左足便能伸缩。再用大承气汤，又下十余行，手中可以持物。更用黄连、黄芩各一斤，酒蒸大黄八两，蜜丸，日服四钱，以人参汤送。一月之内，去积滞不可胜数，四肢皆能舒展。（《医宗必读·卷十》）

5. 宿食

宿食，古病名，多因饮食不节，食谷经宿不化，停聚肠胃所致。临床上多见腹胀痞闷，嗳酸腐臭气，腹痛或大便不畅等。体格强健，脉数而滑者，宜大承气汤。或有大便黏臭不爽，泻下臭秽，舌苔黄厚者，也可用大承气汤。如呕吐、腹胀，按之心下满痛者，可用大柴胡汤。如腹胀满、大便不通，可用厚朴三物汤。体质虚弱者，大便不通者，宜厚朴七物汤。

6. 黄疸

黄疸有阳黄、阴黄之分。阳黄色鲜明如橘子色，患者怕热、腹满、便秘、脉滑，此类黄疸，大黄方最适合。除茵陈蒿汤外，《范东阳方》大黄黄柏栀子硝石汤（大黄、黄柏、栀子、硝石）治黄家腹满，小便不利而赤，身汗出者。《外台秘要》卷四引《集验方》大黄散（大黄、黄连、黄芩）治黄疸，身体面目皆黄。《外台秘要》卷四大黄汤（大黄、芒硝），治瘟病急黄、内黄。

7. 肠痈

肠痈是发生于肠道的痈，以发热、腹痛、大多化脓或破溃、或形成包块为特征，属于内痈，现代医学的急性阑尾炎、慢性阑尾炎、阑尾周围脓肿等病可参考肠痈的治法。经方中以大黄为主药的大黄牡丹皮汤、大柴胡汤、大黄附子汤等常可用于肠痈。后世《刘涓子鬼遗方》的大黄汤，《仙拈集》的肠痈煎和肠痈散、《外科正宗》的内消沃雪汤、《外科大成》的丹皮汤、《新急腹症学》的肠痈丸、《中医方剂临床手册》的红藤煎，都是用于肠痈的专方，其中均有大黄。

8. 吐血衄血

大黄所主出血，以吐血、衄血等身体上部出血为主。这种出血，与体内火热有关，患者大多烦躁易怒、心悸头昏、便秘口苦等。明代龚廷贤用将军丸，即单味大黄酒拌，经九蒸九晒为末，水泛为丸，说"治吐血不止如神"。大黄止血，多配黄芩、黄连，方如泻心汤。陈修园说："余治吐血，诸药不止者，用《金匮》泻心汤百试百效。"并认为："其效在生大黄之多，以行瘀也。"此外，大黄配生地黄亦佳。《千金翼方》卷十八有方用地黄汁、生大黄末调服，谓吐血百治不差，疗十十差，神验不传。张锡纯有秘红丹一方，用大黄、肉桂研粉等分，用代赭石汤送下，用于吐血、衄血屡服他药不效者。无论因凉因热，服之皆效。目前单味大黄及大黄复方可用于各种出血。

9. 瘀血

瘀血也称干血、恶血，妇人尤多见，如经水不利、恶露不尽。此外，发热性疾病、外伤、劳损等也可见。其中，皮肤的改变明显，表现为色黯黑、粗糙、结节、疤痕等，原文提到的"面热如醉"就是有瘀热的表现之一。腹部的症状多见，表现为少腹部充实压痛，或有结块、便秘等；精神症状常见，表现为情绪反常、狂躁谵语，以及记忆力下降、健忘等。

大黄方下瘀血的功效多以下血为验。如下瘀血汤服后，"新血下如豚肝"；桃核承气汤患者"血自下，下者愈"，服药后多便血或月经通利；《外台秘要》有方由大黄、芒硝各三两，桃仁四十枚组成，"疗一切宿血及损伤，瘀血在腹内不问新久，并妇人月经不通，产后恶血不下皆良"。服药后，"良久先下粪，次下如豆泥汁或黑血为验"。《千金翼方》卷六大黄苦酒汤，治产后恶露不尽，方用大黄八铢，苦酒二升，合煮，每服一升。谓"服后即下血良"。

10. 谵语

谵语，是精神症状的典型描述，与谵语同类的描述尚有"独语如见鬼状""不识人""其人如狂""目中不了了""心烦""心热""心气不足"等。临床常见的抑郁、焦虑、健忘、注意力不集中、头昏晕及思维减慢、思维错乱等，都有应用大黄的机会。调胃承气汤、小承气汤、大承气汤、桃核承气汤、泻心汤、柴胡加龙骨牡蛎汤等主治中，大多有精神症状。

三、方根提取

1. 大黄-芒硝

大黄、芒硝组合，主治腹痛、大便不通。加甘草，方如调胃承气汤；调胃承气汤加桂枝、桃仁，为桃核承气汤。调胃承气汤合四物汤，为玉烛散，治血虚里热、大便秘结，或妇人经候不通、腹胀作痛，或产后恶露不尽、脐腹疼痛，或胃热消渴、善食渐瘦、或背疮初发。(《儒门事亲》)调胃承气汤合四逆汤加人参、当归，为温脾汤，治"腹痛，脐下绞结，绕脐不止"(《备急千金要方·心腹痛》)。调胃承气汤加连翘、栀子、黄芩、薄荷，为凉膈散；治心火上盛，中焦燥实，烦躁口渴，目赤头眩，口疮唇裂，吐血衄血，大小便秘，诸风瘾疹，胃热发斑发狂，及小儿惊急、痘疮黑陷。(《太平惠民和剂局方》)大黄、芒硝加生地黄、麦冬、玄参，为《温病条辨》增液承气汤；治疗燥屎不行，下之不通，脘腹胀满，口干唇燥，舌红苔黄，脉细数者。

2. 大黄-桃仁

大黄、桃仁组合，主治瘀血，方如桃核承气汤、大黄牡丹皮汤。两方均有大黄、芒硝、桃仁，其主治中均有少腹硬痛的腹证。加䗪虫，为下瘀血汤，治产后恶露不尽腹痛；加水蛭、虻虫，为抵当汤(丸)，治伤寒蓄血、腹满、身黄，以及妇人经水不利等。大黄、桃仁的组合还出现在大黄䗪虫丸中。

3. 大黄-栀子

大黄、栀子组合，主治黄疸。配茵陈蒿，为茵陈蒿汤，治寒热身黄如橘子色。配枳实、豆豉，为栀子大黄汤，治酒黄疸，心中懊侬或热痛。加黄柏、硝石，为大黄硝石汤，治黄疸腹满、小便不利而赤。配黄芩，治小儿发黄，心腹胀急，方如《太平圣惠方》卷八十四的三黄散(川大黄、黄芩、栀子仁)。

4. 大黄-枳实-厚朴

大黄、枳实、厚朴组合，主治腹满实痛。加芍药、杏仁、火麻仁，为麻子仁丸；治大便干燥而秘。加桂枝、甘草、生姜、大枣，为厚朴七物汤，治"病腹满，发热十日，脉浮而数，饮食如故"，这是一种体质虚弱的腹胀满。此组合即小承气汤、厚朴大黄汤、厚朴三物汤，因用量不同，方名即异。小承气汤中大黄用量四两，以大便硬为目标；厚朴大黄汤中大黄六两，三方中量最大，必有数日不大便，就如同为六两大黄的大陷胸汤；厚朴三物汤的厚朴八两，枳实五枚，用量远大于小承气汤，治"痛而闭"（十），腹痛与腹满并见，痛苦程度应甚于小承气汤。

四、 应用参考

1. 大黄舌

根据承气汤证"口干燥""口燥咽干"、大陷胸汤证的"舌上燥而渴"，以及《金匮要略》"舌黄未去者，下之黄自去"的记载，可见大黄证的客观指征为口燥舌黄。其舌质坚老，舌苔黄厚干糙，或如干焦锅巴状，编者称之为"大黄舌"。对舌面润滑，口不燥渴者，大黄当慎用，所以仲景有"舌上胎滑者，不可攻也"（130）之训。

2. 大黄腹

按之腹部有充实抵抗感，患者在重压之下可感到腹部不快的压痛感和胀痛感，是大黄证的腹证。根据配伍的不同，不同大黄方证的腹证还有不同。如大陷胸汤证的"心下痛，按之石硬者""不大便五六日……从心下至少腹硬满而痛不可近者"，大承气汤证的"按之心下坚"（十七），抵当汤证的"少腹当硬满"（124），大黄甘遂汤证的"妇人少腹满，如敦状"（二十二），大柴胡汤证的"按之心下满痛者"，桃核承气汤证的"少腹急结"。

3. 大黄体质

长期使用大黄，要注意患者的整体状态。体格健壮，肌肉丰满，面红油亮，怕热多汗，食欲旺盛，容易腹胀，或大便秘结，口唇黯红，皮肤易生疮痘。血压偏高，或血脂偏高，或血黏度偏高。这类患者使用大黄比较有效而且安全。编者称之为"大黄体质"，多见于中老年人。

4. 痈疽疔疖

痈、疽、疔、疖皆属于化脓性的皮肤疾病。起于浅表，形小而圆，红肿热痛，容易化脓者，为疖。红肿高大，根盘紧束，伴有焮热疼痛者，为痈。粟粒样脓头，焮热红肿胀痛，易向深部及周围扩散者，为有头疽；而漫肿无头，皮色不变，无热少痛，难消、难溃、难敛，溃后易伤筋骨者，为无头疽。形小如粟，根深坚硬，状如钉丁，麻木疼痛者，为疔。《金匮要略》有关大黄用于这些化脓性皮肤病的方剂缺如，但后世非常多。朱丹溪破棺丹，即调胃承气汤治疮肿，一切风热。《串雅内编》有方治疗一切无名肿毒，焮热疼痛，初起未溃者。锦纹大黄不拘多少，一半火煨熟，一半生用，甘草各等分，研为细末，每服一匙，空心温酒调服，以泻为度。

痈疽肿毒除内服大黄外，也可以应用大黄粉外敷。现代中医外科应用的金黄散中就有大黄。马培之《医略存真》中的雷真君逐火丹：大黄五钱，黄芩三钱，黄芪三两，当归四两，茯苓三两，甘草五钱，黑荆芥三钱，防风一钱。曾治疗一例妇人烧伤，"遍身几无完肤，两臂发黑"，内服此方，外用麻油扫患处，以陈小粉扑之而愈。马氏经验，此方"分量不可丝毫增减"。

5. 用量

按经方惯例，大黄有三个剂量段。大量（六两）攻下，用于不大便五六日、七八日，且高度腹部胀满者。中量活血通经通便（三至四两），或用于月经不通，或大便干燥坚硬，或神昏谵语，或痈疽疔疮等。小量（一至二两）除痞止血退黄，或用于心下痞，或心胸烦热，或黄疸，或吐血、衄血。

五、 选方思路

1. 以腹痛而拒按为特征的疾病，如急腹症的急性胰腺炎、急性胆囊炎、胆石症、肠梗阻、急性阑尾炎等，大黄可单独使用，也常配芒硝、枳实、厚朴、牡丹皮、白芍、柴胡等，方如小承气汤、大承气汤、大柴胡汤、大黄牡丹皮汤等。

2. 以吐血、衄血、咯血等上部出血为特征的疾病，如上消化道出血、支气管扩张出血、肺结核空洞、颅内出血、鼻出血、血小板减少等，单味大黄或配黄芩、黄连，方如三黄泻心汤。

3. 急性传染病见舌苔焦黄者，大黄必用，常配伍黄连、黄芩、枳实、厚朴、芒硝、桃仁等，方如三黄泻心汤、大承气汤、小承气汤、桃核承气汤等。

4. 以红肿热痛为特征的感染性疾病，大黄可单用，也可用复方。

5. 如脑震荡及后遗症、盆腔及腰部外伤、睾丸炎、前列腺炎、盆腔炎、月经不调等见少腹部疼痛拘急、大便不通时，大黄配桂枝、桃仁、芒硝等同用，方如桃核承气汤。

6. 代谢性疾病的高脂血症、肥胖症、多囊卵巢综合征、皮质醇增多症等，可单用大黄，复方如防风通圣散、大柴胡汤等。

7. 充实性体质的老年人也可使用小剂量大黄，可以改善体质，有利于防治各种慢性病。大黄可单独使用，也可配伍黄连、黄芩等，方如泻心汤、黄连上清丸等。

六、 文献摘录

《神农本草经》："大黄，味苦寒，主下瘀血，血闭，寒热，破癥瘕积聚，留饮，宿食，荡涤肠胃，推陈致新，通利水谷，调中化食，安和五脏。"

《本草经集注》："平胃下气，除痰实，肠间结热，心腹胀满，女子寒血闭胀，小腹痛，诸老血留结。"

《药征》："大黄主通利结毒也，故能治胸满、腹满、腹痛及便闭、小便不利，旁治发黄、瘀血、肿脓……张仲景氏用大黄者，特以利毒而已。故各陪其主药，而不单用焉。合厚朴、枳实，则治胸腹满。合黄连，则治心下痞。合甘遂、阿胶，则治水与血。合水蛭、虻虫、桃仁，则治瘀血。合黄柏、栀子，则治发黄。合甘草，则治急迫。合芒硝，则治坚块也。学者审诸仲景方中用大黄者，不止于兹，而以其用之之征，显然著明于兹……凡药剂之投，拔病之未及以断其根，则病毒之动而未能爽快，仍贯其剂也。毒去而后爽快，虽千万人亦同。世医毒畏下剂，故遽见其毒未去也，以为元气虚损，岂不亦妄哉！"

《本经疏证》："桃核承气汤、抵当汤、抵当丸、下瘀血汤，下瘀血者也。柴胡加龙骨牡蛎汤、鳖甲煎丸，除血闭寒热者也。大黄䗪虫丸、大黄牡丹汤，破癥瘕积聚者也。大陷胸汤、大陷胸丸、已椒苈黄丸、大黄甘遂汤、桂苓五味甘草加姜辛半杏大黄汤，祛留饮者也。厚朴七物汤、厚朴三物汤、厚朴大黄汤，推宿食者也。火有微盛，着有浅深，宜缓宜急，为汤为丸，审而处之，而后知用大黄之法也。"

《本草思辨录》："大黄色黄臭香，性与土比，故用于脾胃病极合。其能行火用上下表里咸到，则人多忽之，然有一言可以蔽之者，曰荡实涤热而已。热与实兼者，如大小承气汤下燥屎，大陷胸汤（丸）治结胸，抵当汤（丸）下瘀血，大黄附子汤治胁下偏痛；其但热不实者，如苓甘五味加姜辛半杏大黄汤治面热如醉，茵陈蒿汤治谷疸，泻心汤治心气不足。此二者之显有区别者。推是以求，则如鳖甲煎丸治癥瘕，大黄䗪虫丸治虚劳羸瘦，大黄牡丹汤治肠痈，大黄黄连泻心汤治气痞，非热实而同于热实，亦惟假荡涤之性功，扩神奇之妙用……大黄气味俱浓，本峻下之物，因其峻下而微变其性以用之，则如大承气、抵当汤之大黄酒洗酒浸，以兼除太阳余邪也；大黄黄连泻心汤之大黄，以麻沸汤渍之而不煮，欲其留恋心下也；大黄附子汤之大黄与附子并用，则变寒下为温下；茵陈蒿汤之大黄与茵陈栀子并用，则不走大便而走小便。大黄用法之不同也如是。"

第二节　芒硝

芒硝为含有硫酸钠的天然矿石经煮炼而得的精制结晶。产于河北、河南、山东、安徽等省的碱土地区。《伤寒论》入 6 方次，《金匮要略》入 4 方次。

一、原文考证

1. 大陷胸汤

原文：**伤寒六七日，结胸热实，脉沉而紧，心下痛，按之石硬者，大陷胸汤主之。**（135）**太阳病，重发汗而复下之，不大便五六日，舌上燥而**

渴，日晡所，小有潮热，从心下至少腹硬满而痛不可近者，大陷胸汤主之。（137）伤寒五六日……若心下满而硬痛者，此为结胸也，大陷胸汤主之。（149）

提示：本方是芒硝方中的最大量方（一升），芒硝配大黄、甘遂治全腹部高度胀满，而且按之极度充实，患者并数日不便，口干舌燥而渴。

2. 大陷胸丸

原文：结胸者，项亦强，如柔痉状，下之则和。宜大陷胸丸。（131）

提示：大陷胸丸方中大黄半斤，葶苈子半升，芒硝半升，杏仁半升，上四味，捣筛二味，内杏仁、芒硝，合研如脂，和散，取如弹丸一枚。别捣甘遂末一钱匕，白蜜二合。水二升，煮取一升，温顿服之。本方是峻下剂，方后注"一宿乃下，如不下，更服，取下为效"。莫枚士认为，此方不是泻胃实，而是"泻胸实"（《经方例释》）。这种胸实，就是仲景所说的"结胸""留饮"，后世所谓的胸水、悬饮。胸闷痛、胁肋胀是其表现特征。

3. 调胃承气汤

原文：伤寒十三日，过经，谵语者……若自下利者，脉当微厥，今反和者，此为内实也，调胃承气汤主之。（105）发汗后……不恶寒，但热者，实也，当和胃气，与调胃承气汤。（70）伤寒吐后，腹胀满者，与调胃承气汤。（249）太阳病三日，发汗不解，发汗不解，蒸蒸发热者，属胃也。调胃承气汤主之。（248）胃气不和，谵语者，少与调胃承气汤。（29）阳明病，不吐不下，心烦者，可与调胃承气汤。（207）

提示：本方芒硝用半升，是大陷胸汤用量之半，却是大承气汤、大黄牡丹皮汤的两倍。"调胃"与"和胃气"，是《伤寒论》提及的一个概念。胃气不和，可以理解为肠道燥屎内结。莫枚士说："仲景书中凡但言承气汤者，即此。胃气以通行为平调，实则不通，结则不行，硝善解结，黄善泄实，结解实泄，则胃调矣，故一名调胃承气汤。"其中"硝善解结"，是说芒硝能解除肠道内的结粪。另外，原文提及谵语、心烦、发汗不解、腹胀满等是一种胃气不和、内有燥热，所谓"内实"的状态。调胃承气汤也能通月经，配桃仁、桂枝，便是桃核承气汤，能下血，治疗闭经。此功效也不离芒硝。《药性论》谓芒硝"能通女子月闭、癥瘕"。《备急千金要方》卷十一有方用硝石、大黄、人参、甘草为末，米醋为丸；治癥瘕及妇人带下、不能孕育，谓服后下者或如鸡肝、或如米汁、正赤黑。

4. 大承气汤

原文：阳明病，脉迟，虽汗出不恶寒者，其身必重，短气，腹满而喘，有潮热……手足濈然汗出者……大承气汤主之。（208）阳明病，潮热，大便微硬者，可与大承气汤。不硬者，不可与之。（209）伤寒，若吐若下后不解，不大便五六日，上至十余日，日晡所发潮热，不恶寒，独语如见鬼状。若剧者，发则不识人，循衣摸床，惕而不安，微喘直视，脉弦者生，涩者死；微者，但发热，谵语者，大承气汤主之。若一服利，则止后服。（212）阳明病，谵语，有潮热，反不能食者，胃中必有燥屎五六枚也。若能食者，但硬耳。宜大承气汤下之。（215）二阳并病，太阳证罢，但发潮热，手足漐漐汗出，大便难而谵语者，下之则愈，宜大承气汤。（220）阳明病，下之，心中懊憹而烦，胃中有燥屎者，可攻。腹微满，初头硬，后必溏，不可攻之。若有燥屎者，宜大承气汤。（238）大下后，六七日不大便，烦不解，腹满痛者……宜大承气汤。（241）病人小便不利，大便乍难乍易，时有微热，喘冒不能卧者，有燥屎也，宜大承气汤。（242）伤寒六七日，目中不了了，睛不和，无表里证，大便难，身微热者，此为实也，急下之，宜大承气汤。（252）阳明病，发热汗多者，急下之，宜大承气汤。（253）发汗不解，腹满痛者，急下之，宜大承气汤。（254）腹满不减，减不足言，当下之，宜大承气汤。（255）阳明少阳合病，必下利……脉滑而数者，有宿食也，当下之，宜大承气汤。（256）少阴病，得之二三日，口燥咽干者，急下之，宜大承气汤。（320）少阴病，自利清水，色纯青，心下必痛，口干燥者，急下之。宜大承气汤。（321）少阴病，六七日，腹胀不大便者，急下之，宜大承气汤。（322）痉为病，胸满口噤，卧不着席，脚挛急，必龂齿，可与大承气汤。（二）下利不饮食者，有宿食也，当下之，宜大承气汤。（十）产后七八日，无太阳证，少腹坚痛，此恶露不尽。不大便，烦躁发热，切脉微实，再倍发热，日晡时烦躁者，不食，食则谵语，至夜即愈，宜大承气汤主之。（二十一）

提示：本方是小承气汤加大厚朴、枳实用量，再加芒硝而成。王旭高说："大黄治大实，芒硝治大燥大坚，二味治有形血药；厚朴治大满，枳实治痞，二味治无形气药。盖肠胃燥实，气必不通，故攻积之剂，必用气分之药……仲景欲使芒硝先化燥屎，大黄继通地道，而后枳、朴除痞满，俾燥屎去，地道通，则阴气上承，故方名曰承气。"（《退思集类方歌注》）其中"芒硝先化燥屎"最为关键。"燥屎"一词，在《伤寒论》中共有9处提及。"恐有燥屎，欲知之法，少与小承气汤，汤入腹中，转矢气者，此有燥屎也，乃可攻之"（209），"反不能食者，胃中必有燥屎五六枚也"（215），"汗出谵语者，以有燥屎在胃中"（217），"阳明病，下之，心中懊恼而烦，胃中有燥屎者可攻。"（238），"烦躁，发作有时者，此有燥屎"（239），"病人不大便五六日，绕脐痛，烦躁，发作有时者，此有燥屎，故使不大便也"（239），"烦不解，腹满痛者，此有燥屎也"（241），"喘冒不能卧者，有燥屎也"（242），"下利，谵语者，有燥屎也"（374）。燥屎用方，大承气汤7见，小承气汤仅1见，而大承气汤有芒硝，则芒硝主治不离燥屎可知。莫枚士说："近年希尧曰：大承气汤痞、满、燥、实四症全治，大黄主实，芒硝主燥，枳实主痞，厚朴主满。小承气汤治痞、满、实而不燥者；调胃承气治燥、实而不痞、满者。年说极精。"（《经方例释》）这里所谓的芒硝主燥，就是燥屎。

5. 柴胡加芒硝汤

原文：伤寒十三日不解，胸胁满而呕，日晡所发潮热，已而微利。 此本柴胡证，下之以不得利，今反利者，知医以丸药下之，此非其治也。 潮热者，实也，先宜服小柴胡汤以解外，后以柴胡加芒硝汤主之。（104）

提示：本方是小剂量小柴胡汤加芒硝，主治潮热。潮热在发热性疾病过程中出现，是使用攻下法的时机。"阳明病，谵语，有潮热，反不能食者，胃中必有燥屎五六枚也。"（215），"有潮热者，此外欲解，可攻里也。"（208），"二阳并病，太阳证罢，但发潮热，手足漐漐汗出，大便难而谵语者，下之则愈，宜大承气汤"（220）。提示患者尚有大便干结难解、手足汗多等。从后世文献发现，柴胡加芒硝汤多用于柴胡汤证见不大便者。易巨荪治梁某患寒热往来，头痛，口苦渴，微有咳，服小柴胡汤诸症已退，唯六七日不大便，复见头痛，日晡时有潮热。拟小柴胡加芒硝一服，其痛若失。（《广州近代老中医医案医话选编》）张志民治一女性发热已十余日，不恶寒而恶热，头重目眩，四肢酸重，口苦咽干，唇燥面垢，喜饮而饮不多，不欲进食，胸闷时作叹息，大便干燥难解，小便短少，腹胀满不舒，舌燥苔黄，脉弦而迟。小柴胡汤轻剂，加知母、芒硝泄热去实。共服四剂，热退净，调理而愈。（《伤寒论方运用法》）

6. 木防己去石膏加茯苓芒硝汤

原文：膈间支饮，其人喘满，心下痞坚，面色黧黑，其脉沉紧，得之数十日，医吐下之不愈，木防己汤主之。 虚者即愈，实者三日复发。 复

与不愈者，宜木防己去石膏加茯苓芒硝汤主之。（十二）

　　提示：本方用木防己、桂枝各二两，人参、茯苓各四两，芒硝三合，其用量与大承气汤一致。方后注"微利则愈"（十二），可见芒硝适用于大便秘结者，但其泻下功效并不强烈。本方主治支饮，利水是大法，《本草经集注》谓芒硝"利大小便及月水，破五淋"，再配茯苓、桂枝、木防己，则利水化饮功效可加强。

　　7. 己椒苈黄丸

　　原文：腹满，口舌干燥，此肠间有水气，己椒苈黄丸主之……渴者，加芒硝半两。（十二）

　　提示：己椒苈黄丸治"腹满，口舌干燥，此肠间有水气"（十二）。莫枚士认为"是方即治石水腹满者"（《经方例释》）。所谓石水，《诸病源候论·石水候》谓："水气妄行，不依经络，停聚结在脐间，小腹肿大硬如石，故云石水。"本方有泻下的大黄、葶苈子，加芒硝是加强攻下，推测患者应有大便不通、小便不利。渴者，指口内干燥无津，与大承气汤主治的"口燥咽干者"（320）"少阴病，自利清水，色纯青，心下必痛，口干燥者"（321）应该相近，与大陷胸汤主治的"不大便五六日，舌上燥而渴"（141）也相近。

二、　药证发挥

　　芒硝主治燥屎，兼治结胸。

　　1. 燥屎

　　所谓"燥屎"，指大便干燥硬结呈球状便，如羊屎，每坚硬如石。识别燥屎有无的依据，《伤寒论》提及有三：①不大便多日，或五六日，甚至七八日；腹满痛，或绕脐痛，或放屁多且恶臭；本来能食，变为不能食。②精神症状，或为烦躁，或心中懊憹而烦，或谵语，或不识人，不得卧。③潮热汗出，特别是头部汗多，或手足絷絷汗出。可以认为，燥屎也是一种疾病状态，即后世所说的"阳明腑实"，多见于发热性疾病、感染性疾病的过程中。

2. 结胸

结胸，古病名，大多是素有宿饮，感受外邪后痰液或水等结于胸中的一种病证，其临床特征是胸痛胸闷，有时连及整个腹部或肩颈部。根据腹痛程度不同，结胸有大小之分。小结胸的主治方即小陷胸汤，大结胸的主治方如大陷胸汤、大陷胸丸，其中均有芒硝。取芒硝"逐六腑积聚，结固，留癖"（《神农本草经》）"破留血，腹中痰实结搏"（《本草经集注》）的效果，多与大黄、甘遂等同用。因泻下猛烈，故适用者大多不大便、口干舌燥等，属于痰饮病的支饮咳喘短气、水气病的腹满如石，也有使用芒硝的机会。

三、 方根提取

1. 芒硝–大黄

芒硝、大黄组合，主治腹满痛、不大便。详见"大黄"条下。

2. 芒硝–甘遂

芒硝、甘遂组合，主治胸水、口干舌燥者。方如大陷胸汤。

3. 芒硝–柴胡

芒硝、柴胡组合，主治胸胁苦满、不大便者。方如柴胡加芒硝汤。

4. 芒硝-葶苈子

芒硝、葶苈子组合，主治咳喘、不大便者。方如大陷胸丸。

5. 芒硝-茯苓

芒硝、茯苓组合，主治大小便不通。方如木防己去石膏加茯苓芒硝汤。莫枚士说："《千金》治痰饮方，有用苓、硝者，取此；宋指迷茯苓丸，亦取此。特指迷以芒硝太峻，变其法为风化硝。"（《经方例释》）

四、　应用参考

1. 芒硝利小便

含有芒硝的桃核承气汤，能治"热结膀胱"，临床能通利小便，后世文献也多有此记载。明代《外科正宗》二蛟散用老黄米炒焦黄色为末，芒硝同入锅内熔化，炒干为末。用赤砂糖三茶匙和白滚水半茶盅空心调服。治小水不利，面目四肢浮肿，诸药不效者。清代《香祖笔记》卷八记载，以芒硝一钱，研细以龙眼肉包之，细嚼咽下，治膀胱结热，小便不通。清代《仙拈集》茴硝散，用朴硝五钱，炒茴香二钱，为末，每服二钱，热酒送下；治关格不通，大小便闭，胀欲死。《本草经集注》谓芒硝"利大小便"，可从上述单方或小复方中得到印证。

2. 用量

芒硝用量越大，泻下作用越强，如桃核承气汤用二两芒硝的效果是"微利"，目的是逐少腹瘀血；大陷胸汤用一升的效果是"快利"，目的是逐胸水腹水。

3. 朴硝、芒硝、玄明粉、风化硝

因加工方法不同，芒硝制品有朴硝、芒硝、玄明粉之分。将天然产品

用热水溶解、过滤，放冷析出结晶，称朴硝或皮硝。再取萝卜洗净切片，与朴硝同置锅内加水共煮，取上层液，放冷析出结晶，即芒硝。芒硝经风化失去结晶水而成白色粉末，称玄明粉。朴硝为粗制品，多以外用为主。芒硝质地较纯，泻下较强。玄明粉为精制品，已脱水，质地最纯，泻下更强。

五、 选方思路

1. 以上腹部按压满痛、呕吐不止为主症的疾病，如急性胰腺炎、急性胆囊炎、胆结石急性发作等见胸胁苦满、心烦喜呕、大便干结，选用大柴胡汤加芒硝、小柴胡汤加芒硝等。

2. 以腹部高度胀满、呕吐不止为主要表现的急腹症，如急性腹膜炎、肠梗阻等，可选用大承气汤、大柴胡汤加芒硝冲服，以利为度。

3. 以胸膈烦躁、口舌生疮、谵语狂妄、便秘溲赤为表现的疾病，如咽炎、口腔炎、急性扁桃体炎、抑郁症、强迫症等，可配合大黄、连翘、栀子、黄芩、滑石等，方如凉膈散、防风通圣散等。

4. 以便秘为表现的慢性疾病，如习惯性便秘、老年性便秘、粪块性肠梗阻、癌性便秘等，可以配用蜂蜜、鲜萝卜、大黄等，方如调胃承气汤、《医学衷中参西录》硝菔通结汤等。

5. 以月经不调，来而不畅，或色紫黑为表现的疾病，如多囊卵巢综合征、卵巢早衰、子宫内膜炎、盆腔炎、子宫腺肌症，以及产后恶露不止、胎膜残留、稽留流产等，如少腹胀痛、其人如狂者，可以选桃核承气汤、玉烛散。

6. 肿瘤晚期，形体消瘦，大便不通，腹痛欲死者，可以配合大黄、附子、人参、当归、干姜、甘草等，方如温脾汤。

六、 文献摘录

《神农本草经》："朴消，味苦寒，主百病，除寒热邪气，逐六腑积聚，结固，留癖，能化七十二种石。"

《本草经集注》："芒硝，味辛苦大寒，主治五脏积聚，久热，胃闭，除邪气，破留血，腹中痰实结搏，通经脉，利大小便及月水，破五淋，推陈致新，生于朴消。"

《药性论》："能通女子月闭、癥瘕，下瘰疬、黄疸病，主堕胎。患漆疮，汁傅之。主时疾壅热，能散恶血。"

《药性论》："治心热烦躁，并五脏宿滞癥结，明目，退膈上虚热，消肿毒。此即朴硝炼成者。"

《本经疏证》："芒硝岂能治渴？已椒苈黄丸偏加之以治渴。芒硝安能止利？小柴胡汤偏加之以止利是也。盖津液与固癖结，遂不得上潮为渴，去其固癖，正使津液流行。积聚结于中，水液流于旁，为下利，去其积聚，正所以止其下利耳，又岂有他奇也哉？"

本章提要

大黄、芒硝是泻下药，适用于实热证。这种状态相当于《伤寒论》阳明病的阳明腑实证，这是一种有形的实热，胃肠道有宿食积滞，临床表现为腹满痛、不大便、烦躁谵语、潮热等，代表方为承气汤系列的调胃承气汤、大承气汤、小承气汤、桃核承气汤等。

大黄清热解毒、泻火止血，主治不大便、大实痛、烦热、脉滑实者，兼治宿食、黄疸、肠痈、瘀血、谵语、吐血衄血、痈疽疔疮等，适用范围宽泛，但必须是肠胃有实热者，才能用之。芒硝通便软坚消结，主治燥屎，兼治结胸，适用范围较窄。不过，其配大黄，可以荡涤肠胃中宿垢；配柴胡，可以消散胸胁热结；配甘遂，可以泻胸中的热结积液；配茯苓，可以利水通淋，大凡积聚癥瘕也非芒硝不可。

大黄与芒硝的主治相似，《伤寒论》《金匮要略》中同用者多。所不同的是大黄证的便秘多有腹痛、烦躁、黄疸、出血等，而芒硝证的便秘均为腹中有燥屎，按之垒垒如卵石，且舌苔厚而干燥无津。大黄泻实热，芒硝下燥屎。

具有泻下功效的药物，经方中尚有甘遂、大戟、芫花、巴豆等。

第九章

积实、厚朴、瓜蒌实

第一节　枳实

枳实为芸香科植物酸橙、枸橘或香橼的果实。产地较多，以产于江西者品质较佳，称江枳实。《伤寒论》入 7 方次；《金匮要略》入 16 方次。

一、原文考证

1. 枳术汤

原文：**心下坚，大如盘，边如旋盘，水饮所作，枳术汤主之。**（十四）

提示：本方是枳实类方中的最大量方，枳实七枚，白术二两。"心下坚"，以及方后注"腹中软即当散也"，提示按压上腹部坚硬。《经方例释》对本方主治仅录"心下坚"三字，反映作者对这一主治特征的重视。"大如盘，边如旋盘"，提示腹部可扪及有状如杯盘等圆形物，界限分明。"水饮所作"，即腹中有水停留，或有水声。《太平惠民和剂局方》枳实理中丸，为枳实配人参、白术、茯苓、干姜、甘草，"治伤寒结胸欲绝，心膈高起，实满作痛，手不可近"，这是对枳实"心下坚"的形象描述。

枳术汤加干姜、茯苓，为《外台秘要》卷八深师消饮丸，"疗酒澼，饮酒停痰水不消，满逆呕吐，目视茫茫，耳聋，腹中水声"。《外台》茯苓饮中有枳实二两，白术三两，治"心胸中有停痰宿水……气满不能食"（十二），提示枳实配白术治疗胃内停水。

2. 枳实芍药散

原文：**产后腹痛，烦满不得卧，枳实芍药散主之。**（二十一）

提示：本方用枳实、芍药各等分为散，是枳实类方中最简配伍方。"烦满不得卧"，提示其腹部膨满严重，导致无法平卧。莫枚士说："此芍药甘草汤去甘草加枳实，变汤为散也。芍药治血痹，枳实治气实，合用为气滞血凝之治，故于腹中痛为主方，热结太阴者宜之。"（《经方例释》）另外，含有枳实、芍药的大柴胡汤治"心下满痛"（十）、四逆散治"或腹中痛"（318），《千金方》有将此方加羚羊角粉，治产后下血不尽、烦闷腹痛。可见，枳实芍药能治腹满痛。

3. 枳实薤白桂枝汤、橘枳姜汤

原文：**胸痹，心中痞气，气结在胸，胸满，胁下逆抢心，枳实薤白桂枝汤主之。（九）胸痹，胸中气塞，短气，茯苓杏仁甘草汤主之，橘枳姜汤亦主之。（十）**

提示：此两方均为胸痹专方。枳实薤白桂枝汤用枳实四枚，薤白半斤，桂枝一两，厚朴四两，瓜蒌一枚。橘枳姜汤用枳实三两，橘皮一斤，生姜半斤。

莫枚士说枳实薤白桂枝汤"枳主痞，朴主满，桂主逆""为胸中塞之主方""以胸中塞，故气为之短，枳实治短气，故能治胸中塞"（《经方例释》）。尾台榕堂谓本方"治胸痹，胸腹满痛上逆者""世之所谓痰劳，咳嗽胸满而痛，或胁肋肩背挛痛，而吐黏痰，或唾血者，宜此方。当以胸满、胸背挛痛为目的。"（《类聚方广义》）。汤本求真说："由此腹证上立论，胸腹满，枳实、厚朴之所治也。治疼痛，诸药协力之所致。主上逆，则桂枝之力也。"（《皇汉医学》）均强调了胸腹证。另外，用枳实四枚，厚朴一尺，大黄六两的厚朴大黄汤主治"支饮胸满"（十二）。支饮的临床表现为"咳逆倚息，气短不得卧，其形如肿"（十二），也是有明显的胸闷气短的病证。

《备急千金要方》记载橘枳姜汤主"胸痹之候，胸中愊愊如满，噎塞习习如痒，喉中涩燥唾沫，宜此方"。愊愊，坚实貌，可见胸闷气短是特征。

4. 桂枝生姜枳实汤

原文：心中痞，诸逆心悬痛，桂枝生姜枳实汤主之。（九）

提示：心中痞，即胸脘部有痞塞不通之感。诸逆，即气上逆，如气逆抢心，干呕气塞。心悬痛，《医宗金鉴》谓"如空中悬物动摇而痛"，可理解为心窝部向上牵引而痛。桂枝治气上冲，生姜治呕，则枳实主治心中痞而牵引痛。《外台秘要》记载本方主"心下悬痛，诸逆大虚者"。《外台秘要》卷十二引范汪枳实散（枳实八分，桂心五分，为散，酒服方寸匕）疗胸痛，也有枳、桂的配伍。

5. 枳实栀子豉汤

原文：大病差后，劳复者，枳实栀子豉汤主之。（393）

提示：本方证不明，但本方加大黄，即栀子大黄汤，治"酒黄疸，心中懊憹，或热痛"（十五）。据原文"酒黄疸，或无热，靖言了了，腹满欲吐"，可见本方证有腹满。

二、 药证发挥

枳实主治心下坚，兼治胸痹、腹满痛等。

1. 心下坚

心下坚，即剑突下上腹部硬满，用手按压，剑突以下可以明显地感到腹壁肌肉坚硬有抵抗感，或似有状如杯盘的物体在其中，疼痛胀满，不能饮食。患者还可诉说按压后上腹部有不适感或疼痛感。所谓的"心下坚"

"心下急""心下硬"。心下坚的同时，胃内有多量液体及气体存留，触诊可出现振水音。莫枚士说："枳实治一切痞坚，故加芍药则治血痞，加白术即治水痞。张元素以此汤变法为丸，治食滞。《外台》有将此方加柴胡者，名破癖汤，癖亦水饮所作，与经同义。"（《经方例释》）

2. 胸痹

胸痹，古病名。《备急千金要方》："胸痹之病，令人心中坚痞急痛，肌中苦痹，绞急如刺，不得俯仰，其胸前及背皆痛，手不得犯，胸满短气，咳唾引痛，烦闷自汗出，或彻引背膂，不即治，数日杀人。"枳实是治疗胸痹的主要药物之一。其胸痛，是痛如窒，或心胸如悬，或胸痛及背，或气从胁下逆从心胸，或膈脘痞闷，或伴气短心悸，或伴咳喘多痰。所谓的"心中痞，诸逆心悬痛""胸中气塞""短气"。目前临床以胸痛、胸闷为主诉的疾病，如冠心病、心绞痛、支气管哮喘、慢阻肺、乳腺疾病、消化道疾病等，都有应用枳实的机会。

枳实也能治疗胁痛。《世医得效方》卷三用枳壳二两半，炙甘草七钱半，为末，每服二钱，葱白煎汤调下，治气郁胁肋疼痛。《普济本事方》卷七有方用枳实一两，白芍、川芎、人参各半两，为细末，每服二钱，以煎姜枣汤或酒调下，治男子两胁疼痛。

3. 腹满痛

腹满，是腹部膨隆，多伴有疼痛、胀气、食欲不振，或恶心呕吐等。满痛，是按之充实疼痛，腹肌多拘急；或叩击有气声，放屁嗳气可舒，且嗳腐气；或按之腹部有气块，得便可缓。如《症因脉治》枳壳青皮饮治"气满腹中，空空然响"；《普济本事方》枳壳散治"心下蓄积，痞闷或作痛，多噫败卵积气"；《症因脉治》枳实散治"食积腹胀，按之实痛，或一条杠起，或见垒垒小块，或痛而欲利，利后稍减"。以上诸方均以枳实、枳壳为主药，其对腹满的描述可以参考。

三、 方根提取

1. 枳实-芍药

枳实、芍药组合，主治腹痛大便硬。除枳实芍药散外，治胸胁痛、四肢冷的四逆散有此组合；治宿食腹满、热结在里的大柴胡汤有此组合；治大便硬的麻子仁丸也有此组合。"总之，不论何经，凡气滞血凝者，皆主之。"（《经方例释》）

2. 枳实-白术

枳实、白术组合，主治上腹胀满，食不下，腹中有水声。加茯苓、人参、橘皮、生姜，名为茯苓饮，治心胸中有停痰宿水。加人参、肉桂、生姜，为《外台秘要》疗风痰饮气逆满，恶心不能食方。加柴胡、生姜、槟榔，为《外台秘要》柴胡汤，"疗胸膈间伏气不下食，脐下满"。《外台秘要》卷十二引《深师方》用枳实四枚，神曲一两，白术一两，为细末，每服一方寸匕，以酒调服，治胸痛。张元素枳术丸，以白术倍于枳实，用于消痞。李杲解说："白术苦甘温，其苦味除胃中之湿热，其甘温补脾家之元气，多于枳实一倍。枳实味苦温，泄心下痞闷，消胃中所伤。此药下胃所伤不能即去，须一二时许食乃消化。"

3. 枳实-肉桂

枳实、肉桂组合，主治气逆心胸痛。加生姜，名为桂枝生姜枳实汤；治胸痹心中痛，气逆心悬痛。加瓜蒌、薤白、厚朴，名为枳实薤白桂枝汤；治胸痹胸满，胁下逆抢心。加厚朴、大黄、生姜、甘草、大枣，名为厚朴七物汤；治腹满日久，脉浮消瘦，饮食如故者。《外台秘要》卷十二引《范汪方》枳实散，方用枳实八分，肉桂五分，为细末，每服一方寸匕，以酒调服，治胸痛。《太平圣惠方》卷五十方枳实、肉桂等分为细末，每服一钱，以热酒调下，治膈气，心中气逆，时复疼痛。

四、 应用参考

1. 枳实与枳壳

古今枳实同名而异物，仲景所用枳实，即今之枳壳。宋代沈括说："六朝以前医方，惟有枳实，无枳壳，故本草亦只有枳实，后人用枳之小嫩者为枳实，大者为枳壳，主疗各有所宜，遂别出枳壳一条……古人言枳实者，便是枳壳。"（《梦溪笔谈》）按照目前临床的习惯用法，大便秘结者用枳实，胸腹胀痛者用枳壳，或两者同用。枳壳究竟能否替代枳实，尚需研究。莫枚士认为在用橘枳姜汤时，"今人多以枳壳代之，往往不效"。（《经方例释》）

2. 枳实苔

用枳实还要看舌苔。徐则先的经验：凡结胸、腹满、舌苔厚腻者，必用枳实；如果舌苔厚腻渐退，枳实用量宜逐渐减少。其用量范围为 5 ~ 20g，常用开水磨枳实汁，兑入汤剂服用。（《方药心悟》）顾维超的经验：舌苔黄厚腻或白腻，为其必用枳实的指征之一。（《神农本草经研究与应用》）

3. 用量

张仲景枳实大量为七枚，治心下坚，方如枳术汤。通常用三至五枚，治腹胀满、大便不通。有人对现今的道地药材江西枳壳、枳实进行了实测，所得结果为：江西枳壳一枚为 14.57g（约为 15g），江西枳实一枚约为

2g。[孙燕，郭明章.仲景方中枳实用药剂量古今折算研究.中华中医药学刊，2010，（28）8：1597]

五、　选方思路

1. 以胸痛、胸闷为主诉的疾病，如冠心病、心绞痛、支气管哮喘、慢阻肺、乳腺疾病等，配瓜蒌、薤白、厚朴等，方如枳实薤白桂枝汤；配肉桂、生姜，方如桂枝生姜枳实汤；配白芍、桔梗、柴胡、甘草等，方如排脓散、四逆散等。

2. 以腹痛、腹胀为主诉的疾病，如胃下垂、消化道溃疡、胃炎、消化不良、厌食症、胆道疾患、胰腺炎、习惯性便秘等，或配芍药、柴胡、大黄、半夏等，方如大柴胡汤、四逆散；或配大黄、厚朴、杏仁、白芍等，方如小承气汤、麻子仁丸；或配厚朴、栀子、大黄等，方如栀子厚朴汤、栀子大黄汤；或配陈皮、生姜、白术、茯苓、人参等，方如《外台》茯苓饮、枳实理中丸。

3. 以下腹部坠胀疼痛为主诉的疾病，如膀胱炎、尿路感染、尿路结石、子宫下垂、脱肛等，常配伍柴胡、芍药、甘草等，方如四逆散。

六、　文献摘录

《神农本草经》："枳实，味苦寒，主大风在皮肤中，如麻豆苦痒，除寒热，热结，止痢，长肌肉，利五脏。"

《本草经集注》："除胸胁痰癖，逐停水，破结实，消胀满，心下急，痞痛，逆气，胁风痛，安胃气，止溏泄，明目。"

《药征》:"枳实主治结实之毒也,旁治胸满胸痹、腹满腹痛……仲景氏用承气汤也,大实大满,结毒在腹,则大承气汤,其用枳实也五枚。唯腹满不通,则小承气汤,其用枳实也三枚。枳实主治结实,斯可以见已。"

《本经疏证》:"腹满者,其机横溢,故用厚朴,随横溢以泄其满;中坚者其机根固,用枳实随根固而泄其坚。一横一直之间,即枳朴至理之所在矣。二物之用,厚朴偏于外,枳实偏于内;厚朴兼能治虚,枳实惟能治实,既言之详矣……统而言者,厚朴利气,利气之著于外者也;枳实利气,利气之悬于中者也。厚朴除满是除胀满,枳实除满是除坚满;枳实除满而且除痛,厚朴除满而不治痛。不徒偏内偏外兼实已耳。"

第二节 厚朴

厚朴为木兰科植物厚朴或凹叶厚朴的树皮或根皮。我国四川、湖北、浙江、贵州、湖南等地均产厚朴,但以四川所产者质量为优。但湖北恩施地区所产的厚朴,断面深紫色,油足,香味浓,品质尤佳,故有紫厚朴、油厚朴之名。《伤寒论》入 6 方次,《金匮要略》入 11 方次。

一、原文考证

1. 厚朴大黄汤

原文:**支饮胸满者,厚朴大黄汤主之。(十二)**

提示:本方药仅三味,厚朴一尺,大黄六两,枳实四枚。支饮是一种古病名,其主要表现为"咳逆倚息,气短不得卧,其形如肿"(十二)。本方厚朴用量为一尺，其分量多少尚无定论。其一，编者同意误斤为尺的说法。从汉代主要的书体小篆看，斤和尺的字体相近，"斤"字存在传抄失误的可能性极大。其二，按此推论，并按东汉一两为13.8g（熊长云．秦汉度量衡研究．北京大学博士学位论文，2017）折算，厚朴大黄汤的用量如下：厚朴（一尺）220g，大黄（六两）83g，枳实（四枚）80g。其三，与同样用厚朴一尺的麻子仁丸用量比较，其中麻子仁、杏仁按《经方剂量揭秘》一书中实测参考值，则麻子仁丸的用量如下：麻子仁（二升）200g，芍药（半斤）110g，枳实（半斤）110g，大黄（一斤）220g，厚朴（一尺）220g，杏仁（一升）112g。从两方折算的用量看，大黄、厚朴、枳实的比例是比较接近的。如此可见，厚朴一尺的厚朴大黄汤不仅是最简方，也是最大量方，推测原文记载的支饮胸满与厚朴的主治密切相关。

2. 厚朴三物汤

原文：痛而闭者，厚朴三物汤主之。（十）

提示：痛，指腹胀满疼痛；闭，指便秘。莫枚士认为此方"乃腹满痛便闭之主方"。《千金翼方》卷十八方厚朴汤方用厚朴八两，枳实五枚，大黄四两，为末，水煎取五升，纳大黄煮取三升，分三服。治"腹满，发热数十日""主腹中热，大便不利"。其方药用量与厚朴三物汤完全相同，所以《千金翼方》的记载可以对厚朴三物汤的"痛而闭"作补充。

本方厚朴八两，大黄四两，枳实五枚，分量与大承气汤一样，加芒硝，即为大承气汤。大承气汤治痞满燥实，是业界共识。其中大黄攻实，枳实除痞，芒硝润燥，而厚朴主治腹满。大承气汤的经典原文多处提及腹满痛及大便不通，如"腹满而喘"（208），"腹满不减，减不足言"（255），"腹满痛"（241），"腹胀不大便"（322），"不大便五六日，上至十余日"（212），"大便难而谵语者"（220）。值得注意的是，小承气汤的组成与厚朴三物汤相同，但厚朴用量仅二两，原文主治便很少提及腹满，提示腹满与厚朴相关。

3. 厚朴七物汤

原文：病腹满，发热十日，脉浮而数，饮食如故，厚朴七物汤主之。（十）

提示：本方即厚朴三物汤加桂枝、甘草、生姜、大枣，主治不离腹满。《本草纲目》卷三十五谓本方治"腹痛胀满"。

4. 厚朴生姜半夏甘草人参汤

原文：发汗后，腹胀满者，厚朴生姜半夏甘草人参汤主之。（66）

提示：此方中人参与厚朴的比例为1：8，厚朴用量大大高于人参，用于吐下后腹胀满者。《张氏医通》治胃虚呕逆，痞满不食；《类聚方广义》"治霍乱吐泻后，腹犹满痛，有呕气者"。本方无大黄、枳实，依然用于腹胀满，可见厚朴主治腹胀满。

5. 厚朴麻黄汤

原文：咳而脉浮，厚朴麻黄汤主之。（七）

提示：《外台秘要》引《深师方》小投杯汤，用方与厚朴麻黄汤相同，"疗久逆上气，胸满，喉中如水鸡鸣。经用甚良。"提示厚朴治胸满咳喘。

6. 桂枝加厚朴杏子汤

原文：喘家，作桂枝汤，加厚朴杏子佳。（18）太阳病，下之微喘者，表未解故也，桂枝加厚朴杏子汤主之。（43）

提示：桂枝汤本不治喘，加厚朴、杏仁治喘，可见厚朴、杏仁用于咳喘。又本方厚朴用量仅二两，为最小量方，治"微喘"；厚朴大黄汤治"支饮胸满""咳逆倚息"，咳喘程度严重，厚朴用量最大，达一斤，可见咳喘也是厚朴主治。

7. 栀子厚朴汤

原文：伤寒下后，心烦，腹满，卧起不安者，栀子厚朴汤主之。（79）

提示：此方是栀子大黄汤去大黄、豆豉，加厚朴而成。栀子大黄汤治"酒黄疸，心中懊憹，或热痛"（十五），主治未提及腹满，而栀子厚朴汤条文强调腹满，可见厚朴除腹满。

8. 半夏厚朴汤

原文：妇人咽中如有炙脔，半夏厚朴汤主之。（二十二）

提示：本方治疗咽喉异物感及胸满。《医方集解》："治七情气郁，痰涎结聚，咯不出，咽不下，胸满喘急，或咳或呕，或攻冲作痛。"《千金方》："半夏厚朴汤，治胸满，心下坚，咽中帖帖，如有炙肉，吐之不出，吞之不下。"

二、 药证发挥

厚朴主治腹满、胸满，兼治咳喘。

1. 腹满

腹满，即腹胀满膨隆，叩击有鼓音，按压有轻度抵抗感，或伴有振水音，或胀痛，或呕吐等。《本草经集注》谓厚朴"治霍乱及腹痛胀满"，《药性论》谓厚朴"主心腹满"，均与仲景主治相一致。后世的经验证实厚朴除腹满。《肘后备急方》卷二方厚朴汤，方用厚朴四两，桂二两，枳实五枚，生姜三两，水煎，分为三服；治卒霍乱，呕烦，腹胀。《太平惠民和剂局方》平胃散，方用苍术、厚朴、陈皮、甘草为细末煎服，"治脾胃不和，不思饮食，心腹胁肋胀满刺痛，口苦无味，胸满短气，呕哕恶心，噫气吞酸，面色萎黄，肌体瘦弱，怠惰嗜卧，体重节痛，常多自利等"。

张锡纯年轻时每午后腹胀，单独嚼服厚朴 2g 后，2 天即消失。(《医学衷中参西录》) 岳美中治疗 1 例顽固性腹胀，自诉心下胀满，日夜有不适感，投《伤寒论》厚朴生姜半夏甘草人参汤原方，厚朴用 12g，二诊而愈。(《岳美中医案》)《本草汇言》如此评价厚朴："一切饮食停滞，气壅暴胀，与夫冷气、逆气，积年冷气入腹，肠鸣，虚吼，痰饮吐沫，胃冷呕逆，腹痛泄泻及脾胃壮实之人偶感风寒，气实人误服参芪致成喘胀，诚为要药。"

2. 胸满

胸满，即胸膈间的一种气塞满闷感，多伴有咳逆、气喘、痰鸣、惊悸、咽喉异物感等。胸满还应该有客观表现，如桶状胸。阻塞性肺气肿通常有桶状胸，胸廓前后径与左右径均等，肋间隙明显增宽。和田东郭的"治喘一方"即是茯苓杏仁甘草汤加苏子、肉桂、厚朴。

胸满，是呼吸道疾病的常见症状，《珍珠囊药性赋》谓厚朴"主肺气胀满，膨而喘咳"(王好古)。后世治疗咳喘，常用厚朴，如《太平惠民和剂局方》苏子降气汤，治疗"上盛下虚，膈壅痰多，咽喉不利，咳嗽"。

胸满，也是许多精神神经系统疾病的常见症状。如半夏厚朴汤治"妇人咽中如有炙脔"(二十二)，这是一种咽喉异物感的形象表述。"咽中"可以放大至口腔、鼻腔、胸部、上消化道乃至全身，这些部位的不适感、异物感，都可以视为半夏厚朴汤的主治。《太平惠民和剂局方》四七汤，即半夏厚朴汤加大枣，"治喜、怒、悲、思、忧、恐、惊之气结成痰涎，状如破絮，或如梅核，在咽喉之间，咯不出，咽不下，此七气所为也。或中脘痞满，气不舒快，或痰涎壅盛，上气喘急；或因痰饮中结，呕逆恶心，并宜服之。"当今多将此方用于胸闷心悸、咽部异物感的抑郁症、焦虑症的治疗。这与《神农本草经》厚朴主"惊悸"，《本草经集注》主

"除惊，去留热，止烦满"的记载是相近的。

　　胸满与腹满常常同时出现。治疗胸满咳喘的桂枝加厚朴杏子汤、厚朴麻黄汤、厚朴大黄汤、枳实薤白桂枝汤必有腹满；治疗腹满的厚朴三物汤、半夏厚朴汤等也可见咳喘。咳喘者常常腹胀而大便不通，腹胀、饮食不化者又常常诱发咳喘，而导致胸满。如果两者皆有且程度严重者，厚朴重用。

三、　方根提取

1. 厚朴–生姜

　　厚朴、生姜组合，主治腹满呕吐。加半夏、人参、甘草，治吐泻后的腹胀、恶心、不欲食，方如厚朴生姜半夏甘草人参汤。加半夏、茯苓、苏叶，治七情不和导致的咽喉异物感和胸满腹满等，方如半夏厚朴汤。《外台秘要》卷六引《经心录》方厚朴汤（厚朴二两，生姜三两），治霍乱后烦呕。

2. 厚朴–枳实

　　厚朴、枳实组合，主治胸腹满痛。加大黄，治胸腹满痛、大便干结，方如厚朴三物汤、小承气汤；如重用厚朴，可治胸满咳喘，方如厚朴大黄汤；加栀子，治心烦、腹满，卧起不安，方如栀子厚朴汤；加瓜蒌、薤白、桂枝，治胸满咳喘、气上抢心、便秘，方如枳实薤白桂枝汤。

3. 厚朴–杏仁

　　厚朴、杏仁组合，主治咳喘。合桂枝汤，名桂枝加厚朴杏子汤；治反复咳喘，其人消瘦、自汗、脉浮者。加麻黄、半夏、干姜、细辛、五味子、小麦，名厚朴麻黄汤；治咳逆上气，胸满，喉中如水鸡鸣叫声。

4. 厚朴–人参

厚朴、人参组合，主治胃虚痞满不食。加半夏、干姜、甘草，方如厚朴生姜半夏甘草人参汤。《圣济总录》卷一百七十厚朴汤，方用姜炙厚朴、人参、炒粟米、生姜煎服，治小儿呕吐不止。《医方类聚》卷一百零二引《御医撮要》厚朴汤，方用姜炙厚朴二两，人参一两，炒陈橘皮二两，白术二两为末，每服二钱，入生姜一分，水煎服；治脾胃气虚，不能食，腹内冷气胀闷。

四、应用参考

1. 厚朴止泻

厚朴配大黄通便，但配白术可以止泻。《本草经集注》谓厚朴"主温中益气，消痰下气，治霍乱及腹痛胀满……泄痢……厚肠胃"。《千金翼方》卷十八方厚朴汤治霍乱心烦，方用厚朴、高良姜、桂心各三两为末，水煎，分二服。《圣济总录》卷七十四方厚朴汤用厚朴、黄连为末，水煎温服，治伤湿濡泻不定，且"治小儿泄痢不止亦效"。王孟英《霍乱论》连朴饮，方用厚朴、黄连、石菖蒲、栀子、豆豉、芦根同用；治湿热霍乱。《普济本事方》有芎朴丸，用川芎、姜厚朴、白术为丸；治小儿疳积，形体消瘦，泄泻白水，腹部膨胀，不思饮食。《三因极一病证方论》有香朴丸，用姜厚朴、白术、茴香、陈皮、诃子、煅石脂为丸；主治胃肠虚冷，泄泻无度，脘腹痞胀。

2. 厚朴化湿

《神农本草经》谓厚朴"主治中风，伤寒，头痛，寒热"。后世温病家治疗湿温病常用厚朴。叶天士取《太平惠民和剂局方》藿香正气散中藿香、厚朴、陈皮、茯苓四药为基础方，巧妙加味，形成了一系列变通正气散法，用以治疗湿、暑湿、泄泻、痢疾等病证。后被吴鞠通整理命名为五首加减正气散，记录在《温病条辨》中。其方证虽有差异，但脘闷腹胀、便溏、苔白腻是大致相同的表现。

3. 用量

张仲景用厚朴有三个剂量段。在汤剂中，大剂量（半斤至一斤）治疗腹满。中等剂量（四至五两）治疗胸满咳喘。小剂量（二至三两），或配大黄、枳实，治疗大便干结；或配合半夏、茯苓、苏叶治疗咽喉异物感；或配合杏仁、桂枝、甘草等治疗虚人咳喘。

五、 选方思路

1. 以腹胀、便秘为特征的疾病，如肠梗阻、帕金森病、神经症、消化不良等，胸闷心烦、舌红苔黄者，常配伍枳实、大黄、山栀等，方如小承气汤、栀子厚朴汤等。恶心、食欲不振、痰多、苔腻者配茯苓、苏叶、生姜、半夏、人参等，方如半夏厚朴汤、厚朴生姜半夏甘草人参汤。

2. 以胸满、咳喘为特征的疾病，如支气管哮喘、支气管炎等，常配伍半夏、紫苏、茯苓、麻黄、桂枝、枳实、瓜姜、薤白、杏仁等，方如半夏厚朴汤、枳实薤白桂枝汤、厚朴麻黄汤等。

六、 文献摘录

《神农本草经》："厚朴，味苦温，主中风，伤寒，头痛，寒热，惊悸气，血痹，死肌，去三虫。"

《本草经集注》："温中，益气，消痰下气，治霍乱及腹痛胀满，胃中冷逆，胸中呕逆不止，泄痢，淋露，除惊，去留热，止烦满，厚肠胃。"

《药性论》："主疗积年冷气，腹内雷鸣，虚吼，宿食不消，除痰饮，去结水，破宿血，消化水谷，止痛，大温胃气，呕吐酸水，主心腹满，病人虚而尿白。"

《药征》："厚朴主治胸腹胀满也，旁治腹痛……张元素曰：厚朴虽除腹胀，若虚弱人，宜斟酌用之，误则脱人之元气也。为则曰：是无稽之言也。古语曰：攻病以毒药。方疾之渐也，元气为其所抑遏，医以毒药攻之，毒尽而气旺，何怖之有？请举其征。大承气汤，厚朴为君，而有此汤之证者，多乎不能食、神气不旺者，于是施以此汤，则毒除也。毒除能食，能食气旺，往往而然也。厚朴脱人之元气，徒虚语耳！"

《本经疏证》："两书中用枳实之方十有七，用厚朴之方十有四，而枳朴联用者八方，八方之中，与大黄同用者六。譬之西人之制火器焉，大黄则药，枳朴则木炭也；譬之古人之制劲弩焉，大黄则矢，枳朴则机栝也。故夫枳朴联用，不同大黄者仅二方，曰枳实薤白桂枝汤，曰栀子厚朴汤。二证者，一由表邪方炽而误下，故心腹烦满，卧起不安，乃却欲出表而不得，故方名但出厚朴，不出枳实，以厚朴之性原向表也；一由里气壅逆，故心中痞，留气结在胸，胸满，胁下逆抢心，乃气欲下归而不得，故方名但出枳实，不出厚朴，以枳实之性原向下也。于此可见枳朴之同而异。发汗不解，腹满痛者，宜大承气汤；腹满不减，宜大承气汤；腹胀不大便者，宜大承气汤；其热不潮，未可与承气汤；若腹大满不通者，可与小承气汤，微和胃气，勿令大泄下；病腹满发热十日，脉浮而数，饮食如故，宜厚朴七物汤；腹满痛而闭者，宜厚朴三物汤；支饮胸满者，宜厚朴大黄汤。是枳朴明为胀满设矣。而方中分数，惟小承气汤枳朴最少。厚朴七物汤、厚朴三物汤，即小承气，惟以积朴多用易其名，且表证多者厚朴多，表证少者厚朴少。于此可见积朴之异而同。同异之间，积实之所以泄满，厚朴之所以已胀者，可窥矣。"

第三节　瓜蒌实

瓜蒌实为葫芦科植物瓜蒌的成熟果实，始载于《神农本草经》，也写作栝楼或栝蒌。瓜蒌成熟果实经去柄洗净，置笼内蒸至稍软，压扁切块入药者，以成熟、橙黄、肥大者为上品。《伤寒论》入2方次，《金匮要略》入3方次。

一、　原文考证

1. 栝楼薤白白酒汤、栝楼薤白半夏汤、积实薤白桂枝汤

原文：胸痹之病，喘息咳唾，胸背痛，短气，寸口脉沉而迟，关上小紧数，栝楼薤白白酒汤主之。（九）胸痹，不得卧，心痛彻背者，栝楼薤白半夏汤主之。（九）胸痹，心中痞气，气结在胸，胸满，胁下逆抢心，积实薤白桂枝汤主之。（九）

提示：栝楼薤白白酒汤为瓜蒌实一枚，薤白半斤，白酒七升；如减薤白用量为三两，加半夏半斤，为栝楼薤白半夏汤；如去白酒，加桂枝、积实、厚朴，为积实薤白桂枝汤。三方主治胸痹，均有瓜蒌实、薤白。

2. 小陷胸汤

原文：小结胸病，正在心下，按之则痛，脉浮滑者，小陷胸汤主之。

（52）

提示：结胸，古病名，语出《伤寒论》，是痰液或水等结于胸中的一种病证。其特征是胸痛胸闷，有时连及上腹部或肩颈部。但其病变的部位在胸膈，伴有上腹部疼痛、咳嗽、气喘等症状。根据腹痛程度不同，结胸有大小之分。如大结胸病为"不大便五六日，舌上燥而渴，日晡所小有潮热，从心下至少腹硬满而痛不可近者"（137）。一般来说，若不按而痛者，为大结胸；按之而痛者，为小结胸。小陷胸汤是小结胸病的专方。莫枚士认为："栝蒌善解痰结""小结胸症所以心下痛者，以中有黄涎胸痹症。"（《经方例释》）黄涎，即黄黏痰。提示小陷胸汤下黄粘痰。

《伤寒论》《金匮要略》中凡"脉滑"者，多有大便不通、腹痛拒按等。如"脉滑而数者，有宿食也，当下之"（256），"脉数而滑者，实也，此有宿食，下之愈"（十）。"脉浮滑"，提示小陷胸汤主治的胸痹，不仅有黄黏痰，而且有上腹部按压痛及大便不通。

此方与栝楼薤白半夏汤相似。彼用薤白，此用黄连者，用莫枚士的话说："以结胸、脉浮滑为阳证，故用苦寒；胸痹脉沉迟、紧数为阴证，故用辛温。经方一味不苟如此。"（《经方例释》）

3. 小柴胡汤

原文：若胸中烦而不呕者，去半夏、人参，加栝楼实一枚。

提示：半夏、人参可治呕，不呕故去之；胸中烦，必有闷痛，否则不会用瓜蒌实。

二、 药证发挥

瓜蒌实主治胸痹，兼治咳喘而痰黏、大便不通者。

1. 胸痹

其症为胸部的窒闷感、疼痛感，常常涉及背部及上腹部，可伴有咳吐黏痰、食欲不振、大便燥结等。后世《圣济总录》卷七十三方用瓜蒌实去壳焙干，与陈曲末为细末，葱白汤调服，治酒癖胁下胀满，不能饮食。《三因极一病证方论》栝楼丸用全瓜蒌、枳壳研末为丸，治胸痹气塞，胸痛彻背，喘息咳逆，心腹痞满。

2. 咳喘

这种胸闷痛多伴有咳嗽气喘，多有痰。《赤水玄珠》瓜蒌丸（瓜蒌仁、半夏、山楂、神曲、竹沥姜汤）治食痰壅滞喘咳。《医学入门》栝连丸（瓜蒌仁、杏仁、黄连、竹沥、韭汁）治酒伤痰嗽喘息。《杂病源流犀烛》栝蒌青黛丸（瓜蒌仁、青黛）治伤酒而致的湿痰作嗽，均离不开痰。从后世医案看，瓜蒌实适用的痰，大多量多黏黄。

3. 不大便

瓜蒌实能治便秘，适用于大便干燥难解者。可与火麻仁、芒硝等同用。通便，瓜蒌仁尤佳。

三、 方根提取

1. 瓜蒌实-薤白

瓜蒌实、薤白组合，主治胸痛彻背、咳吐黏痰，方如栝楼薤白白酒汤、栝楼薤白半夏汤、栝楼薤白桂枝汤。

2. 瓜蒌实-半夏

瓜蒌实、半夏组合，主治胸闷胸痛。加黄连，治吐黄黏痰、便秘者，方如小陷胸汤。加薤白，治唇黯苔白、气短吐白痰者，方如栝楼薤白半夏汤。《重订严氏济生方》有方用瓜蒌子、半夏各一两，生姜汁打面糊，为丸服用，治肺脏蕴热痰嗽、胸膈寒满。

3. 瓜蒌实-枳实

瓜蒌实、枳实组合，主治胸闷、腹满而痛、便秘，方如枳实薤白桂枝汤。《圣济总录》卷六十一枳实汤，方用枳实半两，瓜蒌实一枚，厚朴三两，锉如麻豆，每服五钱匕，水煎温服，治胸痹。

四、 应用参考

1. 治乳房病

乳房病多见胸痛，瓜蒌实可用。《万病回春》有瓜蒌散一方，用瓜蒌、当归、乳香、没药、甘草，酒煎服，主治妇人乳痈、乳疽、奶痨。现代报道用瓜蒌实与全蝎验方吞服治乳腺纤维瘤及乳腺小叶增生［唐文轩. 全蝎瓜蒌散治验乳房纤维腺瘤 11 例. 江苏中医，1982（5）：21］。

2. 腹证

瓜蒌实证的胸痛有腹证、舌证。以手按之，剑突下或上腹部可见压痛。因大便干结，或数日一解，其舌苔可见厚腻，在配合黄连、半夏的小陷胸汤方证中特别明显。此现象在后世名医医案中屡见不鲜。《续名医类案》记载"一妇人，患胸中痞急，不得喘息，按之则痛，脉数且涩，此胸痹也。因与小陷胸汤，二剂而愈"。《程原仲医案》记载"京师邻人陈怀玉尊间，患伤寒六七日，胸高胀痛，按之坚硬痛甚，予用半夏三钱，瓜蒌仁二钱，黄连一钱五分，姜三大片，煎服，胸宽痛止病愈"。《黎庇留医案》记载"黄植泉之母……形神疲倦……诊其脉则浮滑，症则心下苦满、按之极痛、不能饮食。举家怆惶！予拟与小陷胸汤……一服结解不痛，不用再服。调养数日，渐起居如常矣"。

五、 选方思路

1. 以胸背痛、咳吐白黏痰、大便秘结、唇黯脉沉为表现的疾病，如呼吸道疾病的支气管哮喘、慢性阻塞性支气管炎等，以及心血管疾病的冠心病、心绞痛等，可选用栝楼薤白白酒汤、栝楼薤白半夏汤、枳实薤白桂枝汤。

2. 以胸闷痛、吐黄黏痰、大便秘结、舌红苔厚、脉浮滑、上腹部压痛为表现的疾病，如呼吸道感染、消化道炎症，以及一些心血管疾病，可选用小陷胸汤。

3. 以胸痛胁痛为表现的疾病，也有应用瓜蒌的。如《医学心悟》卷三方用瓜蒌一枚连皮捣烂，粉甘草二钱，红花七分，水煎服；治肝气胁痛，或发水泡。现代有多篇报道此方用于带状疱疹及后遗神经痛。

六、 文献摘录

《本草经集注》："治胸痹，悦泽人面。"

《药征》："栝楼实主治胸痹也，旁治痰饮。""枳实薤白桂枝汤条曰胸痹云云，枳实薤白桂枝汤主之，人参汤亦主之。《金匮要略》往往有此例，此非仲景之古也。夫疾医之处方也，各有所主，岂可互用乎？胸痹而胸满上气、喘息咳唾，则枳实薤白桂枝汤主之；胸痹而心下痞硬，则人参汤主之。此所以不可相代也，学者思诸。"

本章提要

枳实、厚朴、瓜蒌实都是宽胸理气药，能用于胸痹、心痛、腹满、便秘等气滞证。这种气滞证也属于实证，不过不是大黄、芒硝主治的肠道积热燥屎，而是胸膈间的有热痰或滞气、胃肠道的积滞或水饮。临床表现为胸痛腹满、心下坚、不能食、不大便等，代表方有枳术汤、枳实芍药散、四逆散、厚朴七物汤、栀子厚朴汤、小陷胸汤、枳实薤白桂枝汤等。

三药均能治疗胸闷胸痛。枳实主治心下坚、胸痹、腹满痛；厚朴主治腹满、胸满，兼治咳喘；瓜蒌实主治胸痹，兼治咳喘而痰黏、大便不通者。枳实擅长止痛，厚朴擅长除满，瓜蒌实擅长化痰。

枳实与厚朴均能治胸腹满，但厚朴除胀满，枳实除坚满；厚朴除满不治痛，枳实除满且治痛。枳实、芍药均治腹痛，但芍药是解急痛、痛呈阵发性，枳实除结痛、痛呈持续充实性，故芍药多配甘草，而枳实多配厚朴、大黄。

瓜蒌实与枳实均主治胸痹，其区别在于：瓜蒌实证偏于胸闷，而枳实证偏于腹痛，故咳吐黏痰者多用瓜蒌实，而腹痛腹满者多用枳实。

经方中具有宽胸理气功效的药物，尚有薤白、陈皮、杏仁等。

第十章

人参、麦冬

第一节 人参

人参为五加科植物人参的根。主产于我国东北吉林省的长白山区，常称吉林人参。《伤寒论》入 22 方次，《金匮要略》入 29 方次。

一、原文考证

1. 白虎加人参汤

原文：服桂枝汤，大汗出后，大烦渴不解，脉洪大者，白虎加人参汤主之。（26）伤寒，若吐若下后，七八日不解，热结在里，表里俱热，时时恶风，大渴，舌上干燥而烦，欲饮水数升者。（168）伤寒，无大热，口燥渴，心烦，背微恶寒者。（169）伤寒，脉浮，发热无汗……渴欲饮水无表证者。（170）阳明病，脉浮而紧，咽燥口苦，腹满而喘，发热汗出，不恶寒，反恶热，身重……若渴饮水，口干舌燥者。（222）

提示：《伤寒论》白虎汤方证无一条有口渴证，白虎加人参汤六条原文，条条有"渴"。另外，小柴胡汤条下有"若渴，去半夏，加人参，合前成四两半，栝楼根四两"（96），"若不渴，外有微热者，去人参"（96）。可见人参主渴，这种渴程度严重，为"大渴""大烦渴""欲饮水数升"，而且有"舌上干燥""脉洪大"等客观指征。

2. 桂枝加芍药生姜人参新加汤

原文：发汗后，身疼痛，脉沉迟者，桂枝加芍药生姜人参新加汤主之。（62）

提示：桂枝汤是治疗自汗、脉虚浮者，此条提示在大量发汗以后，患者出现身体疼痛，脉象由浮转沉，而且脉来迟缓的时候，是使用人参的机会。另考附子汤用人参，配合附子、白芍、白术、茯苓，治"身体痛，手足寒，骨节痛，脉沉者"（305）。可见人参能治身体痛，但都有脉沉的凭证。

3. 四逆加人参汤

原文：恶寒，脉微而复利。 利止，亡血也。 四逆加人参汤主之。（385）

提示：四逆汤多用于霍乱腹泻，在反复腹泻后，患者出现怕冷脉象微弱的时候，可以在四逆汤上加人参。通脉四逆汤条下有"利止脉不出者，去桔梗，加人参二两"（317）。脉不出，即脉微、脉沉之谓。可见脉微是加人参的指征之一。

4. 大半夏汤、干姜人参半夏丸

原文：胃反呕吐者，大半夏汤主之。《千金》云：治胃反不受食，食入即吐。《外台》云：治呕，心下痞硬者。（十七）妊娠呕吐不止，干姜人参半夏丸主之。（二十）

提示：两方是人参方中的最简方（三味），两方皆用于呕吐，皆有人参与半夏。半夏主呕吐，则"心下痞硬"当是人参所主。《伤寒论》中主"心下痞硬"方还有甘草泻心汤、生姜泻心汤、旋覆代赭汤、桂枝人参汤，以上4方均有人参。甘草泻心汤治"其人下利，日数十行，谷不化，腹中雷鸣，心下痞硬而满，干呕，心烦不得安"（158）。桂枝人参汤治"利下不止，心下痞硬，表里不解者"（163）。生姜泻心汤治"伤寒汗出解之后，胃中不和，心下痞硬，干噫食臭，胁下有水气，腹中雷鸣，下利者"（157）。旋覆代赭汤，治"伤寒发汗，若吐，若下，解后，心下痞硬，噫气不除者"（161）。以上四方所治都是非常严重的腹泻或经过吐下后的变证。除以上两方外，人参方止呕者尚很多。如小柴胡汤治"心烦喜呕"，半夏泻心汤治"呕而肠鸣心下痞"，茯苓饮治吐水，吴茱萸汤治"食谷欲呕"，麦门冬汤治"大逆上气、咽喉不利"，竹叶石膏汤治"气逆欲吐"，橘皮竹茹汤治"哕逆"，大建中汤治"呕不能饮食"，旋覆代赭汤治"噫气不除"，黄连汤治"胃中有邪气，腹中痛，欲呕吐"。大多是反复呕吐，或吐下后。可见治呕为人参专长，心下痞硬是人参主治的客观指征。

人参止呕，后世的记载较多。如《外台秘要》卷六引《延年方》人参饮（人参、橘皮、生姜）治呕吐。《外台秘要》卷六引崔氏方人参汤（人参、胡麻仁、橘皮、枇杷叶）治呕吐。《圣济总录》卷一百七十六人参汤（人参、陈橘皮）治小儿呕吐。《医方类聚》卷一百零三引《神巧万全书》人参汤（人参、鸡子白、薤白、粟米粥，相和搅匀，顿服）治翻胃。

5. 人参汤

原文：胸痹，心中痞气，气结在胸，胸满，胁下逆抢心，枳实薤白桂枝汤主之，人参汤亦主之。（九）

提示：莫枚士说"此方自甘草干姜汤来，虽参术并重，而经方例，凡主药皆不去。加减法中云：去术者三，则术非主药可知，独人参不言去，是人参为主药，故得专方名也"（《经方例释》）。胸痹，即胸闷痛。除本条明确人参汤主胸痹外，胸痹用人参的方，还可见于治"心胸中大寒痛，呕不能饮食"（十）的大建中汤，以及治"九种心痛"（九）的九痛丸，此三方均有人参、干姜。《千金翼方》卷十五人参汤，用人参、枳实、甘草、栝楼根、干姜、白术，主散发诸气逆、心腹绞痛，不得气息，命在转烛。此方可以看作是人参汤的加味方。

6. 理中丸

原文：霍乱，头痛，发热，身疼痛……寒多不用水者，理中丸主之。（386）大病差后，喜唾，久不了了……宜理中丸。（396）理中汤条下有：腹中痛者，加人参，足前成四两半。（386）

提示：人参汤为丸，名理中丸，主治霍乱。霍乱是古代对急性腹泻类疾病的称呼，吐泻后，张仲景多用人参、干姜，方如四逆加人参汤、吴茱萸汤、干姜黄芩黄连人参汤、乌梅丸等。吴茱萸汤治"少阴病，吐利，手足逆冷，烦躁欲死者"（309），干姜黄芩黄连人参汤治"伤寒本自寒下，医复吐下之，寒格，更逆吐下，若食入口即吐"者（359），乌梅丸治蛔厥及久利。

"腹中痛"而加人参，是霍乱吐利后，其人当极虚羸，且毫无食欲，此痛当喜按，如内补当归建中汤证一样。《千金》内补当归建中汤"治妇人产后虚羸不足，腹中刺痛不止，吸吸少气，或苦少腹中急，摩痛引腰者，不能食饮。产后一月，日得四五剂为善，令人强壮"（二十一）。《广济方》于四逆汤方下云："若吐之后，吸吸少气及下而腹满者，加人参一两。"可见，吐利之后，吸吸少气，不能饮食，虚羸不足，应该看作是用人参的指征。

另外，理中丸原文提及的"身疼痛"，与新加汤所治"发汗后，身疼痛，脉沉迟"应该是同样的状况，提示人参多用于汗吐下后导致的身体疼痛。

二、药证发挥

人参主治汗、吐、下后，或大烦渴，或身疼痛，或心下痞硬，脉或洪

大，或沉，或微，或脉结代者。

1. 汗吐下后

汗、吐、下是古代医学常规的治疗方法，也指疾病导致的剧烈吐泻和反复出汗，可以理解为一种极度强烈且持久的不良刺激。在这种不良刺激下，机体出现应激的疲劳状态及体液丢失失衡，临床多见一系列变化：①脉象由滑转为洪大无伦，或由浮大变为沉细甚至微弱，甚至脉迟、脉结代；②身体由怕热多汗，变为畏寒怕风无汗；③面色由发红有光变得萎黄或苍白；④食欲下降甚至毫无食欲；⑤或呕吐不止，或身体疼痛；⑥出现皮肤干枯，肌肉萎缩，口干渴，舌面干燥；⑦人变得精神萎靡，烦躁不安。以上这些汗吐下后出现的状态，后世的解释是"气阴两伤""津液不足"等。后世医家也认为人参救津液，如陈修园认为："仲景于汗、吐、下阴伤之证，用之以救津液。"（《神农本草经读》）莫枚士认为："人参补虚以主亡津。"（《经方例释》）王孟英认为："西洋人参，虚人霍乱之主药。"（《随息居重订霍乱论》）

2. 大烦渴

在发热性疾病中最多见，有强烈的渴感，需要不停地大量喝水，并伴有多汗、口腔干燥、舌面无津等，此时有用人参的机会。《本草经集注》谓人参"止消渴"，《药性赋》"止渴生津液"，《中华人民共和国药典》（2015）"津伤口渴，内伤消渴"。此时，人参多配白术，或配石膏、麦冬等。人参、白术均能治疗口渴，其渴想饮水，想饮热水，但喝不多，心下部常常痞满不适，其人多面黄脉微，多见于吐泻性疾病中。人参、石膏、麦冬也能治疗口渴，其渴感十分严重，能大量喝水，且喜饮冷水，舌面干燥无津，其人多羸瘦气短、脉洪大，多见于发热性疾病的大汗以后，舌面干燥。人参、白术是健脾补气生津，人参、石膏、麦冬是清热养阴生津。

3. 身疼痛

在汗、吐、下后体液不足的状态下，其疼痛多为全身性，或有部位可指，也有定位模糊弥散，其痛或酸胀，或钝痛，或如锥扎，或如刀割，或有幻觉痛。疼痛大多慢性化。病人面容憔悴、目睛无光、烦躁不安。多见于恶性肿瘤等消耗性疾病晚期出现的疼痛。麻黄、附子、人参均治身疼痛，其区别当在脉象、体质。麻黄脉紧有力，其人无汗、身体壮实；附子脉沉，其人精神萎靡、舌苔水滑；人参脉弱或洪大，其人消瘦、食欲不振。

4. 心下痞硬

心下痞硬为上腹部扁平而按之硬，且无底力（按之有中空感）和弹性，是人参证的重要体征。多见于呕吐腹泻不止者，患者的体液和体力的消耗严重，故患者必食欲不振、精神萎靡、恶风怕冷、消瘦明显。

5. 脉或洪大，或沉，或微，或脉结代

脉象也是人参证的重要体征。加人参汤三方皆主治汗吐下之后诸症，且都有脉症为凭。白虎加人参汤的"脉洪大"，桂枝加芍药生姜人参新加汤的"脉沉迟"，四逆加人参汤的"脉微"。

脉洪大，脉来极大，如波涛汹涌，滔滔满指，多为热盛之象。陈修园认为是洪大无伦。（《伤寒论译释》）无伦是无次序之意，提示心律不齐。吴鞠通认为是脉空大无力："脉浮大而芤……脉若散大者，急用之，倍人参。"（《温病条辨》）这种散大脉，多见于久病气虚，或失血、久泄等病，属邪盛正衰之危象。

脉沉，为重按方得；脉迟，为脉来缓慢，一息不足四至。成无己说："脉沉迟者，营血不足也。"按《伤寒论》的规定，"假令尺中迟者，不可发汗"（50），也就是不可用麻黄等发汗药。

脉微，即脉来极细极软，若有若无，欲绝非绝，起落模糊，所谓的"脉不出""脉微欲绝"。多见于阳气衰微，循环衰竭的危象。

除以上脉象外，含有人参、甘草的炙甘草汤治"伤寒，脉结代，心动悸"（177），以及"虚劳不足，汗出而闷，脉结悸"（六）。结脉，指缓慢而间歇的脉。代脉，指脉来缓慢而有规则的间歇。可以将伴有心动悸的结代脉视为"人参脉"。

三、 方根提取

1. 人参-半夏

人参、半夏组合，主治呕吐不止。加蜂蜜同煎，为大半夏汤，适用于瘦弱之人的反复呕吐、便秘干结不食者。加生姜、甘草、大枣，是治吐泻诸症的常用组合，如心下痞硬、呕吐、下利者，方如半夏泻心汤、生姜泻心汤、黄连汤、旋覆代赭汤、小柴胡汤等。

2. 人参-茯苓

人参、茯苓组合，主治惊悸虚烦。孙思邈说："人参、茯苓皆治心烦闷及心虚惊悸，安定精神。"（《备急千金要方》卷三）人参配龙骨、牡蛎、桂枝、大黄，治胸满、烦惊、谵语等，方如柴胡加龙骨牡蛎汤；配附子、干姜、甘草，治汗下后，病仍不解的烦躁不安，方如茯苓四逆汤。治疗风癫的侯氏黑散，治疗虚劳诸不足的薯蓣丸，以及后世安神定志的天王补心丹（《校注妇人良方》）、归脾汤（《济生方》）、定志丸（《杨氏家藏方》）、养心汤（《仁斋直指方》）等，方中均有人参、茯苓的组合。

3. 人参-附子

人参、附子组合，主治反复汗吐下后，脉微细欲绝，四肢厥冷者。方如四逆加人参汤、茯苓四逆汤、通脉四逆汤、附子汤等。后世治"真阳不足，上气喘急，自汗盗汗、气虚头晕"的参附汤（《严氏济生方》），治"寒邪直中于里""阴冷极盛，脱证随见"的附子理中汤（《医学心悟》）等，都有如此组合。

4. 人参–大枣

人参、大枣组合，主治汗吐后见消瘦、少气、呕吐、食欲不振者。加生姜、甘草，为《千金》生姜甘草汤，治肺痿咳唾涎沫不止，咽干口燥者。加吴茱萸、生姜，为吴茱萸汤，治干呕、吐涎沫、头痛、烦躁者。加橘皮、竹茹、生姜、甘草，为橘皮竹茹汤，治干呕。此外，新加汤、小柴胡汤、半夏泻心汤、甘草泻心汤、生姜泻心汤、旋覆代赭汤、黄连汤等，均有如此组合。

5. 人参–橘皮

人参、橘皮组合，主治吐后食欲不振、或病后干呕、呃逆、嗳气者。加竹茹、生姜、大枣、甘草，为橘皮竹茹汤，治疗恶心、呕吐以及呃逆嗳气者。加茯苓、白术、枳实、生姜，为《外台》茯苓饮，治胸闷腹胀，不能食，胃内停水者。后世如此配方更多。如《圣济总录》卷一百七十六人参汤，即人参、陈橘皮，治小儿呕吐。《外台秘要》卷六引《延年方》人参饮，为人参、橘皮、生姜，治呕吐。《外台秘要》卷六引崔氏方人参汤，为人参、橘皮、胡麻仁、枇杷叶，也治呕吐。

6. 人参–麦冬–甘草

人参、麦冬、甘草组合，主治虚劳羸瘦、少气心悸，兼气逆呕吐、咽喉不利者。加半夏、大枣、粳米，方如麦门冬汤。加竹叶、石膏、半夏、粳米，方如竹叶石膏汤。加桂枝、地黄、阿胶、大枣、麻仁等，重用甘草，方如炙甘草汤。

四、 应用参考

1. 人参体质

人参多用于消瘦或枯瘦之人。瘦人腹肌本偏紧张，又兼心下部疼痛不适；瘦人本不干渴，而反见烦渴而舌面干燥；瘦人的脉搏本来应该浮大，而反沉伏微弱者，则应当考虑人参证。其人不仅肌肉萎缩，而且肤色干枯而缺乏弹性，没有健康人的红光。若是肥胖体型，舌体大而舌苔厚腻、面色红润或晦黯或腻滞者，虽有心下痞硬、口干渴、脉沉迟者，亦非单纯的人参证。

2. 用量

张仲景用大剂量人参（四两），中等剂量（二至三两），小剂量（一两）。中等剂量的方最多，多用于汗吐下后诸症。小剂量用于腹胀满，方如厚朴生姜半夏甘草人参汤；或大量配合使用甘草，方如橘皮竹茹汤。大剂量仅木防己汤，其指征尚不明。另外，《伤寒论》中人参配伍附子的用量，大多是附子一枚配人参一两。

3. 安全性

浮肿、小便不利者，要慎用人参。有腹胀满、舌苔厚腻，要慎用人参。

4. 人参与党参

人参的主产地，古代是山西上党，后来转至辽东。古代上党地区除出产五加科人参外，尚出产桔梗科植物党参。两者的功效有较大的不同。按传统用药习惯，虚脱或气液不足的重症大病，非人参不可；如仅仅口干、食欲不佳，用党参也可。

五、 选方思路

1. 以严重呕吐、食欲不振、消瘦、乏力为特征的疾病，如长期不能进食、手术后虚弱、肿瘤放化疗后等，人参可单独使用，方名独参汤。或配伍半夏、麦冬、五味子、炙甘草、山药、大枣等，代表方如大半夏汤、麦门冬汤、竹叶石膏汤、生脉散、人参养荣汤、十全大补汤、薯蓣丸等。

2. 以食欲不振、消瘦为特征的慢性消化道疾病，如慢性肝炎、慢性胃炎、胃溃疡、慢性肠炎等，人参常配合干姜、甘草等，方如人参汤（理中汤）、四君子汤。

3. 以气短、自汗、脉搏微弱为特征的疾病，如肺气肿、心脏病、休克等，方如独参汤、四逆加人参汤、附子理中汤、生脉散等。

4. 以消瘦、口渴为特征的疾病，如糖尿病、甲状腺功能亢进等，人参常配生石膏、知母、麦冬、甘草等，方如白虎加人参汤竹叶石膏汤。

5. 以消瘦、贫血、经常感冒为特征的疾病，如血液系统疾病的白血病、肿瘤晚期等，常配伍甘草、麦冬、地黄等，方如小柴胡汤、人参养荣汤、炙甘草汤、薯蓣丸。

6. 以失眠、健忘、认知障碍为特征的疾病，如老年性痴呆、抑郁症、焦虑症等，常配伍茯苓等，方如薯蓣丸、归脾汤、天王补心丹等。卢之颐说："则凡病剧张惶，不能假寐者，人参入口，便得安寝，此即入脏养阴，安精神，定魂魄之外征矣。"（《本草乘雅半偈》）。

六、　文献摘录

《神农本草经》："人参，味甘微寒，主补五脏，安精神，定魂魄，止惊悸，除邪气，明目，开心益智。"

《本草经集注》："治肠胃中冷，心腹鼓痛，胸肋逆满，霍乱吐逆，调中，止消渴，通血脉，破坚积，令人不忘。"

《药征》："人参主治心下痞坚、痞硬、支结也，旁治不食、呕吐、喜唾、心痛、腹痛、烦悸""甄权曰：参补虚。误矣！此言一出，流毒千载。昔者张仲景之用参也，防己汤莫多焉。其证曰'支饮呕满、心下痞坚、面色黧黑'，未尝见言补虚者也。又曰'虚者即愈，实者三日复发。复与而不愈者，去石膏加茯苓芒硝汤主之'……古语曰：有为实也，无为虚也。故用防己汤而心下痞坚已，虚而无者则即愈也。虽则即愈也，心下痞坚犹实而有者，三日复发，复与防己汤而不愈者，非特痞硬，即是坚也，非参之所主，而芒硝主之。故参如故，而加芒硝、茯苓。由是观之，不可谓参补虚也。孙思邈曰：无参则以茯苓代之，此说虽误，然参不补虚，而治心下疾也，亦足以征耳。"

《本经疏证》："干姜黄连黄芩人参汤、半夏泻心汤，呕者用人参多，欲呕者用人参少，是人参之治呕，有专长矣。"

《经方例释》："其用人参者，所以故结邪也。《论》于凡邪从表入里之症，多用人参以托之，乃其定例，并不分寒热。"

第二节　麦冬

麦冬为百合科植物沿阶草的块根。入药以肥状多肉、粗大者为佳，其中杭州笕桥一带所产者品质最优。《伤寒论》入 2 方次，《金匮要略》入 4 方次。

一、原文考证

1. 麦门冬汤

原文：大逆上气，咽喉不利，止逆下气者，麦门冬汤主之。（七）

提示：麦门冬汤为麦冬的最大量方（七升）与最简方（六味），其方证的"大逆上气，咽喉不利"可视为麦门冬汤证。

所谓大逆，是误用下法后，或大病后，噎膈不欲食的重症。《伤寒论·辨脉法》曰："寸口脉浮大，而医反下之，此为大逆。浮则无血，大则为寒，寒气相搏，则为肠鸣，医乃不知而反饮冷水，令汗大出，水得寒气，冷必相搏，其人即噎。"《素问·平人气象论》曰："人无胃气曰逆，逆者死。"无胃气，是无食欲的互词。《伤寒论》《金匮要略》用麦冬者共五方，均与人参、甘草同用。人参、甘草主治吐下后气液不足、心下痞硬、不欲食者，推测麦冬主治亦不外如此。

所谓上气，指剧烈的咳嗽气喘。《金匮要略》中治上气的越婢加半夏汤、小青龙加石膏汤、葶苈大枣泻肺汤、射干麻黄汤、皂荚丸等，都是咳嗽气喘。《肘后方》谓本方"治肺痿咳唾涎沫不止，咽喉燥而渴"。《桂林古本伤寒论》则谓："咳而上气，咽喉不利，脉数者，麦门冬汤主之。"《芳翁医谈》云："虚劳，多汗，寒热，咳嗽，诸症备而咳甚者，宜麦门冬汤。"

咽喉不利，为咽喉部的不适。考《伤寒论》《金匮要略》中有"咽喉干燥"（83）"气上冲咽喉"（160）"咽喉痛"（三）等记载。

2. 竹叶石膏汤

原文：伤寒解后，虚羸少气，气逆欲吐，竹叶石膏汤主之。（397）

提示：本方是麦门冬汤去大枣，加竹叶、石膏而成。其中"虚羸少气"与《神农本草经》"羸瘦，短气"以及《本草经集注》"令人肥健，美颜色"相一致，可见虚羸是使用麦冬的客观指征。含有麦门冬的炙甘草汤治"虚劳不足"（六），薯蓣丸治"虚劳诸不足"（六），温经汤治"病下利数十日不止"（二十二）的老妇人，则提示其人绝非形体丰腴者。

"气逆"与麦门冬汤证的"上气"相同，提示有咳嗽气喘等。"欲吐"，提示恶心呕吐、不欲食。

二、 药证发挥

麦冬主治虚羸、少气、气逆、咽喉不利者。

1. 虚羸

虚羸，是一种极度的消瘦。大多肌肉萎缩，皮肤干枯而缺乏弹性，毛发枯黄。其原因多为疾病的消耗，或营养不良等。《松原家藏方》谓本方："治虚劳咳逆，手足烦热，羸瘦骨立者，或咳血及衄者。"《外台秘要》引《删繁方》麦门冬饮，用生麦冬、陈粟米、鸡子白、淡竹叶，治心劳热不止，肉毛焦色无润。《太平圣惠方》麦门冬煎，用麦冬白蜜浓煎，治羸弱短气。

2. 少气

音低气馁，呼吸表浅，短气不足以息，是身体虚弱的一种表现，患者或伴有心律失常、心悸心慌、贫血等。如炙甘草汤治"伤寒脉结代，心动悸"（177），"虚劳不足，汗出而闷，脉结悸"（六），"肺痿涎唾多，心中温温液液者"（七）。

3. 气逆

气逆，或为呕吐不食，如《外台秘要》卷三麦门冬饮子，用麦冬、芦根、人参水煎徐徐服，治呕逆。《太平圣惠方》卷八有方用麦冬、厚朴、人参为末，入姜、枣、粟米，水煎温服，治小儿呕吐、心胸烦热。气逆，也为久咳久喘等，如《张氏医通》二冬膏，用天冬、麦冬各等分，水煎浓缩加蜜收膏，不时噙咽，治肺胃燥热，痰涩咳嗽。喻嘉言《医门法律》的清燥救肺汤，用麦冬配合人参、石膏、阿胶、杏仁、枇杷叶等，治诸气膹，诸痿喘呕。

4. 咽喉不利

咽喉不利可以理解为以下四种情况：①呼吸困难，为咳嗽气喘日久，或呼吸无力，张口抬肩。②发音困难，如声音嘶哑、气短声低等。特别是消瘦、食欲不振导致的发声困难。③吞咽困难，有羸瘦无力吞咽者，有上消化道肿瘤导致下咽困难者。浅田宗伯说："老人津液枯槁，食物难以下咽，似膈证者，亦可用之。"（《勿误药室方函口诀》）也有因精神因素致厌食者，或因口腔干燥无唾液致进食困难者。④咽喉干痛，痰少难咯，方如《温病条辨》沙参麦冬汤，麦冬配沙参、玉竹、白扁豆、甘草、天花粉等，治肺胃阴津不足的咽干、口渴，或干咳无痰等。又方如玄麦甘桔颗粒，为麦冬配玄参、桔梗、甘草，治口舌干燥、咽喉肿痛。

三、 方根提取

1. 麦冬-半夏

麦冬、半夏组合，主治咳逆呕恶、咽喉干燥而虚羸少气。加人参、甘草、大枣、粳米，方如麦门冬汤；加竹叶、生石膏、人参、甘草、粳米，方如竹叶石膏汤。

2. 麦冬-人参

麦冬、人参组合，主治虚劳羸瘦、少气欲脱。《伤寒论》《金匮要略》用麦冬者共五方，均与人参同用，可见两者的功效相近。加五味子，名生脉散，李东垣用治"人汗沾衣，身重短气……骨乏无力，其形如梦寐间，朦朦如烟雾中，不知身所有也"（《内外伤辨惑论》）；吴鞠通用治"汗多脉散大，喘渴欲脱者"（《温病条辨》）；《医方集解》谓治"气短倦怠，口渴多汗，肺虚而咳"；《医方考》谓治"多喘少言"。

四、 应用参考

1. 口腔干燥

口腔干燥是麦冬证的客观指征。全口缺乏唾液，影响进食及讲话。其舌多红而嫩，或舌缩，舌苔少，甚或无苔，舌面干燥。相反，口中多清涎而不渴者，恶寒肢冷者，舌质黯淡者，舌质淡胖者，以及舌苔厚腻者，都不宜使用麦冬。大塚敬节也提出麦门冬汤证为"凡颊上有限局性之潮红，红舌或无苔、干燥，咽喉部有枯燥感"（《中国内科医鉴》）。《太平圣惠方》麦门冬煎治虚劳客热、口干燥渴。《删繁方》麦门冬饮治口赤干燥。

《圣济总录》卷九有方用麦冬、枸杞子、小麦为末煎服，治骨蒸、唇干口燥。

2. 用量

张仲景用麦冬在半升或一升，按一升 90g 的实测数据（《经方剂量揭秘》），用量在 30 ~ 100g。那如何看待麦门冬汤中麦冬七升的用量？此方用水仅一斗二升，而全方药材合起来却不止一斗，且半夏、粳米之类还会吸水膨胀，如果是干品麦冬七升，用水一斗二升显然过少。考《备急千金要方》中麦门冬汤是"麦门冬汁三升"，麦冬生鲜品榨汁估计是三升榨一升。由此推测《金匮要略》麦门冬汤的麦冬应该是生鲜品。如果干品，麦门冬汤的麦冬在二升比较合理，《外台秘要》麦门冬汤的麦冬就是"二升"。

五、 选方思路

1. 以进食吞咽困难为特征的肿瘤患者、长期卧床患者，食欲不振，或干呕频频，或无力吞咽，病情呈慢性化，常用麦冬配伍人参、半夏、粳米等，方如麦门冬汤。也可用麦冬、粳米加工成药粥食用。

2. 以胃中灼热疼痛、食欲不振、大便干结为特征的慢性萎缩性胃炎，常用麦冬配伍生地黄、山药、沙参等，如后世方益胃汤、沙参麦冬汤等。

3. 以咳喘日久、呼吸困难、气短音哑为特征的疾病，如肺炎恢复期、肺结核、急慢性支气管炎、慢性阻塞性肺病等，常用麦冬配伍人参、甘草、阿胶等，方如麦门冬汤、竹叶石膏汤、薯蓣丸，后世方如生脉散、百合固金汤、清燥救肺汤等。

4. 以羸瘦为特征的恶性肿瘤如胃癌、食道癌、鼻咽癌、肺癌、口腔癌、喉癌等及放疗化疗后，常配伍人参、地黄等，方如麦门冬汤、炙甘草汤、薯蓣丸。

六、　文献摘录

《神农本草经》："麦门冬，味甘平，主心腹结气，伤中，伤饱，胃络脉绝，羸瘦，短气。"

《本草经集注》："主治身重目黄，心下支满，虚劳，客热，口干燥渴，止呕吐，愈痿蹶，强阴益精，消谷调中，保神，定肺气，安五脏，令人肥健，美颜色，有子。"

《本经疏证》："《伤寒论》《金匮要略》用麦门冬者五方，惟薯蓣丸药味多，无以见其功外，于炙甘草汤可以见其阳中阴虚，脉道泣涩；于竹叶石膏汤，可以见其胃火尚盛，谷神未旺；于麦门冬汤，可以见其气因火逆；于温经汤，可以见其因下焦之实，成上焦之虚。虽然，下焦实证，非见'手掌烦热，唇口干燥'不可用也；上气因于风，因于痰，不因于火，咽喉利者不可用也；虚羸气少，不气逆欲吐，反下利者，不可用也；脉非结代，微而欲绝者，不可用也。盖麦门冬之功，在提曳胃家阴精，润泽心肺，以通脉道，以下逆气，以除烦热。若非上焦之证则与之，断不相宜。故脉微欲绝，是四逆汤证；少气下利，是理中汤证；风痰上气，是小青龙汤证；有瘀血而不烦热，是下瘀血汤、大黄䗪虫丸证也。"

本章提要

人参、麦冬均是救津液的药物。津液是构成人体和维持生命活动的基本物质之一。疾病过程中的汗吐下后，以及发热性疾病或消耗性疾病的后期，往往出现津液受损的状态，临床多见消瘦、憔悴干瘪、精神萎靡、食欲不振、气短、舌苔光、脉细数等。含有人参、麦冬的处方大多具有增加体重、提升食欲、改善精神状态的功效，代表方有麦门冬汤、炙甘草汤、竹叶石膏汤等。

人参主治汗吐下后，或大烦渴，或身疼痛，或心下痞硬，脉或洪大，或沉，或微，或脉结代者。麦冬主治虚羸、少气、气逆、咽喉不利。前者适用面广，可以配附子、桂枝、干姜，也可以配石膏、知母、大黄、黄连，还可以配柴胡、半夏等。麦冬适用面窄，大多配人参、石膏、甘草、半夏等。人参救津液而能补气，麦冬能救津液而润燥。

经方中具有救津液功效的药物，尚有葳蕤、薯蓣、百合、猪肤、粳米等。

第十一章

地黄、阿胶

第一节　地黄

地黄为玄参科植物地黄的根茎。河南怀庆地区所产者油性大，皮细且有菊花心，品质最优，奉为道地药材。干地黄为新鲜地黄根茎用水稍泡洗净，闷润切片晒干或烘干的生用饮片。生地黄即鲜地黄，为新鲜根茎。干地黄《金匮要略》入 8 方次。生地黄《伤寒论》入 1 方次，《金匮要略》入 3 方次。

一、原文考证

1. 防己地黄汤

原文：治病如狂状，妄行，独语不休，无寒热，其脉浮。（五）

提示：本方由防己、地黄、桂枝、防风、甘草构成，其中生地黄用量独重，《金匮要略》用二斤，《千金备急要方》达五斤，为生地黄方中的最大量方。本方主治的如狂、妄行、独语不休，均是精神症状。南齐医家徐嗣伯《风眩方》用本方"治言语狂错，眼目霍霍，或言见鬼，精神昏乱"，同样明确有精神症状。据《本草经集注》记载，生地黄止血，"主治妇人崩中血不止及产后血上薄心，闷绝，伤身胎动下血，胎不落，堕坠，踠折，瘀血，留血，衄鼻，吐血，皆捣饮之"。考其后世文献，生地黄多用于出血。如《圣惠方》用生地黄汁、川大黄粉煎服治"吐血经日"；《卫生宝鉴》卷十方用生地黄、熟地黄、枸杞子、地骨皮各等分为细末，不拘时蜜汤调服，治"衄血往来久不愈"；《圣济总录》卷二十九方用生地黄汁、生藕汁、生姜汁、生蜜和匀水煎服，治"鼻衄不止"。以上文献均提示出血量大、不止。本方用大量鲜生地黄，推测用于内出血导致的精神症状。

2. 炙甘草汤

原文：伤寒，脉结代，心动悸，炙甘草汤主之。（177）治虚劳不足，汗出而闷，脉结悸，行动如常，不出百日，危急者十一日死。（六）

提示：本方虽然以炙甘草为方名，但生地黄分量独重，量至一斤，而甘草只用四两，仅为生地黄用量的四分之一，可见本方主治中生地黄的功效不容忽视。根据生地止血的文献考证，本方主治的"脉结代""脉结悸""心动悸"等，很可能是大量失血后导致的心律失常和猛烈的心慌心悸。提示生地黄止血，配合阿胶、麦冬、人参、桂枝、大枣等能治疗心悸，调整心律。炙甘草汤又名复脉汤，也是与此功效相关的。

3. 内补当归建中汤

原文：治妇人产后虚羸不足，腹中刺痛不止，吸吸少气，或苦少腹中急，摩痛引腰背，不能食饮。……若去血过多，崩伤内衄不止，加地黄六两，阿胶二两。（二十一）

提示：本方为加地黄方，原文明确提示地黄配阿胶治妇人大出血。另外，本方治产后虚羸不足，复加去血过多，推测患者面色萎黄或苍白，形体瘦羸，皮肤干枯憔悴。

4. 芎归胶艾汤

原文：妇人有漏下者；有半产后因续下血都不绝者；有妊娠下血者。假令妊娠腹中痛，为胞阻。 芎归胶艾汤主之。（二十）

提示：本方由当归、川芎、芍药、地黄、阿胶、艾叶、甘草构成。方中所用地黄为干地黄，在干地黄方中本方量最大（六两），主治妇人子宫出血，或漏下，或流产后出血不止，或妊娠下血。此与"若去血过多，崩伤内衄不止，加地黄六两，阿胶二两"的用药惯例一致。

4. 黄土汤

原文：下血，先便后血，此远血也，黄土汤主之。 ……亦主吐血衄血。（十六）

提示：本方治疗便血、吐血、衄血。推测本方中具有止血功效的除灶中黄土、地黄、阿胶外，还有黄芩。黄芩能用于血痢，同样可以用于"吐血，衄血"（十六），方如泻心汤。

5. 三物黄芩汤

原文：治妇人在草蓐自发露得风，四肢苦烦热，头痛者，与小柴胡汤。 头不痛但烦者，此汤主之。（二十一）

提示：产后多血证，此方用地黄、黄芩，推测有出血。

6. 大黄䗪虫丸

原文：五劳虚极羸瘦，腹满不能饮食，食伤、忧伤、饮伤、房室伤、饥伤、劳伤、经络荣卫气伤，内有干血，肌肤甲错，两目黯黑，缓中补虚，大黄䗪虫丸主之。（六）

提示：在地黄丸剂的配方中，本方用量最大，为十两。方中大黄、地黄、黄芩、芍药及䗪虫、水蛭等大量虫类药物的应用是特点。大黄配地黄能凉血止血，《千金翼方》卷十八有方用地黄汁、生大黄末调服，谓吐血百治不差，疗十十差，神验不传。地黄配黄芩能治便血，方如黄土汤。黄芩配芍药能治血痢，方如黄芩汤。大黄配䗪虫、桃仁、水蛭等能下干血，内有干血，大多女人月经不至。虚极羸瘦、肌肤甲错、两目黯黑是本方适用人群的外貌特征。

7. 肾气丸

原文：虚劳腰痛，少腹拘急，小便不利者，八味肾气丸主之。（六）男子消渴，小便反多，以饮一斗，小便一斗，肾气丸主之。（十三）师曰：此名转胞，不得溺也，以胞系了戾，故致此病。 但利小便则愈，宜肾气丸主之。（二十二）

提示：本方地黄用量独大，为八两。地黄与山药、山茱萸、附子、肉桂、牡丹皮、茯苓、泽泻合用，治疗虚劳、消渴、小便不利。而其中小便不利具有特异性。有多尿者，所谓"以饮一斗，小便一斗"（十三）；有尿不出者，小便滴沥不爽，或尿无力，尿等待，甚至尿潴留，所谓"转胞"者（十九）；有全身肿胀者，如《济生方》以此方加牛膝、车前子，治腰重脚轻，小便不利，或肚腹肿胀，四肢浮肿者，后世名济生肾气丸。喻嘉言说"肾气丸为肿胀之圣药。"（《寓意草》）后世以肾气丸利小便的案例甚多。如《寿世保元·诸淋》记载一老人阴痿、小便水道涩痛如淋，用八味丸，加车前、牛膝，立效。一老人大小便牵痛，愈痛愈便，愈便愈痛，服以八味丸，其功最效。《校注妇人良方》记载一妇人因郁怒小便滴涩，渐至小腹肿胀，痰咳喘促。薛己用八味丸煎服，小便即利。一妇人小便淋沥，小腹胀闷，胸满喘急，诸药不应。视为转脬之症，用八味丸一服，小便如涌而出。近代经方家余听鸿擅用肾气丸治臌胀、浮肿、小便不通等大病重症，疗效显著，案例见《诊余集》。肾气丸的临床功效，莫枚士说"小便多者能止之，少者能利之"（《经方例释》）徐灵胎说"总以通肾气、利小便为主，此八味之正义也。"（《医贯砭》）而就本方中地黄的功效而言，与《神农本草经》"逐血痹，填骨髓，长肌肉"的记载相一致，《本草经集注》"利大小肠"的记载也提示地黄能利小便，通大便。

8. 薯蓣丸

原文：虚劳诸不足，风气百疾，薯蓣丸主之。（六）

提示：本方虽然地黄用量小，但也是虚损性疾病的常用方。推测适用本方者多消瘦贫血。

9. 百合地黄汤

原文：百合病不经吐下发汗，病形如初者，百合地黄汤主之。（三）

提示：百合病，古病名，一种以精神症状为主要表现的疾病。金寿山说："百合病者，神病也。清其气血，即所以治其神。"（《金匮诠释》）百合地黄汤是百合病的正方。邹润安认为："本方于百合外，加生地汁，津血并润也。汗下吐皆伤液，故随上下之所伤而救之。"（《研经言》）可见患者有汗吐下后津液不足的表现，如形体瘦羸、面色萎黄或苍白、皮肤干枯憔悴、心悸不寐等。但作为特异性的方证，邹润安认为应小便赤黄，他说："百合病证状虽变幻不一，要之，小便赤黄一症则有定。"小便赤黄，是体内有热的表现。根据后世的经验，本方使用有舌干红为凭。王旭高曾用百合地黄汤加知母、茯神、麦冬等治一疑似癔病性瘫痪，内热易饥，夜不安寐，舌心干红者。（《环溪草堂医案》）金寿山也用百合地黄汤等百合病方治愈一中年女子症状难以缕述，悲伤欲哭，其舌红瘦。还有报道用百合地黄汤治疗肝昏迷，除精神症状外，舌红脉虚是着眼点。（《金匮诠释》）于此，可以推测本方使用，以舌红、小便黄为目标。

二、药证发挥

地黄主治出血，兼治虚劳、中风、烦狂、便秘、干血、消渴。

1. 出血

出血是地黄的主治。经方中地黄所治出血与女性月经、胎产病相关者尤多。如胶艾汤治漏下出血或流产下血不绝，内补当归建中汤治崩伤内衄不止。后世如《圣济总录》卷一百五十一方用生地黄捣汁治妇人月水连绵不绝。《圣济总录》卷一百五十四方用熟干地黄、炮干姜为细末，治妊娠胎漏下血不止。《圣济总录》卷一百六十一方用生地黄、生姜为细末温酒调下，治产后血气不和，血块时攻心腹痛。《太平圣惠方》卷七十九方用生地黄汁、益母草汁煎沸频服，治产后崩中，下血不止，心神烦乱。但后世犀角地黄汤也用地黄治疗热病发斑，以及便血。

2. 虚劳

虚劳，古病名，消瘦是其特征，常见乏力、腰痛、足痿等。如大黄䗪虫丸治五劳虚极羸瘦，内补当归建中汤主治妇人产后虚羸不足。《备急千金要方》卷十二方地黄小煎（干地黄末、蜜、猪脂、胡麻油）治"五劳七伤、羸瘦干削"；卷三地黄羊脂煎（生地黄汁一升，生姜汁五升，羊脂二斤，白蜜五升）"治妇人产后，欲令肥白"。《千金翼方》卷五生地黄丸（生地黄、干漆）"治月水不通，脐下坚，大如盘。发热往来，下利羸瘦"。宋代还少丹（熟地黄、山药、牛膝、枸杞、山茱萸、杜仲、巴戟天、肉苁蓉等）治"脾肾虚寒，血气羸乏，不思饮食，发热盗汗，遗精白浊，肌体瘦弱，牙齿浮痛等证"。（《医方集解》）《圣济总录》卷九十三方用生地黄、甘草、葱、童子便煎服，治"骨蒸及脚气，夜晚恶寒，壮热阵作，面颊赤，不下食，日渐羸瘦"。以上诸方主治都强调羸瘦。另外，其面色发黑也多见，如《普济方》地黄饮（地黄、芍药、川芎、甘草、生姜），治虚劳崩中，吐血上气，短气欲绝，面黑如漆。

3. 中风

后世还有用生地黄治疗中风失语的。如《圣济总录》卷七方：生地黄汁、淡竹沥与独活、附子同煎服，治"中风失音不语"。由此推测，《金匮要略》防己地黄汤证的"如狂状，妄行，独语不休"（五）很可能也是中风的一种表现，或内出血导致的精神症状。

4. 烦狂

烦狂，均为精神症状，见烦躁、失语、精神错乱、行为失常、昏迷等。经方多用鲜生地黄，方如防己地黄汤、百合地黄汤。

5. 便秘

便秘多指大便干燥难解。《本草经集注》谓地黄"利大小肠"。炙甘草汤地黄配麻仁等，能润肠通便。后世有增液汤（生地黄、玄参、麦冬）治"阳明温病，无上焦证，数日不大便……不可行承气者"（《温病条辨》）。

6. 干血

干血指月经不利，伴有腹痛、肌肤甲错、两目黯黑等。多配当归、生姜，甚至大黄、水蛭、桃仁等，方如大黄䗪虫丸。

7. 消渴

地黄是治疗消渴的常用药，方如肾气丸。《外台秘要》卷第十一谓肾气丸"神方，消渴人宜常服之"。地黄还常与黄连、栝楼根、麦冬等同用治消渴。如《备急千金要方》卷二十一消渴黄连丸，用生地黄汁浸黄连，或为丸，或为散。另有地黄丸方，用生地黄汁、生栝楼根汁、牛羊脂、白蜜为丸，治面黄手足黄、咽中干燥、短气、脉如连珠。

三、 方根提取

1. 地黄-阿胶

地黄、阿胶组合，主治崩漏、便血。加白术、附子、黄芩、灶心黄土，治大便出血，方如黄土汤。加当归、芍药、川芎、艾叶、甘草，治妊娠下血、流产后出血不止，以及痔疮出血等，方如胶艾汤。另外，对出血导致贫血、心悸、虚弱者，可配合人参、麦冬、桂枝、甘草、生姜、大枣等，方如炙甘草汤、温经汤。对产后消瘦、腹痛腰痛，出血过多者，加当归、桂枝、白芍、甘草、饴糖等，方如内补当归建中汤。

2. 地黄-黄芩

地黄、黄芩组合，主治血热出血。方如三物黄芩汤、黄土汤、大黄䗪虫丸。参见"黄芩"条下。

3. 地黄-大黄

地黄、大黄组合，主治出血，也治肌肤甲错、便秘。此组合见大黄䗪虫丸。后世用于血证最多，如《千金翼方》卷十八用此治"吐血百治不差"。《太平圣惠方》也有用此两药治吐血经日。《圣济总录》卷一百一十四有方用此两药等分为丸，用于跌打损伤，瘀血在腹中。

4. 地黄-生姜

地黄、生姜组合，主治腹痛出血、月经不调。此组合见于炙甘草汤等。《妇人大全良方》有交加散一方，用生地黄一斤取汁，生姜十二两取汁，以地黄汁炒姜渣，姜汁炒地黄渣，干为末，每服三钱，温酒调下。治经脉不调，腹中撮痛，或结聚癥瘕，产后中风。

5. 地黄-米酒

张仲景用地黄多用酒，如炙甘草汤和胶艾汤酒水合煎，防己地黄汤用酒浸药绞汁，肾气丸和大黄䗪虫丸用酒送服。地黄和酒同用，首先能减轻地黄对胃的刺激。柯韵伯："地黄、麦冬得酒良。"《本草备要》说生地黄"用酒制则不伤胃"。经方中的酒，通常是米酒。

四、 应用参考

1. 鲜生地黄、干地黄、熟地黄

地黄以生者为佳，特别是用于止血时，处方名"鲜生地"。干燥后的地黄，为干地黄，张仲景通常用于虚劳病。熟地黄是后世的加工品，通常以酒、砂仁、陈皮为辅料，经反复蒸晒，至内外色黑油润，质地柔软黏腻。目前临床也多用于虚劳，处方名"熟地黄"。

2. 剂型用量

张仲景用地黄，止血用汤剂，且用生鲜品；理虚用干地黄，且多用丸。在汤剂中，生鲜地黄用量大，通常在一至二斤；而干地黄用量则较小，通常在三至六两。考虑到地黄有滋腻碍胃的不良反应，故必须食欲旺盛者方可使用大剂量。

3. 地黄舌

舌红或深红，或舌面干燥少津，或舌红嫩胖大，或舌中裂，或舌上出血，或舌生芒刺，或舌见溃疡，或舌肿大满口等。特别是在发热性疾病、出血性疾病、慢性虚损性疾病中，这种舌象比较多见。

五、 选方思路

1. 出血不止，包括鼻衄、吐血、黑便、尿血、斑色紫黑等，如流行性脑脊髓膜炎、斑疹伤寒、流行性出血热、埃博拉出血热等急性传染病，中医称之为"温毒发斑"，或出血性疾病，如血友病、血小板减少性紫癜、骨髓异常增生综合征等，常配伍水牛角、赤芍、牡丹皮、黄连、栀子，方如犀角地黄汤、清瘟败毒饮、三鲜汤（地黄、石斛、沙参），也常与黄连解毒汤、白虎汤、黄连阿胶汤等方合用。

2. 以月经不调、闭经或崩漏、腹痛为特征的妇科病，如子宫出血、卵巢早衰、多囊卵巢综合征、盆腔包块等，常配伍阿胶、当归、桃仁、大黄等，方如芎归胶艾汤、当归建中汤加生地黄、阿胶、大黄䗪虫丸。

3. 以皮损发红增厚为特征的皮肤病，如银屑病、红皮病、糖尿病皮肤瘙痒、特应性皮炎、慢性湿疹等，常配伍牡丹皮、赤芍等，方如犀角地黄汤。常合桂枝茯苓丸、黄芩汤等。

4. 以皮肤干燥潮红、脱屑瘙痒为特征的皮肤病，如剥脱性皮炎、慢性荨麻疹、带状疱疹、神经性皮炎等，特别是老年性皮肤干燥症，常配伍当归、桃仁等，方如百合地黄汤、防己地黄汤、温清饮。

5. 以烦躁失语、精神错乱、行为失常为特征的精神障碍类疾病，如老年性痴呆、中风后脑病、精神分裂症、癔病、神经症、失眠等，方如百合地黄汤、防己地黄汤、犀角地黄汤、血府逐瘀汤。

6. 以消瘦、皮肤干枯憔悴而少光泽、大便干结，脉细数为特征的疾病，常配伍麦冬、人参、山药、阿胶等，方如炙甘草汤、薯蓣丸、肾气丸等。

六、　文献摘录

《神农本草经》："干地黄，味甘寒，主折跌，绝筋，伤中，逐血痹，填骨髓，长肌肉。作汤除寒热积聚，除痹。生者尤良。"

《本草经集注》："生地黄，大寒，主妇人崩中血不止，及产后血上薄心闷绝，伤身胎动下血，胎不落，堕坠踠折，瘀血，留血，衄鼻，吐血，皆捣饮之。"干地黄："主男子五劳七伤，女子伤中，胞漏下血，破恶血，溺血，利大小肠，去胃中宿食，饱力断绝，补五脏内伤不足，通血脉，益气力，利耳目。"

《药征》："地黄主治血证及水病也……后世之医者，以八味丸为补肾剂，何其妄也！张仲景曰：脚气上入，少腹不仁者，八味丸主之；又曰：小便不利者；又曰：转胞病，利小便则愈；又曰：短气有微饮，当从小便去之。亦是皆以利小便为其功。"

《本经疏证》："地黄之用在其脂液，能荣养筋骸血络，干者、枯者，能使之润泽矣。进乎此，则因干枯而断者，得润泽而仍能续，故地黄之用不在能通，而在能养。盖经脉筋络干则收引，润则弛长，是养之即所以续之。《本经》疗跌折绝筋，仲景治脉结代，胥是意也。"

第二节　阿胶

阿胶为马科动物驴的皮的加工品，以山东省东阿县所产者品质最佳。《伤寒论》入 3 方次，《金匮要略》入 11 方次。

一、原文考证

1. 内补当归建中汤

原文：若去血过多，崩伤内衄不止，加地黄六两，阿胶二两。（二十一）

提示：本方是《金匮要略》附录方，内补当归建中汤出自《备急千金要方》卷三妇人方，为小建中汤加当归而成。此方治"产后虚羸不足，腹中刺痛不止，吸吸少气，或苦少腹中急，摩痛引腰者，不能食饮。产后一月，日得四五剂为善，令人丁壮"。在方下有"若其人去血过多，崩伤内竭不止，加地黄六两，阿胶二两"。内衄不止与内竭不止，一强调内部出血，一强调出血量大，体质虚弱。

2. 芎归胶艾汤

原文：妇人有漏下者；有半产后因续下血都不绝者；有妊娠下血者。假令妊娠腹中痛，为胞阻，芎归胶艾汤主之。（二十）

提示：本方由川芎、当归、阿胶、艾叶、地黄、芍药、甘草组成，除主治漏下外，又主妊娠下血，或流产后出血不止。李梴说本方"治劳伤气血，月水过多，或崩漏不止及妊娠胎气不安，或因损动漏血伤胎者亦宜"（《医学入门》）。有持桂里说："妊娠中忽然下血者，不速治必堕胎，宜芎归胶艾汤。此汤不仅治下血，妊娠杂证效用甚多。"（《方舆輗》）薛立斋说："血如屋漏，沉黑不红，或时来时断，或如水，或有块，淋漓不休者，虚候也，不可用寒凉之药，大胶汤主之（原方加干姜）。"（《女科撮要》）

3. 黄土汤

原文：下血，先便后血，此远血也，黄土汤主之。……亦主吐血衄

血。（十六）

提示：本方也有地黄、阿胶，用治便血和吐血、衄血。张璐说本方治"阴络受伤，血从内溢，先血后便，及产后下痢"（《张氏医通》）。尾台榕堂说本方治"吐血下血久久不止，心下痞，身热恶寒，面青体瘦，脉弱；或腹痛下利，或微肿者；脏毒痔疾，脓血不止，腹痛濡泻，小便不利，面色萎黄，日渐瘦瘠，或微肿者"（《类聚方广义》）。唐容川说："此方乃滋补气血，而兼用清之品以和之，为下血崩中之总方。"（《血证论》）不过，《备急千金要方》卷十二黄土汤，无附子、地黄，治卒吐血及衄血，提示没有地黄，阿胶也能用于大便出血。

4. 炙甘草汤

原文：伤寒，脉结代，心动悸，炙甘草汤主之。（177）治虚劳不足，汗出而闷，脉结悸，行动如常，不出百日，危急者十一日死。（六）

提示：本方中同样有地黄、阿胶，根据上述用药惯例，炙甘草汤也能用于失血病证。而本方主治的虚劳病，本有出血症状，如"面色白，时目瞑兼衄，少腹满""脉极虚芤迟，为清谷亡血失精""妇人则半产漏下，男子则失精""虚劳里急、悸、衄"（六），说明炙甘草汤能止血，并能定悸复脉。

5. 黄连阿胶汤

原文：少阴病，得之二三日以上，心中烦，不得卧，黄连阿胶汤主之。（303）

提示：阿胶配黄连治血痢。《辅行诀脏腑用药法要》小朱鸟汤组成和本方一致，主治"天行热病，心气不足，内生烦热，坐卧不安，时时下利纯血如鸡鸭肝者"。可见黄连阿胶汤治疗血痢。《备急千金要方》卷十五的热痢方26首，含有阿胶、黄连的方有9首；冷痢方32首，含有阿胶、黄连的方有 6 首。按孙思邈的说法："凡痢有四种，谓冷、热、疳、蛊。冷则白，热则赤。"可见，热痢出血多，黄连、阿胶用得也相对多。

6. 白头翁加甘草阿胶汤

原文：产后下利虚极，白头翁加甘草阿胶汤主之。（二十一）

提示：白头翁汤是治疗热利方。叶天士用治"下痢脓血，色紫形厚"（《临证指南医案》）。萧琢如用治"下血稠黏"（《遯园医案》）。石原保秀说："白头翁汤治肠风下血，妙不可言。"（《汉医神效方》）产后亡血，复加便下脓血，人极度消瘦憔悴，故加阿胶、甘草。

7. 温经汤

原文：问曰：妇人年五十所，病下利数十日不止，暮即发热，少腹里急，腹满，手掌烦热，唇口干燥，何也？ 师曰：此病属带下。 何以故？曾经半产，瘀血在少腹不去。 何以知之？ 其证唇口干燥，故知之。 当以温经汤主之。 ……亦主妇人少腹寒，久不受胎，兼取崩中去血，或月水来过多，及至期不来。（二十二）

提示：温经汤有阿胶、当归、川芎，当有胶艾汤止血调经的功效；又有人参、桂枝、甘草、麦冬、生姜、大枣等，当有炙甘草汤理虚强壮的功效。这些功效虽然不是阿胶所独有，但也无法否认阿胶的作用。

8. 猪苓汤

原文：若脉浮，发热，渴欲饮水，小便不利者，猪苓汤主之。（223）少阴病，下利六七日，咳而呕，渴，心烦不得眠者，猪苓汤主之。（319）阳明病，汗出多而渴者，不可与猪苓汤。（224）

提示：条文虽然没有名言本方治尿血，但"淋家不可发汗，发汗必便血"（84），说明仲景在临床上已经观察到淋家易于尿血。可见阿胶在此方中应该是止血药。

二、 药证发挥

阿胶主治血证，兼治胎动不安。

1. 出血

阿胶主治各种出血，如便血、尿血、子宫出血、吐血、衄血等。便血或先便后血，或为血痢，多配黄连、黄芩，用量宜大。治暴崩漏下，多配地黄、当归、艾叶。治尿血多配滑石、猪苓、茯苓，用量不宜过大。如咳血、虚羸，多配人参、麦冬、甘草、地黄。总之，仲景使用阿胶，必见血证。但出血，未必都用阿胶，如泻心汤治吐血、衄血，就不用阿胶。

2. 胎动不安

《神农本草经》谓阿胶"安胎"，《金匮要略》胶艾汤治"妊娠下血"，后世也多用于妊娠腹痛、胎动不安、出血等，多配当归、川芎等。

三、 方根提取

1. 阿胶-黄连

阿胶、黄连组合，主治大便出血。加黄芩、芍药，治心烦、腹痛如绞、下利纯血，方如黄连阿胶汤。如血痢日久、人极消瘦憔悴，加黄柏、白头翁、秦皮、甘草，方如白头翁加甘草阿胶汤。《备急千金要方》驻车丸，即本方根加当归、干姜，治"下利赤白如鱼脑，日夜无节度，腹痛不可忍者"。

2. 阿胶-地黄

阿胶、地黄组合，主治吐血、衄血、便血、尿血及子宫出血。方如芎归胶艾汤、内补当归建中汤、黄土汤、炙甘草汤。参见"地黄"条下。

3. 阿胶—炮姜

阿胶、炮姜组合，主治暴崩或呕血不止。张仲景虽然有阿胶与生姜或干姜的配合，如炙甘草汤、温经汤、鳖甲煎丸等，但全方药物较多，无法体现此方根的特征。据后世经验，阿胶、炮姜用于出血不止，如《太平圣惠方》艾叶散（艾叶、阿胶、柏叶、炮干姜）治吐血内崩上气，面如土。《医方类聚》卷二百十有方用阿胶、干姜、白龙骨、赤石脂等分为细末，热酒或艾汤调下，治妇人血崩不止。

四、 应用参考

1. 阿胶与黄明胶

阿胶本是一种以牛皮为原料的加工品。南北朝时期陶弘景的《本草经集注》记载："生东平郡（今山东省东平县），煮牛皮作之，出东阿。"唐末由于战争需要，官方征用牛皮用于制造盔甲武器，民间不能私用。作为牛皮的替代品，从明代开始，驴皮成为阿胶的原料，而用牛皮加工的胶为黄明胶。明代《本草乘雅半偈》："阿胶。煮法，必取乌驴皮……设用牛皮，乃黄胶。"《本草纲目》记载："黄明胶乃牛皮所作，其色黄明，但非阿胶水所作耳。但其功用，亦与阿胶仿佛……主治吐血、衄血、下血、血淋下痢，妊妇胎动血下，风湿走注疼痛，打仆损伤，汤火灼疮，一切疮疡肿毒，活血止痛，润燥，利大小肠。"

2. 用量

张仲景用阿胶，大便出血多用三两，子宫出血多用二两，尿血用一两。

3. 蒲黄炒阿胶

《圣济总录》卷六十九方用阿胶、蒲黄为末，入生地黄汁煎服，治舌上出血及鼻衄久不止。《太平圣惠方》卷三十七方组成与上相似，治大衄，口耳皆出血不止。后世有蒲黄炒阿胶的加工品，处方名阿胶珠。也有用甘草粉或滑石粉炒的。

4. 应用注意点

《本草述》："即治吐衄，可徐徐奏功于虚损。而暴热为患者，或外感抑郁为患者，或怒气初盛为患者，亦当审用而别有中的之剂，岂可混投罔功，反诿其责于阿胶哉？"对于子宫肌瘤、卵巢囊肿、乳腺癌、宫颈癌等，慎用阿胶；食欲不振、腹胀反流者，阿胶慎用。

五、 选方思路

1. 以便血为特征的疾病，如痢疾、溃疡性结肠炎等，常配伍黄连、黄芩、大黄等，方如黄连阿胶汤、黄土汤。

2. 以子宫出血、阴道出血为特征的疾病，如崩漏、先兆流产等，多配当归、地黄、艾叶，方如芎归胶艾汤、当归建中汤加生地黄、阿胶。

3. 以尿路感染、尿血为特征的疾病，如膀胱炎、尿道炎、急慢性肾盂肾炎、紫癜性肾炎、肾结石、膀胱结石、膀胱癌、放射性膀胱炎、前列腺癌等，多配滑石、猪苓，方如猪苓汤。

4. 以虚羸、贫血、咳血或便血为特征的疾病，如肺结核、癌症晚期出血及放化疗引起的血细胞减少者，或消耗呈恶液质者，多配人参、麦冬、甘草、地黄，方如炙甘草汤。

5. 也用于体瘦、皮肤干、毛发枯、月经量少、容易感冒等体质虚弱人群的调理，常配当归、人参、麦冬、地黄等，方如温经汤、炙甘草汤、薯蓣丸。

六、 文献摘录

《神农本草经》："阿胶，味甘平，主心腹内崩，劳极洒洒如疟状，腰腹痛，四肢酸疼，女子下血，安胎。"

《本草经集注》："丈夫少腹痛，虚劳羸瘦，阴气不足，脚酸不能久立，养肝气。"

《本经疏证》："……阿胶随芩连，是化阴以济阳；随术附，是和阳以存阴。名曰益血，实以导液，亦一举而两利存焉者也。若夫邪气牢固，劫气血而结癥瘕，则用厚朴、乌扇、半夏、桂枝行气，而使人参防其太滥；用紫葳、牡丹、桃仁、䗪虫通血，而使阿胶挽其过当。羸瘦过甚，气血空而风气袭之，则用薯蓣、白术、甘草益气，以人参率之；用地黄、川芎、芍药、当归和血，以阿胶导之。此鳖甲煎丸、薯蓣丸之任阿胶，亦不为轻矣。"

《药征续编》："阿胶主治诸血证。故兼治心烦、不得眠者……今医见之，谓之补血药。虽然以余观之，谓之化血而可也。何以言之？则阿胶配之猪苓、泽泻、滑石，则泻瘀血于小便；配之大黄、甘遂则下瘀血于大便；配之黄芩、黄连则除瘀血心中烦者；配之甘草、黄柏、秦皮、白头翁，则治瘀血热利下重者；配之当归、川芎、地黄、芍药、艾叶，则止瘀血腹中疗痛者；配之术、附子、黄土，则治瘀血恶寒、小便不利者。由此观之，则岂谓之补血可乎？后世皆见其枝叶，而不知其根本。医之所以误治者，不亦宜乎？"

《本草纲目》："疗吐血衄血、血淋尿血、肠风下痢。女人血痛血枯、经水不调、无子、崩中带下、胎前产后诸疾。男女一切风病……虚劳咳嗽喘急、肺痿唾脓血……和血滋阴，除风润燥，化痰清肺，利小便，调大肠，圣药也。"

本章提要

地黄、阿胶都是血药，通常用于出血性疾病，既能即时止血，也能用于出血后体质的滋养。这两味药被后世列为养阴药或养血药。

地黄主治出血，兼治虚劳、中风、烦狂、便秘、干血、消渴，能用于发热性疾病的发斑、昏迷，也能用于慢性虚损性疾病的羸瘦，还能用于杂病的中风、便血、崩漏、干血等，有清热凉血的功效。阿胶也主治血证，多配地黄，多用于妇人的崩漏，兼治胎动不安。

经方中止血的药物，尚有侧柏叶、艾叶等。

第十二章

柴胡、葛根、芍药

第一节　柴胡

柴胡为伞形科植物北柴胡和狭叶柴胡的根或全草，饮片有北柴胡、南柴胡之分。北柴胡主产于辽宁、甘肃、河北、河南等北方地区，以根入药，常于秋季采集，又有秋柴胡之名；其药材根头膨大，少弯曲而质较韧，不易折断，故又称硬柴胡。《本草汇言》说："如《伤寒》方有大、小柴胡汤，仲景氏用北柴胡也。"南柴胡主产于我国南方的四川、湖北、江苏等地，其根与北柴胡相比较细，多弯曲不直，质地较软，故称软柴胡、细柴胡。《伤寒论》入 7 方次，《金匮要略》入 7 方次。

一、原文考证

1. 小柴胡汤

原文：**伤寒，五六日中风，往来寒热，胸胁苦满，嘿嘿不欲饮食，心烦，喜呕，或胸中烦而不呕，或渴，或腹中痛，或胁下痞硬，或心下悸、小便不利，或不渴，身有微热，或咳者，小柴胡汤主之。**（96）**血弱气尽，腠理开，邪气因入，与正气相搏，结于胁下，正邪分争。 往来寒热，休作有时，嘿嘿不欲饮食，脏腑相连，其痛必下，邪高痛下，故使呕也。 小柴胡汤主之。**（97）**伤寒四五日，身热恶风，颈项强，胁下满，手足温而渴者，小柴胡汤主之。**（99）**太阳病，十日以去……设胸满胁痛者，与小柴胡汤。**（37）**伤寒，阳脉涩，阴脉弦，法当腹中急痛，先与小建中汤。 不差者，小柴胡汤主之。**（100）**伤寒十三日不解，胸胁满而呕，日晡所发潮**

热……先宜服小柴胡汤以解外。（104）妇人中风七八日，续得寒热，发作有时，经水适断者，此为热入血室……小柴胡汤主之。（144）伤寒五六日，头汗出，微恶寒，手足冷，心下满，口不欲食，大便硬，脉细者……可与小柴胡汤。（148）阳明病，发潮热，大便溏，小便自可，胸胁满不去者，与小柴胡汤。（229）阳明病，胁下硬满，不大便而呕，舌上胎者，可与小柴胡汤。（230）脉弦浮大而短气，腹都满，胁下及心痛，久按之气不通，鼻干，不得汗，嗜卧，一身及目悉黄，小便难，有潮热，时时哕，耳前后肿……病过十日，脉续浮者，与小柴胡汤。（231）胁下硬满，干呕不能食，往来寒热。 尚无吐下，脉沉紧者，与小柴胡汤。（266）呕而发热者，小柴胡汤主之。（379）伤寒差以后，更发热，小柴胡汤主之。（394）诸黄，腹痛而呕者，宜柴胡汤。（十五）妇人在草蓐自发露得风，四肢苦烦热，头痛者，与小柴胡汤。（二十一）产妇郁冒，其脉微弱，呕不能食，大便反坚，但头汗出……小柴胡汤主之。（二十一）

提示：小柴胡汤药虽七味，但从条下加减法可见，方中黄芩、人参、半夏、生姜、大枣均可去，唯柴胡、甘草不可去，故也可将小柴胡汤作为柴胡类方的最简方看。小柴胡汤中柴胡量为半斤，也是柴胡类方中的最大量方，所以小柴胡汤的主治也可以看作是柴胡甘草的主治。

以上条文中，胸胁及上腹部症状有十一条，或胸胁苦满，或颈项强胁下满，或胸满胁痛，或胸胁满不去，或胁下硬满，或腹都满、胁下及心痛，或胁下硬满，或胸胁满而呕，或腹中急痛，或腹痛而呕等，其中以"胸胁苦满"表述具有特异性。

以上条文中，往来寒热及伤寒发热等症状有十一条，或往来寒热，或伤寒身热恶风，或中风续得寒热、发作有时，或呕而发热，或伤寒差以后更发热，或发潮热等，其中"往来寒热"表述具有特异性。

另外，"默默不欲饮食"的表述也有特异性。

2. 大柴胡汤

原文：伤寒发热，汗出不解，心中痞硬，呕吐而下利者，大柴胡汤主之。（165）呕不止，心下急，郁郁微烦者，大柴胡汤主之。（103）伤寒十余日，热结在里，复往来寒热者，与大柴胡汤。（136）按之心下满痛者，此为实也，当下之，宜大柴胡汤。（十）

提示：本方是小柴胡汤去人参、甘草，加大黄、枳实、芍药而成。其用于伤寒发热，而且这种发热往往反复，常规疗法无效。所谓"往来寒热"，或"伤寒发热，汗出不解"，可见其腹证与小柴胡汤主治的"胸胁苦满"不同，部位变为心下，也就是上腹部，或心下急，或按之心下满痛。这种腹证成为大柴胡汤的特异性主治。其中"郁郁微烦"表述有特异性，与小柴胡汤证的"默默不欲饮食""心烦"都是精神心理症状。

3. 柴胡桂枝干姜汤

原文：伤寒五六日，已发汗而复下之，胸胁满微结，小便不利，渴而不呕，但头汗出，往来寒热，心烦者……柴胡桂枝干姜汤主之。（147）治疟寒多微有热，或但寒不热。（四）

提示：本方为小柴胡汤去人参、半夏、生姜，加天花粉、牡蛎、干姜而成，柴胡、甘草、黄芩为共有，两方均主治往来寒热、胸胁满、心烦。

4. 柴胡桂枝汤

原文：伤寒六七日，发热，微恶寒，支节烦疼，微呕，心下支结，外证未去者，柴胡桂枝汤主之。（146）治心腹卒中痛者。（十）

提示：本方是小柴胡汤与桂枝汤的合方，其量取原方之半，也用于伤寒发热。其中的"心下支结""心腹卒中痛"提示柴胡方用于胸腹部的病证。参考同样具有柴胡桂枝汤组合的鳖甲煎丸，主治"疟母"，推测"心下支结"包含了疟疾导致的肝脾肿大在内。如此认为，小柴胡汤主治的"胸胁苦满"，不仅仅是精神心理症状，应该有内脏器官的肿胀。

5. 柴胡去半夏栝楼根汤

原文：疟病发渴者，亦治劳疟。（四）

提示：本方是小柴胡汤去半夏加栝楼根。主治的疟疾，其热型便是往来寒热。劳疟，疟之积久不差，小劳即复者。口渴而去半夏，提示半夏用于口不渴者，同时提示柴胡方中有柴胡、半夏者，其人当无口干口渴，或者无舌光无津者，所谓"舌上胎者，可与小柴胡汤"（230）。

6. 柴胡加龙骨牡蛎汤

原文：伤寒八九日下之，胸满，烦、惊、谵语，小便不利，一身尽重不可转侧者，柴胡加龙骨牡蛎汤主之。（107）

提示；"惊狂、卧起不安"是桂枝去芍药加蜀漆牡蛎龙骨救逆汤的主治，"火逆下之，因烧针烦躁者"是桂枝甘草龙骨牡蛎汤的主治，本方中有桂枝、龙骨、牡蛎，其烦惊当属此三药主治无疑。胸满，应该是柴胡主治，这与小柴胡汤主治的"胸胁苦满"应该是同一种描述征象。

7. 四逆散

原文：四逆，其人或咳，或悸，或小便不利，或腹中痛，或泄利下重者，四逆散主之。（318）

提示：四逆散仅柴胡、甘草、枳实、芍药四味。四逆，即四肢发冷，特别是手冷，患者自觉明显冷感，而他人扪之则或明显或并不明显，患者心胸则觉烦热不安。这种情况可以看作是"往来寒热"的又一种类型。

从或然证可见，四逆散主治的病证大多在胸腹部，或咳喘，或心悸，或腹中痛，或泄利下重者，或小便窘迫难出。这也可以看作是"胸胁苦满"的延伸。

二、　药证发挥

柴胡主治往来寒热、胸胁苦满、默默不欲、心烦，兼治疟疾、黄疸、腹中痛、不大便、热入血室、肢节痛等或然证。

1. 往来寒热

寒热，是"恶寒"与"恶热"的简称。恶寒，是患者怕冷的感觉，严重者可皮肤粟起，甚至寒战；恶热，是患者怕热的感觉，严重者可见烦躁。往来，是指反复交替发作的意思。作为《伤寒论》中的一种病证名，往来寒热出现在小柴胡汤、大柴胡汤、柴胡桂枝干姜汤等柴胡方的方证中。朱肱认为："往来寒热有三证：小柴胡汤、大柴胡汤、柴胡桂枝干姜汤。有表证而往来寒热者，用小柴胡汤也；有里证而往来寒热者，大柴胡汤也；已表或已下而往来寒热者，皆可用柴胡桂枝干姜汤也。"（《类证活人书》）可见涉及表里证，主治的范围比较广。所以说，往来寒热不是一个症状，是一种症候群。

往来寒热的临床表现复杂，大致有三：第一，指患者发热持续。古人所说的寒热，通常是指发热。往来寒热，即比较长时间的发热。第二，是一种过敏状态。如对温度变化的自我感觉过敏，特别畏风、怕吹空调等。对湿度、气压、光照、气候、居住环境、音响、气味过敏乃至心理过敏等，都可以认为是往来寒热的延伸。第三，指疾病反复发作。如定时发病，所谓"休作有时"，或时发时止，没有明显的节律。这也提示小柴胡汤可用于发热性疾病及感染性疾病、过敏性疾病及精神心理疾病，以及许多反复发作的慢性病。这些病，往往或表或里，有寒有热，没有明确的发病规律，而且变化无常。对以上所说的具有"往来""休作有时"特征的疾病，中医常使用柴胡类方。

2. 胸胁苦满

此症一指患者胸膈间和胁肋下的胀满感、窒息感、疼痛感，这可能是胸腔内器官病变，如肺炎、支气管炎、哮喘、胸膜炎、胸腔积液等病的自觉症状，也可以理解为一种抑郁状态；二指他觉证，即沿肋弓的下端向胸腔内按压，医生指端有抵抗感或腹肌僵硬紧张感，患者或有胀痛不适感，这是很多胸腔疾病的外在表现之一。"胸胁苦满"的胸胁需要观察延伸部位的状态，如乳房、腋下、腹股沟、肩颈部、睾丸等处出现的肿块、疼痛、麻木、皮疹等，同样可以理解为柴胡汤证。此外，胸胁部、身体的侧面、腹股沟等部位与淋巴系统走向一致，许多淋巴结肿大性疾病通常表现为"胸胁苦满"，提示柴胡汤类方可用于淋巴系统疾病、许多免疫性疾病，以及甲状腺、腮腺、扁桃腺等腺体的病变。

胸胁苦满在柴胡类方的应用上具有特异性指导作用。邹润安说："呕固是上焦不通，特仍有不往来寒热、不呕用柴胡汤者，亦终有上焦不通形象为据，如心下满、胁下满、胸胁满、胁下硬满、心下支结、胸胁满微结、心下急、郁郁微烦是也。"（《本经疏证》）

3. 默默不欲、心烦

至于小柴胡汤主治的"默默不欲饮食、心烦喜呕"、大柴胡汤主治的"郁郁微烦"、柴胡桂枝干姜汤主治的"心烦"、柴胡加龙骨牡蛎汤主治的"胸满、烦惊、谵语，一身尽重不可转侧"，都从不同的角度描绘了适用柴胡类方患者的精神心理特征，而"默默不欲"最为形象，"心烦"更为必见。默默不欲与心烦是柴胡类方患者的精神心理特征。患者沉默寡言，食欲不振，性欲低下，心烦，处在抑郁状态，提示柴胡类方能提高人的意欲，可改善抑郁状态。病情波及情志系统，轻者表现为默默不欲饮食、心烦喜呕；重者表现为郁郁微烦，易于恚怒，甚至出现烦惊、谵语。

4. 或然证

柴胡证的或然证较多。如小柴胡汤证的"或胸中烦而不呕，或渴，或腹中痛，或胁下痞硬，或心下悸，或小便不利，或不渴、身有微热，或咳"，四逆散证"或咳，或悸，或小便不利，或腹中痛，或泄利下重"等，提示柴胡证的覆盖面很大，其所主治的不仅仅是一个症状，而是一种疾病或一大类疾病。临床比较多见的柴胡证的或然证如下：

（1）疟疾：鳖甲煎丸治疗疟母，柴胡桂枝干姜汤治疗寒疟，柴胡去半夏栝楼根汤治劳疟。后世《本草纲目》卷十三引李东垣曰："凡诸疟以柴胡为君，随所发时所在经分，佐以引经之药。"张锡纯说："柴胡为疟疾之主药，若遇阴虚者，或热入于血分者，不妨多用滋阴凉血之药佐之；若遇燥热者，或热盛于气分者，不妨多用润燥清火之药佐之。是以愚治疟疾有重用生地、熟地治愈者，有重用生石膏、知母治愈者，其气分虚者，又有重用参、芪治愈者，然方中无不用柴胡也。"（《医学衷中参西录》）

（2）黄疸："诸黄，腹痛而呕者，宜柴胡汤。"（十五）无论大柴胡汤还是小柴胡汤，临床多能用于肝胆疾病引起的黄疸。《圣济总录》卷六十柴胡汤，用柴胡去苗半两，甘草炙一分，白茅根一握，同煎温服，治黄疸。

（3）腹中痛：小柴胡汤治腹中痛，大柴胡汤治心下急及按之心下满痛，四逆散也治腹中痛。腹中，多指脐腹部，其疼痛多为胀满，并有往来寒热、胸胁苦满、默默不欲等全身症状为凭。后世将柴胡视为理气解郁药。

（4）热入血室：血室，后世指女子胞宫。月经期的发热，可以认为是热入血室，主用小柴胡汤。另外，妇人产后郁冒及关节痛也多用小柴胡汤。后世妇科名方逍遥散多用于月经不调或月经相关的腹痛、发热等病证，其中柴胡、甘草、当归、芍药是关键药物。柴胡对女性疾病的倾向性值得重视。

（5）不大便：小柴胡汤能治"阳明病，胁下硬满，不大便而呕，舌上胎者"（230），还治"产妇郁冒……大便反坚者"（二十一）。大柴胡汤更能攻下，治按之心下满痛宿食症。《神农本草经》中有3味药物有"推陈致新"之功，即大黄、芒硝、柴胡。可见，柴胡有通便作用，用柴胡大多大便干结难解。

（6）肢节痛：柴胡桂枝汤治疗"支节烦痛"，小柴胡汤治"妇人在草蓐……四肢苦烦热"（二十一），提示柴胡方在关节病中有应用机会。这与《神农本草经》"湿痹拘挛"的记载是一致的，不过，临床多见往来寒热等症。

三、 方根提取

1. 柴胡-甘草

柴胡、甘草组合，主治往来寒热，胸胁苦满。加枳实、芍药，为四逆散，主治四肢冷、腹中痛或腹泻。加桂枝、干姜、黄芩、天花粉、牡蛎，即柴胡桂枝干姜汤，治头汗多、口渴、腹泻、焦虑不安。

2. 柴胡-黄芩-半夏

柴胡、黄芩、半夏组合，主治往来寒热，心烦喜呕。加枳实、芍药、大黄、生姜、红枣，即大柴胡汤，能治宿食腹满、按之心下满痛者，也能治伤寒发热、汗出不解、呕吐而下利者。加人参、甘草、生姜、大枣，即小柴胡汤。以此为中心的类方颇多，有柴胡加芒硝汤、柴胡桂枝汤等，以及后世的柴陷汤、柴平煎、柴苓汤、柴朴汤等。

3. 柴胡–防风

柴胡、防风组合，主治怕风肤痒，方如薯蓣丸。后世的荆防败毒散、荆芥连翘汤，均有如此配伍。

4. 柴胡–大黄

柴胡、大黄组合，主治发热呕吐而便秘者。方如大柴胡汤，治伤寒发热及腹胀呕吐者。又如柴胡加龙骨牡蛎汤用柴胡、大黄，能定惊除烦，除谵语。

四、应用参考

1. 柴胡体质

编者发现具有以下特征的患者比较容易出现柴胡证，使用柴胡类方也比较有效。①外观体型中等或偏瘦，面色微黯黄，或青黄色，或青白色，缺乏光泽。②肌肉比较坚紧，面部肌肉僵硬，舌质不淡胖，舌苔正常或偏干，脉象多弦细。③主诉以自觉症状为多，对气温变化的反应敏感，或时有寒热感，情绪的波动较大，食欲易受情绪的影响，胸胁部时有气塞满闷感，或有触痛紧张，四肢常冷。④女性月经周期不齐，经前多见胸闷乳房胀痛结块，烦躁、腹痛腰酸、经血黯或有血块。编者将此类患者称为"柴胡体质"。

2. 配伍

柴胡是临床常用的药物，但极少单味使用，与之相配最多的是甘草。《伤寒论》中小柴胡汤条下有诸多加减条文，其中不能减去的药物，除柴胡以外，就是甘草。可以说，小柴胡汤的核心是柴胡和甘草。柴胡、甘草有协同作用。宋代《普济本事方》以柴胡、甘草同用，治疗伤寒之后体瘦肌热，名柴胡散。腹痛腹胀，柴胡多配枳实、芍药；大便秘结，柴胡多配大黄、芒硝。后世在柴胡配伍上有较多经验。如发热不退，配青蒿，鳖甲；皮肤痒，头昏痛，配荆芥、防风。

3. 用量

张仲景用柴胡有两个剂量段。大量半斤（八两），多用于治疗往来寒热。小量四两，多用于胸胁苦满。编者主持的全国老中医经验调查发现，330 位名医中有 52 位认为自己擅长使用柴胡，其用量在 3～100g 之间，大剂量柴胡，大多用于退热。（《方药传真》）柴胡用量不宜过小，章次公说："小柴胡汤用柴胡几两，古之一两准今三钱许，当得二两四钱，古方日三服，则每服得量八钱，今人用柴胡多不过二钱，日二服，每服得量钱许，以今例古，已属太轻，乃有见用柴胡四五分而骇异者，是则极天下之至愚，不足责矣。"（《章次公医术经验集》）

4. 安全性

柴胡属种类颇多，我国有 36 种及 17 变种，入药者现知有 20 种左右。其中大叶柴胡有毒，我国黑龙江省曾发生入丸剂而导致严重中毒事故。研究发现，大叶柴胡的毒性主要存在于挥发油中，煎煮可降低其中枢兴奋毒性。（谢宗万．中药材品种论述．上海：上海科学技术出版社，1999）故建议使用北柴胡及狭叶柴胡，并且尽量以饮片作煎剂使用，煎煮时间不能过短。从经方用药惯例看，大剂量使用的小柴胡汤、大柴胡汤、柴胡桂枝干姜汤均为汤剂，而且有"去滓再煎"的煎煮过程；入丸散剂仅仅薯蓣丸、鳖甲煎丸、四逆散 3 方，其用量非常小。

另外，根据《伤寒论》记载："舌上胎者，可与小柴胡汤。"（230）对于没有舌苔或剥苔的患者，要慎用柴胡。邹润安认为："凡元气下脱，虚火上炎及阴虚发热，不因血凝气阻为寒热者，近此，正如砒鸩矣。"
(《本经疏证》)

五、 选方思路

1. 具有往来寒热、胸胁苦满特性的疾病，如各种发热性疾病、免疫性疾病、过敏性疾病及病毒性感染的慢性肝炎、艾滋病等，常配伍甘草、黄芩、半夏、人参或党参等，方如小柴胡汤。

2. 以胸胁苦满、腹痛为特征的疾病，如急慢性胆囊炎、胆石症、急慢性胰腺炎等，常配伍黄芩、大黄、枳实、芍药等，方如大柴胡汤。

3. 以胸胁苦满、惊悸、失眠为特征的疾病，如癫痫、抑郁症、焦虑症、癔症等精神神经系统疾病，常配伍半夏、茯苓、龙骨、牡蛎、桂枝、大黄、黄芩等，方如柴胡加龙骨牡蛎汤。

4. 以往来寒热、胸胁苦满、四肢冷、腹痛为特征的疾病，如低血压、神经症、更年期综合征，以及消化道疾病、泌尿系结石等，常配伍枳实、芍药、甘草等，方如四逆散。疾病呈慢性化、症状呈顽固性，如顽固性失眠、顽固性疼痛、顽固性呃逆等，在四逆散的基础上配伍当归、川芎、桃仁、红花等，方如血府逐瘀汤。

5. 与月经相伴的疾病，如经前乳房胀痛、经前浮肿、经前头痛、经前发热等，常配伍当归、芍药、茯苓、白术等，方如逍遥散。

六、 文献摘录

《神农本草经》："柴胡，味苦平，主心腹，去肠胃中结气，饮食积聚，寒热邪气，推陈致新。久服轻身，明目益精。"

《本草经集注》："除伤寒心下烦热，诸痰热结实，胸中邪逆，五脏间游气，大肠停积水胀，及湿痹拘挛。"

《药征》："柴胡主治胸胁苦满也，旁治寒热往来，腹中痛，胁下痞硬……夫世所谓疟疾，其寒热往来也剧矣，而有用柴胡而治也者，亦有不治也者。于是质之仲景氏之书，其用柴胡也，无不有胸胁苦满之证。今乃施诸胸胁苦满而寒热往来者，其应犹响之于声。非直疟也，百疾皆然。无胸胁苦满证者，则用之无效焉。然则柴胡之所主治，不在彼而在此。"

第二节　葛根

葛根为豆科植物葛的块根，以春季采集，块肥质硬，切面粗糙，充满粉状者为质佳。《伤寒论》入 4 方次，《金匮要略》入 3 方次。

一、　原文考证

1. 桂枝加葛根汤

原文：太阳病，项背强几几，反汗出恶风者，桂枝汤加葛根汤主之。（14）

提示：本方为桂枝汤加葛根。"汗出恶风"为桂枝汤主治，"反汗出恶风"是与葛根汤对比而言。本方与葛根汤相比，用药的区别就在于一味麻黄的有无，有汗无汗的讨论也是强调两方主治的差异。作为两方共有的葛根主治，就在于特异性的描述——项背强。《外台秘要》桂枝加葛根汤方：

"疗中风身体烦疼，恶寒而自汗出，头项痛急。桂枝五两，生姜八两，甘草二两炙，葛根八两，芍药三两，大枣十二枚，上六味，切，以水七升，煮取二升半，服八合，日三，温覆取汗。"头项痛急，也是项背强的近义词。

2. 葛根汤

原文：太阳病，项背强几几，无汗，恶风，葛根汤主之。（31）太阳与阳明合病，必自下利，葛根汤主之。（32）太阳病，无汗，而小便反少，气上冲胸，口噤不得语，欲作刚痉，葛根汤主之。（二）

提示：项背强是一种肌肉的拘急状态，口噤是牙关紧闭、咬肌痉挛，也是一种痉挛状态。刚痉，是背强反张病证中的一种类型，多见无汗恶寒、颈项强急、头摇口噤、手足挛急或抽搐，甚则角弓反张等。项背强、口噤、刚痉三者，都是葛根汤的主治。而葛根汤有麻黄，麻黄主治无汗恶风，余下的葛根、桂枝、芍药、甘草等主治项背强等肌肉的拘急，与桂枝加葛根汤的主治相一致。

3. 葛根黄芩黄连汤

原文：太阳病，桂枝证，医反下之，利遂不止；脉促者，表未解也；喘而汗出者，葛根黄连黄芩汤主之。（34）

提示：葛根芩连汤由葛根、黄连、黄芩、甘草四味药组成，在葛根类方中，本方配伍最简，葛根用量最大（半斤）。本方主治的"利遂不止"，是一种严重的腹泻。葛根方中另一治疗下利的方是葛根汤，主治"太阳与阳明合病者，必自下利"（32）。"自下利"，为未经攻下而大便自然溏薄者，其程度要比"利遂不止"为轻。观两方葛根用量，一为半斤即八两，一仅为四两，下利的程度不同，用量也不同。可见，葛根主治下利。另外，"表未解"，提示有肌表证，主要是肌肉酸痛，特别是项背部拘急感，或有头痛头晕等。

二、 药证发挥

葛根主治项背强，兼治下利、消渴。

1. 项背强

"项背强几几"，"几几"是个形容词。古人形容幼鸟羽翼不丰，想飞又飞不起来，伸着个脖子往前够，这种现象就叫"几几"。按目前的用语习惯，可提取"项背强"即可。项背强是一种从后头部至后背的僵硬感、凝重感、酸痛感、无力感，有时范围可达到腰骶部，同时多伴有肩背部或腰腿活动受限。作为客观指征，是局部肌肉僵硬、隆起，医生用手按压肩背部及脊柱两侧，有凝结挛急感，同时病者可诉疼痛。另外，由于头项胸背相连，患者出现的头晕、头痛、头重、思维迟钝、吐词不清、疲劳、嗜睡、视力及听力减退、重影、鼻塞，以及胸闷痛、气上冲胸、腹痛等，也可以看作是"项背强"的延伸。

项背强，可以看作是一种肌肉的痉挛状态。葛根汤能治刚痉，桂枝加葛根汤能治柔痉。刚痉与柔痉，都是古病名，是肌肉痉挛导致的角弓反张或肌肉震颤抽搐的病证。痉病见无汗者，谓之刚痉，用葛根汤；痉病见自汗者，谓之柔痉，用桂枝加葛根汤。大塚敬节根据葛根汤治疗"口噤不得语"的提示，用于治疗张口困难。（《汉方诊疗三十年》）门纯德用桂枝加葛根汤加白芷子、钩藤治疗缺钙导致的手足抽搐30余例，无不见效，认为"此方通过调和营卫，输布周身津液，可增强机体摄取保留血钙的功能"。（《名方广用》）

单味葛根也有解痉的功效，《肘后方》治金疮中风，痉欲死。方用生葛根一斤，细切，以水一斗，煮取五升，去滓，取一升服。若干者，捣末，温酒调三指撮。若口噤不开，但多服竹沥。又多服生葛根自愈，食亦妙。

2. 下利

下利，即腹泻。古代多用葛根治疗发热性疾病中的腹泻，除《伤寒论》葛根芩连汤外，还有《辨证录》葛根桂枝人参汤，方用葛根三钱，桂枝五分，人参一钱。水煎服。治冬月伤寒，太阳阳明合病，头痛几几，下利。《幼幼集成》的七味白术散，用葛根与人参、白术、茯苓、甘草、木香、藿香同用，治泄泻频作、烦躁大渴。

3. 消渴

葛根治消渴，古代经验甚多。《太平圣惠方》单用葛根捣汁饮服，治疗消渴烦躁，皮肤干燥；又方取葛根粉同粟米煮粥食，治疗胸中热闷，渴而烦躁。《古今医统》用葛根配天花粉等治疗消渴肾渴，日饮石水者。《普济方》单用葛根煮散频服，治小儿热渴不止。张元素认为"脾虚作渴者，非此不除"。《医学衷中参西录》以本品配生黄芪、生山药、生鸡内金等，治疗消渴。

三、 方根提取

1. 葛根-甘草

葛根、甘草组合，主治下利。如有喘而汗出、下利、脉促者，配黄连、黄芩，方如葛根芩连汤。

2. 葛根-川芎

葛根、川芎组合，主治胸腹痛、头项腰背痛，方如奔豚汤治"奔豚气上冲胸，腹痛，往来寒热"（八）；竹叶汤治产后中风的"发热，面正赤，喘而头痛"（二十一）。《圣济总录》葛根葱白汤，用葛根、川芎、芍药、知母同用，治伤寒头疼不止。葛根、川芎可与黄芪桂枝五物汤合用，也可以与桂枝汤、桂枝茯苓丸合用。

3. 葛根–桂枝–芍药–甘草

葛根、桂枝、芍药、甘草组合，主治项背强并肌肉痉挛者。如有项背强急、恶风无汗、脉浮紧者，配麻黄，方如葛根汤。项背强，状如葛根汤证，但反自汗出，脉浮弱者，葛根汤去麻黄，方如桂枝加葛根汤。

四、 应用参考

1. 葛根背

项背部为葛根证的表现区，根据张仲景方证的提示和结合编者的观察，项背部乃至头面部和腰腿部的拘急不适感，以及局部肌肉皮肤的改变，如肌肉拘急或萎缩、皮肤粗糙厚实角化、色素沉着，以及痤疮、毛囊炎、扁平疣等，可以考虑使用葛根及其类方。

2. 葛根透疹

古代治疗麻疹、天花等发疹性疾病，透发败毒为定法，葛根及其类方是常用的，其中葛根汤为主方。尾台榕堂说：葛根汤"治麻疹初起，恶寒发热，头项痛强，无汗，脉浮数；或干呕下利者。""疫痢初起，发热恶寒，脉数者，当先用本方温覆发汗。"（《类聚方广义》）现代用于风疹、水痘、带状疱疹及毛囊炎等。《丛桂亭医事小言》记载："凡人身发疮疔痤痱则发热，此时医之投药，以发散败毒剂发表之为宜，此为古今同法……一旦欲达肌表，当以葛根汤为佳。"（《皇汉医学》）从后世经验看，其他葛根方也可用于发疹性疾病。如《阎氏小儿方》升麻葛根汤（升麻、干葛、芍药、甘草）治伤寒温疫，风热壮热，头痛、肢体痛，疮疹已发未发。《全幼心鉴》有方用葛根、升麻、桔梗、前胡、防风各一钱，甘草五分，水煎服，治斑疹初发，壮热，点粒未透。恽铁樵说："葛根，斑疹为必用之药。"（《药盫医学丛书》）

3. 用量用法

葛根用量较大，通常在四至八两。后世应用有 120g 以上者。大量应用时，需先煎取水，再入其他药物。传统经验，葛根主升发，如误用或过大剂量服用，可能出现头痛头晕、烘热、牙痛、便秘、胸闷、心慌等。

五、 选方思路

1. 以头项强痛为主诉的疾病，如感冒、落枕、突发性耳聋等，常配麻黄、桂枝、甘草等，方如葛根汤。

2. 以头痛头昏为主诉的疾病，如高血压、脑动脉硬化、颈椎病、脑梗死，以及突发性耳聋、神经性耳聋、耳鸣等，常配伍桂枝、芍药等，方如桂枝加葛根汤等。

3. 以腹泻为特征的疾病，如细菌性痢疾、急慢性肠炎、糖尿病腹泻、小儿腹泻等，方如葛根芩连汤、七味白术散等。

4. 以口渴、多汗、腹泻为主诉的疾病，如糖尿病、醉酒等，方如葛根芩连汤。

六、 文献摘录

《神农本草经》："葛根，味甘平，主消渴，身大热，呕吐，诸痹，起阴气，解诸毒。"

《本草经集注》："治伤寒中风头痛，解肌发表出汗，开腠理，治金疮，止痛，胁风痛。生根汁大寒，疗消渴，伤寒壮热。"

《药征》："葛根主治项背强也，旁治喘而汗出。"

《本经疏证》："葛根之用，妙在非徒如栝楼但涸阴津，亦非徒如升麻但升阳气，而能兼擅二者之长，故太阳阳明合病自下利者（葛根汤证），太阳被下、利遂不止、脉促喘汗者（葛根芩连汤证），咸用之。盖两者之利，为阳盛于外，不与阴交，阴遂不固而下溜，起其阴气，使与阳浃，得曳以上行，则非但使利止，并能使阳之过于外者，随胃阳鼓荡而散矣。"

《本草正义》："葛根，气味皆薄，最能升发脾胃清阳之气，《伤寒论》以为阳明主药，正惟表寒过郁于外，胃家阳气不能散布，故以此轻扬升举之药，捷动清阳，扞御外寒，斯表邪解而胃阳舒展，所以葛根汤中仍有麻黄，明为阳明表寒之主药，非阳明里热之专司，若已内传而为阳明热症，则仲景自有白虎诸法，非葛根汤之所宜用。其葛根黄芩黄连汤方，则主阳明协热下利，貌视之，颇似专为里有实热而设，故任用芩、连之苦寒，则葛根似亦为清里之品；抑知本条为太阳病桂枝证医反下之之变，邪热因误下而入里，里虽宜清，而利遂不止，即以脾胃清阳下陷之候，葛根只以升奉陷下之气，并非为清里而设，此皆仲师选用葛根之真旨。"

《药盦医学丛书》："葛根，斑疹为必用之药，亦并非已见点不可用，痧麻均以透达为主，所惧者是陷，岂有见点不可用之理？惟无论痧麻，舌绛且干者，为热入营分，非犀角、地黄不办，误用葛根，即变证百出，是不可不知也。又凡伤寒阳明症已见，太阳未罢，得葛根良；太阳已罢，纯粹阳明经症，得葛根亦良。惟温病之属湿温及伏暑、秋邪者不适用，此当于辨证加之注意。若一例横施，伏暑、秋邪得此，反见白痦，则用之不当之为害也。"

第三节　芍药

芍药为毛茛科植物川赤芍、芍药、草芍药的根。《伤寒论》入 34 方次;《金匮要略》入 35 方次。

一、原文考证

1. 芍药甘草汤

原文：**伤寒，脉浮，自汗出，小便数，心烦，微恶寒，脚挛急……若厥愈足温者，更作芍药甘草汤与之，其脚即伸。（29）胫尚微拘急，重与芍药甘草汤，尔乃胫伸。（30）**

提示：本方为芍药类方的最简配伍方，芍药、甘草各四两。其主治病证虽然不少，但从用药的效果来看，"其脚即伸"最为明显，临床也可以将"脚挛急"作为芍药甘草汤的特异性方证。

2. 桂枝加芍药汤、小建中汤

原文：**本太阳病，医反下之，因尔腹满时痛者……桂枝加芍药汤主之。（276）伤寒，阳脉涩，阴脉弦，法当腹中急痛，先与小建中汤。（100）伤寒二三日，心中悸而烦者，小建中汤主之。（102）虚劳里急，**

悸，衄，腹中痛，梦失精，四肢酸疼，手足烦热，咽干口燥，小建中汤主之。（六）男子黄，小便自利，当与虚劳小建中汤。（十五）妇人腹中痛，小建中汤主之。（十八）

提示：桂枝加芍药汤是桂枝汤倍芍药，若再加饴糖，即为小建中汤。两方芍药都用六两，均治疗腹痛。一为腹满时痛，是一种阵发性的腹痛；一为腹中急痛。而桂枝汤却没有腹痛的主治，提示大剂量芍药主治腹痛。另外，小建中汤用于黄疸也值得关注。能用于"诸病黄家"（十五）的桂枝加黄芪汤方中，也同样含有芍药。

3. 小柴胡汤、通脉四逆汤、白术散、白散

原文：**若腹中痛者，去黄芩，加芍药三两。（96）腹中痛者，去葱，加芍药二两。（317）但苦痛，加芍药。（二十）假令汗出已，腹中痛，与芍药三两如上法。（141）**

提示：以上四方均是芍药的加味方，提示腹中痛时张仲景必用芍药。

4. 枳实芍药散

原文：**产后腹痛，烦满不得卧，枳实芍药散主之。（二十一）**

提示：本方药用枳实、芍药两味，主治产后腹痛。"烦满不得卧"，提示患者腹痛程度严重，推测患者有产后恶露不尽或盆腔感染，甚至脓肿。枳实、芍药再加桔梗，即是《金匮要略》治疗痈脓的排脓散。另外，《神农本草经》谓芍药"主治邪气腹痛，除血痹"。《本草经集注》谓芍药"散恶血，逐贼血，消痈肿"。可见芍药活血化瘀、消痈肿的功效不能忽视。

5. 当归芍药散

原文：**妇人怀妊，腹中疠痛，当归芍药散主之。（二十）妇人腹中诸疾痛，当归芍药散主之。（二十二）**

提示：莫枚士认为"此方当归止三两，不应反冠芍药一斤之上，命名疑当归二字衍。此当归散去芩，加泻、苓也"（《经方例释》）。由此可以将当归芍药散视为芍药的专名方。本方主治的腹痛，可以视为芍药的主治。

6. 真武汤

原文：若下利者，去芍药，加干姜二两。（316）

提示：反推之，芍药用于便秘。另外，《伤寒论》云："其人续自便利，设当行大黄、芍药者，宜减之……"（280）提示腹泻者慎用芍药，便秘者适用。《伤寒论》治疗脾约便秘的麻子仁丸，里面就有芍药。

二、 药证发挥

芍药主治脚挛急、腹中痛、便秘，兼治黄疸、痈肿。

1. 脚挛急

所谓的脚挛急，为下肢肌肉痉挛疼痛，屈伸不利，步履困难。《伤寒论》中芍药甘草汤是治疗脚挛急的专方。《朱氏集验方》称芍药甘草汤为去杖汤，用以治疗脚弱无力，行走困难。不仅仅是肌肉的痉挛疼痛、无法走路，还包括腰腿痛、膝痛、下肢抽筋、下肢冰冷麻木、下肢皮肤发黑、下肢静脉曲张及血管血栓、下肢浮肿、下肢皮肤溃疡、足跟痛、足底皮肤皲裂等，都有应用芍药的可能。对这一特征，编者称之为"芍药足"。

"脚挛急"可以延申为肌肉的痉挛状态，如胃痉挛、肠痉挛、腓肠肌痉挛、脏器平滑肌痉挛、膈肌痉挛、尿道括约肌痉挛、阴道痉挛、躯干骨骼肌等导致的疼痛，均属于芍药证。其疼痛呈痉挛性，有紧缩感、针刺样或电击样，并有阵发性的特点，也即张仲景所谓的"急痛""时痛"。或者出现肌肉的坚硬、拘挛、运动受限等，如"口噤不得语""柔痉"。另外，面肌痉挛、支气管痉挛、胆管痉挛、血管痉挛等虽没有明显的疼痛，但也可以考虑使用芍药。

2. 腹中痛

腹中，多指脐腹部。芍药所治的腹痛，多为阵发性疼痛，或痉挛性疼痛，而且伴有腹肌拘急、便秘或大便不畅等。章次公说："要知芍药之主治，在痛而不在满，脉促胸满，非芍药所主，故去之。设腹满时痛者，则芍药在所必用。"（《章次公医术经验集》）治腹中痛的代表方如小建中汤，《伤寒论》治伤寒腹中急痛，《金匮要略》治虚劳腹中痛、妇人腹中痛，《备急千金要方》治产后少腹痛，《古今录验》治虚劳心腹痛，《苏沈良方》谓治腹痛如神，《证治准绳》谓治痢不分赤白久新，但腹中大痛者神效。另外，枳实芍药散治产后腹痛，应用于腹部的膨满胀痛。当归芍药散治妊娠腹痛，当有小便不利。

3. 便秘

芍药兼治便秘，以脐腹部急痛伴有大便干燥秘结者，最为适宜。芍药与大黄、芒硝通便作用相似，但大黄证的便秘伴有腹部充实，芒硝证的便秘伴有极度干燥，此为区别。

4. 黄疸

芍药能退黄，其黄疸色暗，久久不退，伴有便秘、脚挛急等。《圣济总录》卷六十一有方用芍药一两半，黄芩三分为末，每服五钱匕，水煎，食后温服，日三；治黄疸，胸中气满或硬，不下饮食。汪承柏有用大剂量赤芍（80～100g），配丹参、牡丹皮、葛根、茜草等活血化瘀药物治疗急、慢性病毒性肝炎，药物性肝炎，血清总胆红素超过10mg%者。（汪承柏：与基层医生谈谈重度黄疸的中药治疗. 中西医结合杂志. 1987年第4期248页）

三、方根提取

1. 芍药-甘草

芍药、甘草组合，主治一切挛急。加附子，方如芍药甘草附子汤，治疼痛剧烈并恶寒者，特别适用于腰腿痛。腹泻不止，手足厥逆、脉微欲绝而见脐腹部疼痛者，加附子、干姜、甘草，方如通脉四逆汤加芍药。加黄芩、大枣，为黄芩汤，治腹痛下利脉数者。加饴糖、桂枝、生姜、大枣，为小建中汤，治虚人脐腹痛。万友生认为，芍药甘草汤当属治痛第一方。无论人体上下内外诸般痛症之属寒、热、虚、实诸种病机，此方均堪选用。每用则必大量，芍药（常用白芍，必要时与赤芍同用）30～90g，甘草（常用生者，必要时与炙草同用）15～30g。他的习惯用法是：头痛配川芎、白芷；项背痛配葛根；上肢痛配桑枝、桂枝；下肢痛配牛膝、木瓜、独活；腰痛配桑寄生、杜仲、续断等。（《当代名家论经方用经方》）

2. 芍药-枳实

芍药、枳实组合，主治腹痛、便秘。方如枳实芍药散治产后腹痛，四逆散治四肢冷而腹痛，或泄利后重，大柴胡汤治呕不止、心下急、按之心下满痛者，麻子仁丸主治便秘。加桔梗，可以治痈肿。

3. 芍药-当归-川芎

芍药、当归、川芎组合，主治腹痛、月经不调、妊娠病，方如芎归胶艾汤、温经汤、当归芍药散、当归散、奔豚汤等。

四、 应用参考

1. 芍药腹

芍药证多见于一种痉挛性体质，患者易于腹痛，易于便秘，易于肌肉痉挛。其体型胖瘦皆有，但多肌肉坚紧，尤其是腹壁肌肉比较紧张。吉益东洞提出"腹皮按之挛急不弛"（《皇汉医学》）的腹证；胡天雄也曾以"腹肌板硬"为着眼点，用白芍 60g，甘草 30g 治愈一例 50 余岁男性，昏不识人，两目直视，牙关紧闭，手足强直者（《中国百年百名中医临床家丛书·胡天雄》），此经验可以参考。临床上若见肌肉松柔者，大便不成形、日行多次而无腹痛者，就应慎用芍药。

2. 用量

张仲景使用芍药有两个剂量段：腹中急痛的，芍药要大量，四至六两；如果配合附子，或配合黄芩，或配合桂枝，或配合黄芪、桂枝，则不必大量，二两至三两即可。

3. 芍药利小便

芍药也能"利小便"（《神农本草经》），含有芍药的真武汤、桂枝茯苓丸等可以用于肝硬化腹水及肾病水肿。

4. 白芍和赤芍

《伤寒论》中芍药不分赤白，宋代以后方有赤芍、白芍之分。习惯认为，白芍以养血柔肝为主，主要用于肌肉痉挛性疾病；赤芍以活血化瘀为主，用于舌质黯紫，或血液黏稠者较多。

现时商品白芍多是栽培的芍药。赤芍品种较为复杂，但主要为野生的芍药根。白芍和赤芍不是以花色来区分，主要是加工方法不同而影响根的

色泽。经过去皮、水煮的，其根色白，称白芍；不经刮皮而直接晒干者，其根色暗褐，称赤芍。(《中药材品种论述》)

五、 选方思路

1. 以脚挛急为主诉的疾病，如腓肠肌痉挛、不安腿综合征、下肢静脉血栓、坐骨神经痛、糖尿病足、肝硬化等，常配伍甘草、附子、牛膝、石斛等，方如芍药甘草汤、芍药甘草附子汤。

2. 以腹痛为主诉的疾病，如胃及十二指肠溃疡、小儿腹痛、痛经、胆石症、泌尿系结石、肠易激惹综合征、痢疾、习惯性便秘、痛经等，多配甘草、枳实、柴胡、黄芩等，方如芍药甘草汤、小建中汤、枳实芍药散、黄芩汤、四逆散。

3. 以便秘为特征的疾病，如习惯性便秘、癌性便秘、肠粘连等，可考虑使用大剂量芍药的方，如芍药甘草汤、小建中汤、麻子仁丸、当归芍药散等。

4. 以黄疸日久、便秘、脚挛急为特征的慢性肝病，如药物性肝损伤、慢性乙型病毒性肝炎、非酒精性脂肪性肝病以及肝硬化、胆汁瘀积性肝硬化等。常使用芍药甘草汤或加味，方如黄芩汤、当归芍药散、真武汤、小建中汤等。

六、 文献摘录

《神农本草经》："芍药，味苦平，主邪气腹痛，除血痹，破坚积，寒热，疝瘕，止痛，利小便，益气。"

《本草经集注》："通顺血脉，缓中，散恶血，逐贼血，去水气，利膀胱大小肠，消痈肿，时行寒热，中恶，腹痛，腰痛。"

《药征》："芍药主治结实而拘挛也，旁治腹痛、头痛、身体不仁疼痛、腹满、咳逆、下利、肿脓……若夫桂枝加芍药汤、小建中汤、桂枝加大黄汤，皆以芍药为主药，而其证如此。由是观之，主治结实而拘挛也明矣。"

《经方例释》："此为血痹之主方。许叔微《伤寒九十论》云：仲景桂枝加减法，十有九证，但云芍药。《圣惠》皆称赤芍药，尚药皆云白芍药，然赤者利，白者补。《本经》称：芍药，主邪气腹痛，利小便，通顺血脉，利膀胱、大小肠、时行寒热，则全是赤芍药也。又桂枝第九证云，微恶寒者，去芍药，盖惧赤芍药之寒也。惟芍药甘草汤一证云：白芍药，谓其两胫拘急，血寒也。血当为恶字之误。故用白芍药以补之，据此似此方芍药是白者也。芍药甘草附子汤祖此，亦似当是白者，然以他方本此方者推之，恐未必尽然。何以言之？本方加柴胡、枳实，为四逆散；加黄芩，为黄芩汤。四逆自利，未必皆为血寒之属虚者，非与柴、芩大戾乎？窃谓：拘急本血痹所致，赤芍正治血痹主药，何必以养阴为说，而指为白芍乎？此后尚可用承气，何独畏赤芍乎？白字断当为浅人加也。且拘急者，以营气内收也。四逆散证所以致四逆者，以营气被寒所抑，不得外达而内收；故黄芩汤证所以致自利者，以少阳半表之邪，将从半里而内收；故即芍药甘草附子汤证所以致恶寒者，亦以汗后营气已虚，不得外畅，复以不解，而寒留于表，遂致内收。故皆与两胫拘急用赤芍同义，以其为血痹则一也。由是乌头汤、甘遂半夏汤等方皆通矣。"

本章提要

柴胡、葛根、芍药都是解痉药，适用于郁证。郁证又有气郁、血郁、热郁、火郁、痰郁等之分。而柴胡最擅解气郁，葛根解寒郁，芍药解血郁。

柴胡主胸胁苦满、往来寒热，葛根主项背痛，芍药主腹中痛和脚挛急，所主部位不同。

柴胡除心腹结气，长于散风透热解郁；葛根解项背肌肉寒痹，长于升阳散寒；芍药顺血脉除血痹，长于活血化瘀止痛，功用各有所长。

经方中具有类似功效的药物尚有升麻、防风等。

第十三章

当归、川芎、牡丹皮

第一节 当归

当归为伞形科植物当归的根。我国甘肃、四川、云南、贵州等地均有出产，其中产于甘肃岷县者称西当归、秦当归，品质最佳。《伤寒论》入4方次，《金匮要略》入15方次。

一、 原文考证

1. 当归生姜羊肉汤

原文：寒疝，腹中痛及胁痛里急者，当归生姜羊肉汤主之。（十）产后腹中㽲痛，当归生姜羊肉汤主之。 并治腹中寒疝，虚劳不足。（二十一）

提示：本方是当归方中的最简方，仅当归、生姜、羊肉三味。寒疝，指一种剧烈之腹痛。《素问·长刺节论》："病在少腹，腹痛不得大小便，病名曰疝，得之寒。"《诸病源候论》："寒疝者，阳气积于内，则卫气不行，卫气不行则寒气盛也。故令恶寒，不欲食，手足厥冷，绕脐痛，自汗出，遇寒即发，故云寒疝也。"腹中即脐腹部，提示本方中当归可治疗脐腹部乃至腰胁剧烈的疼痛。

2. 当归建中汤

原文：《千金》内补当归建中汤治妇人产后虚赢不足，腹中刺痛不止，吸吸少气，或苦少腹中急，摩痛引腰背，不能食饮。（二十二）

提示：本方是当归方中的最大量方。其组成是小建中汤加当归。小建中汤治"腹中急痛"（100），"心中急而烦者"（102），"虚劳里急，悸，衄、腹中痛，梦失精，四肢酸疼，手足烦热，咽干口燥""妇人腹中痛"
（六）。而本方加当归后，其主治突出了妇人产后，对其腹痛的描述更加细
致，有"腹中刺痛不止"和"痛引腰背"。同时，主治强调了患者的体貌
是"虚羸不足"，这与当归生姜羊肉汤主治的"产后""虚劳不足"相同，
提示当归方适用的女性患者多而且大多消瘦虚弱。

3. 当归芍药散

**原文：妇人怀妊，腹中疞痛，当归芍药散主之。（二十）妇人腹中诸疾
痛，当归芍药散主之。（二十二）**

提示：本方芍药量最大，则本方主治的腹痛，可以视为芍药的主治，
但也不排除当归的协同作用。如当归、芍药同在的胶艾汤治"妊娠腹中
痛"（二十），奔豚汤治"奔豚，气上冲胸，腹痛，往来寒热"（八）。胶
艾汤证和奔豚汤证均有腹痛。

4. 当归散

**原文：妇人妊娠，常服当归散主之。 ……妊娠常服即易产，胎无疾
苦。 产后百病悉主之。（二十）**

提示：本方是养胎方，也是产后调养方。

5. 当归贝母苦参丸

原文：妊娠，小便难，饮食如故，当归贝母苦参丸主之。（二十）

提示：秦伯未说过，"小便难而饮食照常的用当归、贝母、苦参来治，
很难理解，古今注家多望文生训，理论脱离实际。金华沈介业中医师指正
小便难，当作大便难，经他祖父五十年的经验和他自己试用，效验非凡。
孕妇患习惯性便闭，有时因便闭而呈轻微燥咳，用当归四份，贝母、苦参
各三份，研粉，白蜜为丸，服后大便润下，且能保持一天一次的正常性，
其燥咳亦止"（《金匮要略简释》）。此说值得重视。当归能润肠通便，也

能治"咳逆上气"（《神农本草经》）；贝母主"咳嗽上气"（《本草经集注》），与桔梗、巴豆为散能治肺痈，方名桔梗白散。由此推测，本方当用于妊娠大便干结难解，并可治咳喘。

6. 当归四逆汤

原文：手足厥寒，脉细欲绝者，当归四逆汤主之。（351）若其人内有久寒者，宜当归四逆加吴茱萸生姜汤。（352）

提示：本方组成药物较多，原文主治应该是全方药物共同的目标。不过，从当归四逆加吴茱萸生姜汤治"其人内有久寒者"（352）推测，患者当有腹痛。寒，大多主痛。同理，含有当归、桂枝、芍药、甘草的温经汤治"妇人少腹寒，久不受胎"（二十二），应该脐腹部有疼痛。此与当归生姜羊肉汤、当归建中汤的主治相似。尾台榕堂经验：当归四逆汤"治疝家发热恶寒，胁腹挛痛，腰脚拘急，手足寒，小便不利者"；又"治妇人血气痛、腰腹拘急者"；"经水不调，腹中挛急，四肢酸痛，或一身习习如虫行，日头痛者。"（《类聚方广义》）樊天徒经验："妇人经前腹痛不可忍，见虚寒者，用本方有卓效。"（《伤寒论方解》）

7. 赤小豆当归散

原文：下血，先血后便，此近血也，赤小豆当归散主之。（十六）病者脉数，无热，微烦，默默但欲卧，汗出。初得之三四日，目赤如鸠眼，七八日目眦黑，若能食者，脓已成也，赤小豆当归散主之。（三）

提示：本方先血后便，称之为近血，应该是肛肠出血，后世称之为"肠风下血"或"脏毒"，其中包括痔疾、肛裂，特别是痔疾感染而成脓肿者。另外，本方还能治疗化脓的狐惑病。

8. 乌梅丸

原文：蛔厥者，乌梅丸主之。又主久利。（338）

提示：蛔厥病，即胆道蛔虫病，多伴有剧烈的腹痛。久利，即反复发作的慢性腹泻。《备急千金要方》卷十五乌梅丸治冷痢久下。《圣济总录》乌梅丸治产后冷热痢，久下不止。推测乌梅丸主治的久利，当有腹痛。本方中有黄连、黄柏等止利药，也有当归、细辛、肉桂、附子、干姜等止痛药。

二、 药证发挥

当归主治妇人腹痛，兼治妊娠病、产后病、月经病、肛肠病、痢疾等。

1. 妇人腹痛

妇人腹痛的部位多在少腹，其疼痛多为刺痛、绞痛、急痛，而且疼痛的程度较重，前人常常用"刺痛不止""不可忍"等词语来表述。其腹痛可牵引到腰背，且多与妇人的月经、胎产有关，即月经期、围产期、产后的少腹痛，大多属于当归证。即便是痢疾、便血、便秘、痔疮等用当归，也以腹痛者为宜。

2. 妊娠病

妊娠病，如妊娠腹痛、胎动不安或胎死腹中、胎萎不长等，多配川芎、阿胶等，方如当归芍药散、当归散。后世方更多，如《圣济总录》卷一百五十五方用当归、甘草、干姜为末水煎温服治妊娠心腹疼痛；又方用当归、川芎、阿胶、白术为末水煎温服，治妊娠胎萎。《圣济总录》卷一百五十九方用当归、川芎为末，酒醋水共煎温服，治血气凝滞，子死腹中不下。

3. 产后病

产后病，如产后虚劳腹痛、子宫痛、胎盘不下、恶露不尽等，多配生姜、肉桂、芍药等，方如当归建中汤、当归生姜羊肉汤。后世《三因极一病证方论》用当归、鬼箭羽、红蓝花为末，酒煎温服，治产后败血不散、儿枕硬痛、恶露不畅、脐腹坚胀。《辨证录》归荆安枕汤（当归、丹皮、荆芥、山楂）治产后小腹疼痛，甚则结块，按之痛甚。

4. 月经病

《神农本草经》谓当归主"妇人漏下绝子"。如月经不调，或不孕，或月经过多，或稀发闭经，或痛经等，多配川芎、阿胶、桂枝等，方如温经汤、当归四逆汤、芎归胶艾汤、当归芍药散。后世《济阴纲目》归附丸（香附子、当归、鹿角）治妇人不孕；归漆丸（当归、干漆）治月经不利，脐下憋逆气腹满。

5. 肛肠病

肛肠病，如痔疮、肛门肿痛出血、脱肛、便秘等，多配芍药、赤小豆等，方如赤小豆当归散、当归芍药散、芎归胶艾汤。赤小豆当归散治"下血，先血后便"（十六），应该是肛肠出血。后世痔疮验方乙字汤，为当归配大黄、黄芩、柴胡、升麻、甘草，"治痔疾、脱肛、痛楚或肠风下血，或前阴痒痛者"（《临床应用汉方处方解说》）。治狐惑病"目赤如鸠眼，七八日目眦黑，若能食者，脓已成也"（三），提示化脓性疾病可以用此方。《本草纲目》认为，当归"治痈疽，排脓止痛"。尾台榕堂说，当归芍药散治"脱肛，肿痛出水不止者，有奇效"。并说芎归胶艾汤治"肠痔下血，绵绵不止，身体萎黄，起则头眩，四肢无力，或血痢不止，腹无热满实证，惟腹中挛痛者，此方屡效"。（《类聚方广义》）当归可用于体质虚弱者或产后、老人的便秘。如《圣济总录》用当归、白芷等分，为末，每服二钱，米汤下，治疗大便不通。

6. 血痢

血痢腹痛、经久不愈者，多配黄连、黄柏、阿胶、干姜等，方如乌梅丸、赤小豆当归散。《备急千金要方》驻车丸（黄连、干姜、当归、阿胶）治洞痢肠滑，下赤白如鱼脑，日夜无度，腹痛不堪忍。《医方类聚》归连散（当归、黄连、黄柏、炮姜）治冷热不调，下痢脓血，后重，腹内疠痛。

三、 方根提取

1. 当归-芍药

当归、芍药组合，主治腹中急痛，以妇人病为多。方如当归芍药散、内补当归建中汤、温经汤。

2. 当归-川芎

当归、川芎组合，主治妊娠腹痛、胎动不安，也治产后血晕。后世名此两药为佛手散（当归二两或三两，川芎一两）治妊娠胎动下血，或因伤动，子死腹中，下血疼痛，口噤欲死，服此探之，不损则痛止，已损则立下。又横生倒生，交骨不开，产后血晕昏乱，崩中金疮，去血过多等症。（《删补名医方论》）加炮干姜、赤芍，名四神散，治"产后留血不消，积聚作块，急切疼痛，犹如遁尸，及心腹绞痛，下痢"。（《太平惠民和剂局方》）另外，中风导致的头晕，也常采用如此组合，方如《古今录验》续命汤、侯氏黑散等。

3. 当归-阿胶

当归、阿胶组合，主治妊娠胎动下血，以及血痢腹痛。方如胶艾汤、驻车丸等。胶艾汤专主妊娠下血，或流产后出血不止，妊娠杂证应用也多。驻车丸，即本方根加黄连、干姜，治下利赤白如鱼脑，日夜无节度，腹痛不可忍者。(《备急千金要方》)

4. 当归–桂枝–细辛

当归、桂枝、细辛组合，主治四肢厥冷、脉细、腹痛。方如当归四逆汤、乌梅丸。

四、应用参考

1. 主肿毒痈疽

古代方书记载用当归治疗烧烫伤、痈疽肿毒等。《本草纲目》认为，当归"治痈疽，排脓止痛"。《串雅内编》治疗无名肿毒，用当归八钱，黄芪五钱，甘草二钱，金银花一两，用水一大碗，陈酒一碗，合煎，空腹服，名"四金刚"。《验方新编》治疗"脱骨疽，此症生手足各指，或生指头，或生指节指缝，初生或白色，痛极，或如粟米，起一黄疱，其皮或如煮熟红枣，黑色不退，久则溃烂，节节脱落，延至手足背，腐烂黑陷，痛不可忍"，方用当归二两，金银花三两，玄参三两，甘草一两，水煎服，一连十剂。原书并强调"药味不可减少，减则不效"。

2. 主咳逆上气

《神农本草经》谓当归主"咳逆上气"。后世不少治疗慢性咳嗽的验方含有当归，如金水六君煎"治肺肾虚寒，水泛为痰，或年迈阴虚，血气不足，外受风寒，咳嗽呕恶，多痰喘急等症，神效"（《景岳全书》）；苏子降气汤"治男女虚阳上攻，气不升降，上盛下虚，膈壅痰多，咽喉不利，咳嗽……"（《太平惠民和剂局方》）。曹仁伯治麻疹后，余邪留恋而成咳，多用四物汤加味。(《柳选四家医案》) 当归所主咳逆上气，应见其人皮肤干枯、舌质黯红者较多。

3. 当归体质

适合使用当归者，其人可见羸瘦虚弱干枯状，所谓"虚羸不足"(二十二)。其脉多细，且易腹痛。女性月经量少，大便秘结脱肛。也有虽然不消瘦，但皮肤多干枯无光，甚至有脱屑。如果体型肥胖丰腴，或无腹痛而腹满便溏者，则当归慎用。

五、 选方思路

1. 以腹痛为表现的妊娠病和产后病，如妊娠腹痛、胎动不安或胎死腹中、胎萎不长等，多配川芎、阿胶等，方如当归芍药散、当归散。如产后虚劳腹痛、子宫痛、胎盘不下、恶露不尽等，多配生姜、肉桂、芍药等，方如当归建中汤、当归生姜羊肉汤。

2. 以月经周期紊乱、月经量少为表现特征的月经病，如月经不调、或不孕、或月经过多、或稀发闭经、或痛经等，多配川芎、阿胶、桂枝等，方如温经汤、当归四逆汤、芎归胶艾汤、当归芍药散。

3. 以腹痛腹泻为表现的疾病，如血痢腹痛、经久不愈者，多配黄连、黄柏、阿胶、干姜等，方如乌梅丸、赤小豆当归散、驻车丸。如痛泻久利，可配合乌梅、附子、干姜、细辛、黄连、黄柏，方如乌梅丸。

4. 痔疮、肛门肿痛出血、脱肛、便秘等，多配黄芩、芍药、赤小豆等，方如黄芩汤、乙字汤等。如其人贫血、肤色黄者，可配当归、阿胶、白术等，方如当归芍药散、赤小豆当归散、芎归胶艾汤。

5. 体质虚弱者或产后、老人的便秘，配白芍、白术等，但剂量宜重，可用至20g以上，也可配肉苁蓉、怀牛膝等。

六、　文献摘录

《神农本草经》："当归，味甘温，主咳逆上气，温疟，寒热，洗在皮肤中，妇人漏下绝子，诸恶疮疡，金创，煮饮之。"

《本草经集注》："温中止痛，除客血内塞，中风痉，汗不出，湿痹，中恶，客气虚冷，补五脏，生肌肉。"

《本经疏证》："当归能治血中无形之气，不能治有形之气，故痈肿之已成脓者，癥癖之已成形者，古人皆不用。独于胎产诸方，用之最多，则以胎元固血分中所钟之阳气也。特既已成形则月事不行，月事不行则气滞于血者，非一端矣。检胎产诸方，用当归者六方，其与他物并驾齐驱为领袖者，当归贝母苦参丸、当归散一方；其肩随他物为督率者，芎归胶艾汤、当归芍药散、温经汤三方。其所主证，若气因血滞为胞阻，为疼痛；热因血郁为便难，气阻于血而生热。无非血分之无形之蓄聚，是以气行血即安。惟当归生姜羊肉汤之治男子寒疝腹中痛、胁痛里急，妇人产后腹中疠痛，全似阴寒结于血分，特疠痛与急痛有别，胁痛里急又与腹痛里急相殊，以是知为气阻血中，乃气之虚，非气之实也。"

《药征》："本草以当归、川芎治血，为产后要药。为则按：仲景氏治血方中，无此二药者多。而治他证之方中，亦有此二药，如奔豚汤、当归羊肉汤、酸枣仁汤类是也。由是观之，不可概为治血之药也。"

第二节 川芎

川芎为伞形科植物川芎的根茎。川芎原名芎䓖，因产于四川者个大肉多，油足气香，品质最佳，故称川芎。《金匮要略》入 11 方次。

一、 原文考证

1. 白术散

原文：妊娠养胎，白术散主之。 ……心下毒痛倍加芎䓖。（二十）

提示：心下毒痛，指在剑突下及上腹部的一种剧烈疼痛，或能令人暴亡。此时川芎用量翻倍，可见川芎主治此证。《本草纲目》卷十四孙民集验方用大川芎一个为末，烧酒服之，治一切心痛。

2. 奔豚汤

原文：奔豚气上冲胸，腹痛，往来寒热，奔豚汤主之。（八）

提示：本方也治胸腹痛，川芎与当归、芍药等同用。

3. 酸枣仁汤、薯蓣丸、侯氏黑散、《古今录验》续命汤

原文：虚劳虚烦不得眠，酸枣仁汤主之。 ……虚劳诸不足，风气百疾，薯蓣丸主之。（六）侯氏黑散治大风，四肢烦重，心中恶寒不足者。《外台》治风癫。 ……《古今录验》续命汤治中风痱，身体不能自收持，口不能言，冒昧不知痛处，或拘急不得转侧（五）

提示：以上四方均治风病或不眠，均有川芎，提示川芎入脑。

二、 药证发挥

川芎主治心下毒痛，兼治妇人腹痛、头痛、眩晕。

1. 心下毒痛

心下，是指剑突下乃至整个上腹部。毒，有猛烈、厉害、痛苦、祸害等意思。毒痛，应该是一种剧痛、让人无法忍受、极度痛苦、并能置人于死地的疼痛。如常用于气滞血瘀型冠心病、心绞痛的速效救心丸，其成分便是川芎与冰片。

2. 妇人腹痛

川芎所治疗的腹痛，大多与胎产有关，且多与当归同用，方如胶艾汤、白术散、当归芍药散、温经汤等。后世如此经验更多，如《圣济总录》卷一百五十五方（川芎、当归、陈皮、干姜为细末糯米饮调服）治妊娠腹痛不可忍。《傅青主女科》生化汤（当归、川芎、白术、香附）治产后气虚，胞衣不出，腹胀痛。川芎所治腹痛的范围较广，有在心下，有在腹中，有在少腹，甚至涉及胸胁、腰背。

3. 头痛、眩晕

酸枣仁汤、薯蓣丸、侯氏黑散、续命汤均治风病或不眠，与《神农本草经》"主治中风入脑头痛"、《本草经集注》"主除脑中冷动，面上游风去来……忽忽如醉"的记载暗合。

后世应用川芎治头痛眩晕的经验更多，如《太平惠民和剂局方》芎䓖汤（当归、川芎）"治产后去血过多，晕闷不省"及"心烦眩晕，头重目黯，耳聋满塞，举头欲倒，并皆治之"。《重订严氏济生方》芎乌散（川芎、乌药）治男子气厥头疼，妇人气盛头疼及产后头痛。《辨证录》散偏汤，重用川芎，配芍药、柴胡、白芷、香附等，治半边头痛。《张氏医通》卷十四方（川芎、细辛、炙甘草、生姜）治热厥头痛。《博济方》芎术汤（川芎、半夏、白术、炙甘草）治冒雨中湿，眩晕，呕逆，头重不食。《御药院方》芎劳天麻丸（川芎、天麻）治心忪烦闷、眩晕欲倒、颈项紧急、肩背拘倦、神昏多睡等。《杨氏家藏方》芎黄丸（川芎、大黄）治风热壅盛、头昏目赤、大便艰难。

三、 方根提取

1. 川芎-当归-芍药

川芎、当归、芍药组合，主治妇人腹痛。方如芎归胶艾汤治妊娠腹中痛，当归芍药散治妊娠腹痛及痛经等。

2. 川芎-牡蛎

川芎、牡蛎组合，主治头痛眩晕。方如侯氏黑散、白术散。

四、 应用参考

1. 川芎与当归

内补当归建中汤条下有"若无当归，以芎劳代之"（二十一）的说法。可见，川芎功效与当归相似。《金匮要略》中用川芎者十一方，芎归同用者八方，可见于此。其区别在于：当归多用于妇人，而川芎则男女均用；当归多用于瘦弱干枯者，如当归生姜羊肉汤；而用川芎则不拘体型胖瘦，形体充实者也可用之，后世方中川芎与大黄、石膏同用者很多；当归多用于产后虚劳病，如当归建中汤、当归生姜羊肉汤用当归而不用川芎，而川芎多用于情志病，如酸枣仁汤以及后世的越鞠丸、柴胡疏肝散，用川芎而不用当归。

2. 安全用川芎

沈括《梦溪笔谈》："予一族子，旧服芎藭。医郑叔熊见之云：芎藭不可服，多令人暴死。后族子果无疾而卒。又予姻家朝士张子通之妻，因病脑风，服芎藭甚久，一旦暴亡，皆予目见者。"此说备考。寇宗奭《本草衍义》评曰："此盖单服耳！若单服既久则走真气。即使他药佐使，又不久服，中病便已，则焉能至此？"编者经验，川芎适用人群大多脸色黄黯，舌有紫气，头痛、胸痛、腹痛多见。如脉洪大、咽干口燥、吐血、衄血者，不宜使用。

五、　选方思路

1. 以胸闷、胸痛为主诉的疾病，如冠心病心绞痛、胆绞痛、胃痛、肋间神经痛等，配当归、赤芍、枳壳等，方如柴胡疏肝散、血府逐瘀汤。

2. 以慢性咳喘为特征的疾病，如支气管哮喘、慢阻肺、肺纤维化等，其人咳喘不休、稍动则喘、口唇紫黯者，配当归、厚朴、枳壳、半夏、桂枝、茯苓、桃仁等，方如苏子降气汤、金水六君煎，或桂枝茯苓丸加当归、川芎。

3. 以头痛、失眠为主诉的疾病，如抑郁症、焦虑症、失眠症、更年期综合征等，配酸枣仁、知母、甘草、茯苓等，方如酸枣仁汤。

4. 以头痛眩晕为主诉的疾病，如高血压、脑梗死、颈椎病、脑供血不足等，配当归、芍药、白术、茯苓等，方如当归芍药散，或加入桂枝加葛根汤、黄芪桂枝五物汤。

六、 文献摘录

《神农本草经》："芎䓖,味辛温,主中风入脑,头痛,寒痹,筋挛缓急,金疮,妇人血闭,无子。"

《本草经集注》："除脑中冷动,面上游风去来,目泪出,多涕唾,忽忽如醉,诸寒冷气,心腹坚痛,中恶,卒急肿痛,胁风痛。温中内寒。"

《本经疏证》："川芎,仲景用之最少,如侯氏黑散、薯蓣丸、贲豚汤、芎归胶艾汤、当归芍药散、当归散、温经汤等方,与诸血药同用,不足见制方之长,惟白术散有心下毒痛倍川芎一语,可略窥一斑。"

第四节 牡丹皮 ————————————————

牡丹皮为毛茛科植物牡丹的根皮。牡丹皮以条状皮厚、粉性较足者为佳。《金匮要略》入 5 方次。

一、 原文考证

1. 大黄牡丹皮汤

原文:肠痈者,少腹肿痞,按之即痛,如淋,小便自调,时时发热,自汗出,复恶寒,其脉迟紧者,脓未成,可下之,当有血。 脉洪数者,脓已成,不可下也。 大黄牡丹汤主之。(十八)

提示:少腹肿痞是大黄牡丹皮汤证的重要腹证,肿为外形肿满,痞为或痛或胀，按之即痛，为成脓之征兆。大黄牡丹皮汤是肠痈专方，由大黄、牡丹皮、桃仁、芒硝、瓜子五味药组成。尾台榕堂谓本方："治诸痈疽、疔毒，下疳、便毒、淋疾，痔疾、脏毒、瘰疬、流注、陈久疥癣、结毒瘘疮、无名恶疮、脓血不尽，腹中凝闭或有块，二便不利者。"又治"产后恶露不下，小便不利，血水壅遏，少腹满痛，通身浮肿，大便难者。又产后恶露不尽，过数日，寒热交作，脉数急，小腹或腰髀痛剧者，发痈之兆也。能审病之情机，早可以此方下之，已脓溃者，亦宜此方"。还治"经水不调，赤白带下，赤白痢疾，小腹凝结，小便赤涩，或有水气者"。（《类聚方广义》）其病都在少腹部。

2. 桂枝茯苓丸

原文：妇人宿有癥病，经断未及三月而得漏下不止，胎动在脐上者，为癥固害……当下其癥，桂枝茯苓丸主之。（二十）

提示：以上情况，稽留流产的可能性较大。所谓癥病，是腹内有形的肿块。无论本方所主何病，但其病位在少腹是肯定的。

3. 温经汤

原文：妇人年五十所，病下利数十日不止，暮即发热，少腹里急，腹满，手掌烦热，唇口干燥……当以温经汤主之。 ……亦主妇人少腹寒，久不受胎，兼取崩中去血，或月水来过多，及至期不来。（二十二）

提示：本方是妇人调经助孕方，治疗月经失调及久不受胎，其中两次提及少腹。少腹寒，即不易受孕；少腹里急，是指下腹部扁平微凹陷，弹性欠佳，或有下腹部拘急胀满，或尿频尿无力，或肛门坠胀等。

4. 肾气丸

原文：虚劳腰痛，少腹拘急，小便不利者，八味肾气丸主之。（六）崔氏八味丸：治脚气上入，少腹不仁。（五）男子消渴，小便反多，以饮一斗，小便一斗，肾气丸主之。（十三）师曰：此名转胞，不得溺也，以胞系了戾，故致此病，但利小便则愈，宜肾气丸主之。（二十二）夫短气有微饮，当从小便去之，苓桂术甘汤主之，肾气丸亦主之。（十二）

提示：少腹拘急，即少腹部或痛或胀，拘挛急迫，痛苦不可名状。少腹不仁，即少腹部松软麻木，感觉减退，同时伴排尿无力。小便不利，即小便艰涩而不畅。

考牡丹皮四方，牡丹皮均不是主药，主治也未能明确，但泛论牡丹皮主治，均有少腹证，如大黄牡丹皮汤治少腹肿痞而痛、桂枝茯苓丸治胎动漏下、温经汤治少腹里急，以及肾气丸治转胞小便不利、少腹拘急及少腹不仁。

另外，温经汤治崩中去血，桂枝茯苓丸治漏下，则提示牡丹皮可用于血证。

二、 药证发挥

牡丹皮主治少腹痛、出血。

1. 少腹痛

少腹又名小腹，为脐下部分，也指脐下腹部两旁。少腹部，是牡丹皮所主的部位。盆腔、泌尿生殖系统的病变，可以用牡丹皮方。如肾气丸原治虚劳腰痛、少腹不仁，也用于男人阳痿、尿失禁，女子不孕、滑胎等。大黄牡丹皮汤原治疗肠痈，也用于盆腔脓肿。桂枝茯苓丸原治胎漏，也用于胎死腹中、难产、恶露不下，并能治疗痔疮、便秘、腰痛。后世牡丹皮方大多如此用法，如《外台秘要》卷三十四方用牡丹皮、当归、芍药、桂心、牛膝、大黄、蒲黄为散，生地黄酒送，疗产后恶露不多下。《圣济总录》卷一百六十牡丹饮，方用牡丹皮、大黄、桂、桃仁为散，治产后腹中恶血不除。清代医家王清任的验方膈下逐瘀汤，也有牡丹皮、桃仁、赤芍、当归、川芎、红花等，治肚腹血瘀之症。

少腹病证中，疼痛最为多见，甚至连及腰背、腹股沟及睾丸等。如《外台秘要》卷七引《古今录验方》牡丹丸（牡丹皮、肉桂、炮乌头）治心痛寒疝；《太平圣惠方》则用此方治妇人血气攻心，疼痛不止；《圣济总录》用治室女血脏寒冷，月水凝涩，少腹攻痛。《圣济总录》卷一百五十牡丹丸（牡丹皮、苦参、贝母），治妇人月水不利，或前或后，时多时少，腰疼腹痛，手足烦热；卷八十五牡丹散（牡丹皮、萆薢、白术、桂），治肾虚腰痛。《三因极一病证方论》牡丹散（牡丹皮、防风）治阴癫偏大，胀不能动，坐卧不安。

配伍不同，牡丹皮主治的腹痛也各有不同。牡丹皮配伍大黄、芒硝主治的少腹痛，应该比较剧烈，按压更加明显，大多有脓肿，方如大黄牡丹皮汤。牡丹皮配桂枝、芍药、桃仁主治少腹痛，应该伴有月经不调，或漏下，或闭经，按压当充实，方如桂枝茯苓丸。丹皮配当归、芍药、肉桂、阿胶等主治的少腹痛，应该是一种坠胀痛，绵绵的慢性疼痛，伴有月经量少色黯淡，方如温经汤。

2. 出血

牡丹皮主治的出血有身体下部出血，如桂枝茯苓丸治漏下，温经汤治崩中，但也可以治疗全身出血，李东垣说牡丹皮是"治肠胃积热及衄血、吐血之要药"（《药类法象》）。《备急千金要方》犀角地黄汤用牡丹皮配犀角、地黄、赤芍治伤寒温病中的鼻衄、吐血等，是后世治疗血热出血的重要配方。《太平惠民和剂局方》丹栀逍遥散为逍遥散加牡丹皮、栀子，浅田宗伯认为"此方主清热，于上部之血证有效，故用于逍遥散证兼头痛面热、肩背强、鼻衄等效佳"（《勿误药室方函口诀》）。

三、 方根提取

1. 牡丹皮-桃仁

牡丹皮、桃仁组合，主治少腹痛、脓肿包块。加大黄、芒硝，方如大黄牡丹皮汤；加茯苓、桂枝、赤芍，方如桂枝茯苓丸。加薏苡仁、瓜瓣仁，可用于疮疡痈疽，如《备急千金要方》卷二十三治肠痈方（牡丹皮、桃仁、薏苡仁、瓜瓣仁）"去腹中疠痛，烦毒不安，或胀满不思饮食，小便涩，此病多是肠痈，人多不识。妇人产后虚热者，多成斯病，纵非痈疽，疑是便服此药无他损也"；《医学心悟》千金牡丹皮散（丹皮、桃仁、薏苡仁、瓜蒌仁）治腹内痈，"当脐肿痛，转侧作水声，小便如淋"。

2. 牡丹皮-肉桂

牡丹皮、肉桂组合，主治少腹痛、腰痛、腹中包块。与芍药、当归、川芎、人参、麦冬、甘草、阿胶等同用，可调经助孕，治少腹里急、腹满、月经不调，方如温经汤。与附子、地黄、茯苓、山萸肉、山药等同用，可治疗虚劳、腰痛、小便不利、少腹拘急或不仁，方如肾气丸。加桃仁、茯苓、赤芍，方如桂枝茯苓丸，可治妇人小产、下血过多、子死腹中。（《妇人大全良方》）

3. 牡丹皮-赤芍药

牡丹皮、赤芍药组合，主治少腹痛，也治出血，方如温经汤、桂枝茯苓丸。另外，鳖甲煎丸中与大黄、黄芩、鳖甲、柴胡、桃仁、桂枝等药配合，能凉血止血，也能消癥块。如配合凉血止血的生地黄、水牛角，更能治疗血热妄行的吐血、衄血。

四、 应用参考

1. 牡丹皮与肉桂

两者均能治疗少腹痛，其区别在于牡丹皮能治出血，肉桂能治冷痛。《本经疏证》："丹皮入心，通血脉中壅滞与桂枝颇同。特桂枝气温，故所通者血脉中寒滞；丹皮气寒，故所通者血脉中热结。"从功效论，两者区别在于桂枝祛寒，牡丹皮清热。

2. 牡丹皮与芍药

两者均能治腹痛。牡丹皮主治少腹痛、出血，部位在下；芍药主治脚挛急，兼治腹中痛、便秘，部位偏上。论止痛解痉，牡丹皮力量不如芍药；但论清热化瘀，芍药当让牡丹皮。故牡丹皮多配大黄、桃仁、芒硝，而芍药多配桂枝、黄芪、葛根。

3. 用量

张仲景的牡丹皮用量尚无法明确其规律，通常在一至三两。朱家宝有经验用牡丹皮 30g，合桑叶 60g，黑芝麻 60g，大枣 15g，治过敏性紫癜。郭文勤的牡丹皮常用量为 15 ~ 40g。（《方药传真》）李文瑞一般用量 6 ~ 12g，重用时 25 ~ 60g，最大用至 90g。用于血小板减少、血液病之发热、皮肤病等。[李文贵. 李文瑞教授重用单味药的临床经验. 辽宁中医杂志，1994（10）：446] 但《重庆堂随笔》说牡丹皮"气香而浊，极易作呕，胃弱者服之即吐"，故食欲不佳者，牡丹皮用量不宜过大。

五、 选方思路

1. 腹腔的化脓性疾病，如阑尾炎、阑尾脓肿、盆腔炎等，可选用大黄牡丹皮汤。

2. 以少腹部疼痛，或漏下，或有包块，或大小便不利，其人面部充血、肌肤甲错者，可以配桂枝、桃仁、赤芍、茯苓、大黄等，方如桂枝茯苓丸或桂枝茯苓丸加大黄、牛膝等。临床多用于月经不调、痛经、子宫炎、附件炎、子宫肌瘤、不孕症、习惯性流产等妇科疾病，以及前列腺肥大、阑尾炎、周围血管疾病、痤疮、银屑病等。

3. 以出血为表现的急性传染病、血液系统疾病，以皮肤红、干燥、脱屑、局部热为表现的皮肤病，可以配赤芍、生地黄等，方如犀角地黄汤。

4. 以面红、烦热头痛、情绪低落、月经不调为表现的妇科病，可以配栀子、柴胡、当归、芍药、甘草等，方如丹栀逍遥散。

六、 文献摘录

《神农本草经》："牡丹，味苦寒，主寒热、中风、瘛疭、痉、惊痫、邪气，除癥坚、瘀血留舍肠胃，安五脏，治痈疮。"

《本草经集注》："除时气、头痛、客热、五劳、劳气、头腰痛、风噤、癫疾。"

《药性论》："治冷气，散诸痛，治女子经脉不通，血沥腰痛。"

《本经疏证》："仲景治癥坚瘀血，用牡丹者，推桂枝茯苓丸、温经汤两方。两方所主之证，不得云在肠胃也。其亦有说欤？夫桂枝茯苓丸证，胎动在上，漏下不止，是为癥在小肠，故血从前阴下也；温经汤证，少腹里急，腹满烦热，唇干下痢，是瘀在大肠，故谷道窘急而痢也。"

本章提要

当归、川芎、牡丹皮都是活血化瘀药，适用于血液凝滞导致的疾病，疼痛是主要临床表现。

当归主治妇人腹痛，兼治妊娠病、产后病、月经病、肛肠病、痢疾等，是女性调经助产常用药。川芎主治心下毒痛，兼治妇人腹痛、头痛、眩晕，可以治疗身体上部的瘀血。牡丹皮主治少腹痛、出血，擅长治疗身体下部的瘀血。当归擅长理虚，川芎擅长祛风，牡丹皮擅长清热凉血，各有不同。

经方中具有类似功效的药物尚有桃仁、芍药、水蛭、䗪虫等。

第十四章

黄芪、白术、茯苓、泽泻

第一节　黄芪

黄芪为豆科植物蒙古黄芪或膜荚黄芪的干燥根。黄芪主产于山西绵山者，条短质柔而富有粉性，称为绵黄芪，奉为道地药材。山西以浑源为中心的阳高、天镇、山阴等县出产者，称西黄芪，品质亦佳。此外，产于黑龙江、内蒙古者，皮松肉紧，味甘香，亦为佳品。《金匮要略》入 8 方次。

一、原文考证

1. 黄芪芍药桂枝苦酒汤

原文：**黄汗之为病，身体肿，发热汗出而渴，状如风水，汗沾衣，色正黄如柏汁，脉自沉……宜黄芪芍药桂枝苦酒汤主之。**（十四）

提示：本方既是黄芪的最大量方（五两），又是配伍最简方（五味）。本方证之一为身体肿，从"状如风水"可见是全身性水肿；之二为汗出，且汗出的量较多，汗出可以使衣服沾在身上，汗或黄色。所以，黄芪主治汗出而水肿者。

2. 防己黄芪汤

原文：**风湿，脉浮，身重，汗出恶风者，防己黄芪汤主之。**（二）**风水，脉浮，身重，汗出恶风者，防己黄芪汤主之。 ……《外台》防己黄芪汤治风水，脉浮为在表，其人或头汗出，表无他病，病者但下重，从腰以上为和，腰以下当肿及阴，难以屈伸。**（十四）

提示：防己黄芪汤在《金匮要略》"邓珍本"中剂量明显有误，"吴迁本"用量可信：防己四两，黄芪五两，甘草二两，白术三两，生姜二两，大枣十二枚。可见本方也是黄芪方中最大量方，用于汗出而水肿，尤以腰以下肿为特点。

3. 桂枝加黄芪汤

原文：黄汗之病，两胫自冷，假令发热，此属历节；食已汗出，又身常暮卧盗汗出者，此荣气也；若汗出已，反发热者，久久其身必甲错；发热不止者，必生恶疮；若身重，汗出已辄轻者，久久必身瞤。 瞤即胸中痛，又从腰以上必汗出，下无汗，腰髋弛痛，如有物在皮中状，剧者不能食，身疼重，烦躁，小便不利，此为黄汗，桂枝加黄芪汤主之。（十四）诸病黄家，但利其小便。 假令脉浮，当以汗解之，宜桂枝加黄芪汤主之。（十五）

提示：本方是桂枝汤加黄芪，主治黄汗。归纳本条所述症状有：①出汗，以腰以上为多，或进食后出汗，或盗汗，汗色发黄；②身重，甚至疼痛，尤其是腰髋部疼痛；③小便不利；④皮肤粗糙如鱼鳞，或易生恶疮。桂枝汤本可治疗自汗，因汗出程度较严重，故加黄芪；自汗、小便不利而身体重，故加黄芪；皮肤粗糙、有痈疽败疮，故加黄芪，这与《神农本草经》黄芪"主痈疽久败疮"的记载相一致。

发黄，为虚劳病的特征之一。《金匮要略》有"男子黄，小便自利，当与虚劳小建中汤"（十五）的记载，而小建中汤加黄芪，即黄芪建中汤，主治"虚劳里急，诸不足"。黄芪建中汤与桂枝加黄芪汤的用药基本一致，只是黄芪建中汤多一味饴糖，且芍药用量翻倍。由此推测，桂枝加黄芪汤也能治疗虚劳发黄。

4. 黄芪桂枝五物汤

原文：血痹，阴阳俱微，寸口关上微，尺中小紧，外证身体不仁，如

风痹状，黄芪桂枝五物汤主之。（六）问曰：血痹病从何得之？　师曰：夫尊荣人骨弱肌肤盛，重困（《千金方》为因）疲劳，汗出，卧不时动摇，加被微风，遂得之。　但以脉自微涩，在寸口、关上小紧，宜针阳气，令脉和紧去则愈。（六）

提示：本方用黄芪三两，芍药三两，桂枝三两，生姜六两，大枣十二枚，主治血痹。血痹病常见的人群是"尊荣人"。"尊荣人骨弱"，指其人养尊处优，缺少运动，肌肉松软无力，故称骨弱；"肌肤盛"，即指肥胖。可见黄芪用于体型偏胖、肌肉松软无力者。尾台榕堂说："身体痹而肌肤觉习习者，谓之血痹。身体痹而不仁者，谓之风痹。风痹，肌肤顽麻，不知痛痒也。"（《类聚方广义》）所谓的血痹，是一种以肢体麻木不仁、皮肤损害的慢性病变，多见于糖尿病的晚期、骨关节病、皮肤病等。

5. 乌头汤

原文：病历节，不可屈伸，疼痛，乌头汤主之。（五）

提示：本方用麻黄、芍药、黄芪各三两，甘草三两，川乌五枚。《金匮要略》方中黄芪与麻黄同用者，尚有《千金》三黄汤，主治"中风手足拘急，百节疼痛，烦热心乱，恶寒，经日不欲饮食"（五），也是手足拘急，骨节疼痛。可见黄芪配麻黄、乌头、芍药治寒痹的关节剧烈疼痛；配桂枝、芍药治血痹的身体麻木疼痛。

6. 防己茯苓汤

原文：皮水为病，四肢肿，水气在皮肤中，四肢聂聂动者，防己茯苓汤主之。（十四）

提示：水在皮肤中，故四肢肿，为黄芪主治；聂聂动者，属动悸类，为茯苓主治。

二、 药证发挥

黄芪主治汗出而肿者，兼治血痹、恶疮、黄汗、虚劳发黄等。

1. 汗出而肿

黄芪主治的汗出程度比较严重，常常稍劳即汗，稍饥也出汗。汗量较大，或衣被尽湿，汗或有色，或汗渍发黄，或有粉色。有的进餐时出汗甚多，以上半身为显著。汗后或倦怠乏力，或头昏心慌，或恶风喷嚏。临床上有些患者并不以汗出为主诉，但通过问诊，可以了解到患者平时汗出比较多，稍有体力活动就容易出汗，特别是稍饿即心慌、手抖、出冷汗。黄芪与石膏均主多汗，但石膏主热汗，往往怕热，口干能饮，且心率快，脉滑数；黄芪主虚汗，往往易饥饿，腹部松软无力，脉也缓而弱。另外，黄芪汗多伴有浮肿，石膏汗多伴有消瘦。

黄芪主治的肿，主要为全身性的水肿，但以下肢为明显。由于体位的变化，早晨面部有水肿，而下午则下肢水肿。有些人虽无明显的水肿，但肌肉松软，犹如水肿貌。由于水肿，患者常常自觉身体沉重，活动不灵活，关节重痛。

麻黄也主治浮肿，但是实肿，即肌肉发达而全身浮肿；而黄芪主治的是虚肿，即肌肉萎缩、松软无力。麻黄证面色黄黑，皮肤干燥粗糙；而黄芪证面色黄白，皮肤湿润。麻黄证的肿，按压比较充实，不容易出现凹陷，多见于肾小球性水肿；而黄芪证的肿，按压容易出现凹陷，多见于低蛋白水肿。虚实的判断以按压后水肿恢复状况为依据。

汗出而肿，是相连同见的，不是一个症状，而是一种体质状态。

2. 血痹

血痹为古病名。临床表现特征：①外证。体表的痈疽、溃疡。②身体不仁。身是指躯干部，体指四肢，"身体不仁"应该是肢体有麻木感、僵硬感，尤怡所谓"肌体顽痹，痛痒不觉"（《金匮要略心典》）。③如风痹状。风痹，是一种以关节疼痛并活动受限为特征的疾病。如风痹状，是说血痹表现很像风痹病，或有关节疼痛，或有运动受限，但感觉功能减退是其特征。

3. 恶疮

恶疮，经久难愈的皮肤溃疡。黄芪乃疮家要药。桂枝加黄芪汤就用于恶疮。《易简方》保元汤（肉桂、生黄芪、生甘草）主治阴疽。《圣济总录》黄芪当归散（黄芪、当归）治石痈久不差。

4. 黄汗

古病名。以身肿、发热、汗出色黄如柏汁为特征的病证。方有黄芪芍药桂枝苦酒汤，主治"黄汗之为病，身体肿，发热汗出而渴"（十四）；桂枝加黄芪汤主治"身重汗出"，以及"腰以上必汗出"（十四）。

5. 虚劳发黄

虚劳是古病名，一种慢性衰弱性、消耗性疾患。其人通常面黄肌瘦，乏力少气，多有贫血及血压低等表现。

三、方根提取

1. 黄芪–桂枝–芍药

黄芪、桂枝、芍药组合，主治血痹虚劳恶疮。加生姜、大枣，为黄芪桂枝五物汤，治疗"尊荣人"的肢体麻木疼痛、疲劳困重、恶疮。加苦酒，为黄芪芍药桂枝苦酒汤治黄汗、身肿。治疗虚劳不足的黄芪建中汤、十全大补汤，均有以上组合。

2. 黄芪-白术

黄芪、白术组合，主治汗出而肿。加防己、甘草、生姜、大枣，为防己黄芪汤，主治下肢浮肿、关节疼痛。加防风，即为后世名方玉屏风散，可用于虚人感冒、恶风自汗、喷嚏连连等。

3. 黄芪-麻黄

黄芪、麻黄组合，主治身体重，汗出而喘，或关节疼痛。方如防己黄芪汤（加减）、乌头汤、《千金》三黄汤。

四、 应用参考

1. 黄芪体质

黄芪体质是一种适用大剂量黄芪及长期服用黄芪的体质类型，类似于《金匮要略》的"尊荣人"。其外观特征为：面色黄白，或黄红隐隐，或黄黯，都缺乏光泽。肌肉松软，水肿貌，目无精彩。腹壁软弱无力。舌质淡胖，舌苔润。平时易于出汗，畏风，遇风冷易于过敏，或鼻塞，或咳喘，或感冒。大便稀溏，不成形，或先干后溏。易于水肿，特别是足肿，手足易麻木，皮肤黄黯，易于感染或溃疡。另外，此类患者多能食、贪食，但依然无力。这种患者，编者称之为"黄芪体质"。缺乏运动、营养不良、疾病、衰老，均是导致"黄芪体质"多见的原因。

2. 黄芪腹

作为黄芪证的鉴别关键，在于腹证。其腹部松软，腹肌萎缩而脂肪堆积，肚脐深陷，按之无抵抗感及痛胀感，可称为"黄芪腹"。

3. 能食而无力

除汗出而肿并肌肉无力外，能食而无力是黄芪证的特点之一。能食，不仅指有食欲，而且指进食以后，腹部无疼痛胀满感，但就是全身乏力，或肌肉依然松弛，而且营养状况不佳。能食，还指易于饥饿，稍饿即头昏眼花、四肢无力，甚至冷汗淋漓、心慌心悸。如果食欲不振，或者腹胀腹痛者，都不能使用黄芪。

4. 黄芪证的脉象

黄芪证反映在脉象上并无特异性。《金匮要略》中防己黄芪汤用于脉浮者，而黄芪芍药桂枝苦酒汤则主治脉沉者，所以对黄芪证的脉象浮沉不作明确的规定。但根据后世应用经验，脉象当以弱为多。张锡纯说："黄芪之性，又善治肢体痿废，然须细审其脉之强弱。""凡脉弱无力而痿废者，多服皆能奏效，若其脉强有力而痿废者，初起最忌黄芪，误用之即凶危立见。"（《医学衷中参西录》）

5. 黄芪与桂枝

黄芪证与桂枝证都有汗出。但黄芪证是汗出而肿，常有身困重；而桂枝证是汗出而不肿且气上冲，常有关节冷痛。如汗出而肿、肢体麻木疼痛者，黄芪、桂枝可同用，方如黄芪桂枝五物汤。麻黄证与黄芪证均有肿，区别在于有汗与无汗的不同；治疗关节疼痛而水肿者，两者也可同用，方如乌头汤。

6. 黄芪与人参

两者均属于补气药，但其主治不同。黄芪主水，有浮肿、多汗；而人参则主津液不足，羸瘦者多用。黄芪适用于能食者，人参用于不食者。在《伤寒论》《金匮要略》中无黄芪与人参同用的方。

7. 用量服法

仲景使用黄芪有三个剂量段，大量治疗水气、黄汗、水肿（五两），中量治疗风痹、身体不仁（三两），小量治疗虚劳不足（一两半）。现代应用可以根据张仲景的用药经验适当变化。如用于治疗水肿，量可达60～100g；治疗半身不遂、骨质增生疼痛等，可用30～60g；用于上消化道溃疡及强壮补虚，可用15～30g。

黄芪须多服久服方能见效。岳美中经验，"黄芪之于神经系统疾患之瘫痪麻木、消削肌肉等确有效，且大症必须从数钱至数两为一日量，持久服之，其效乃显"。（《岳美中论医集》）

8. 安全性

黄芪方极少用于发热性疾病，《伤寒论》一百一十三方中无一黄芪方，六首黄芪方均在《金匮要略》中。温热病或体质燥热者，黄芪慎用。面白形瘦、肌肉坚紧、平时咽喉易于红肿疼痛、大便秘结者，黄芪慎用，尤其不可大剂量使用，使用不当，可有胸闷腹胀、不欲食、头昏潮热等不良反应。"黄芪补元气，肥白而多汗者为宜。若面黑形实而瘦者，服之令人胸满"（《本草纲目》引朱丹溪说）。"苍黑气盛者禁用，表实邪旺者亦不可用，阴虚者亦宜少用"（《医学入门》）。"若气有余，表邪旺，腠理实，三焦火劫，宜断戒之。至于中风手足不遂，痰壅气闭，始终皆不加"（《药品化义》）。

五、 选方思路

1. 以浮肿为特征的疾病，如慢性肾炎、肾病综合征、肾功能不全、营养不良等导致的全身性浮肿、蛋白尿，可用单味黄芪煮粥或炖鸡鸭或牛肉等食疗方，如黄芪糯米粥、黄芪牛肉羹等。也可配伍桂枝、芍药、防己、白术、防风等，方如桂枝加黄芪汤、玉屏风散、防己黄芪汤。

2. 体型黄胖、肌肉松软、易浮肿者的心脑血管疾病、糖尿病等。配伍桂枝、芍药等，方如黄芪桂枝五物汤。如配合当归、川芎、赤芍、桃仁、红花、地龙等，即为《医林改错》补阳还五汤。

3. 以自汗、对寒冷过敏为特征的呼吸道疾病，如慢性鼻炎、花粉症、支气管哮喘、老年人感冒等，也常用玉屏风散。

4. 中老年人的骨关节退行性病变，如骨关节炎、骨质疏松、颈椎病、腰椎病、坐骨神经痛等，可用黄芪桂枝五物汤、防己黄芪汤。

5. 老人和体质虚弱者的毛囊炎、痤疮、荨麻疹、过敏性紫癜、下肢溃疡、糖尿病足、褥疮经久不愈、皮肤皲裂、消化道溃疡等，常配伍桂枝、芍药，方如桂枝加黄芪汤、黄芪建中汤。或配合八珍汤，方如十全大补汤。

6. 以肌肉松软无力为特征的疾病，如重症肌无力、多发性肌炎、脱肛等，黄芪可配合白术、柴胡等，方如补中益气汤。

五、　文献摘录

《神农本草经》："黄芪，味甘微温，主痈疽久败疮，排脓止痛，大风，癞疾，五痔，鼠瘘，补虚，小儿百病。"

《本草经集注》："妇人子脏风邪气，逐五脏间恶血。补丈夫虚损，五劳羸瘦，止渴，腹痛泄利，益气，利阴气。"

《药征》："黄芪主治肌表之水也，故能治黄汗、盗汗、皮水，又旁治身体肿或不仁者……余尝读本草载黄芪之功。陶弘景曰：补丈夫虚损、五劳羸瘦，益气。甄权曰：主虚喘，肾衰耳聋，内补。嘉谟曰：人参补中，黄芪实表也。余亦尝读《金匮要略》，审仲景之处方，皆以黄芪治皮肤水气，未尝言补虚实表也。为则尝闻之，周公置医职四焉，曰食医，曰疾医，曰疡医，曰兽医。夫张仲景者，盖古疾医之流也。夫陶弘景，尊信仙方之人也。故仲景动言疾病，而弘景动论养气，谈延命，未尝论疾病。后世之喜医方者，皆眩其俊杰，而不知其有害于疾医也。"

第二节　白术

白术为菊科植物白术的根茎，主产于浙江、安徽。《伤寒论》入 10 方次，《金匮要略》入 25 方次。

一、　原文考证

1. 枳术汤、泽泻汤

原文：**心下坚，大如盘，边如旋盘，水饮所作，枳术汤主之。（十四）心下有支饮，其人苦冒眩，泽泻汤主之。（十二）**

提示：两方均用两味，是白术类方中的最简方。一主水饮，一主支饮，均为治饮方。饮，水也。水饮腹胀，配大剂量枳实；水饮眩晕，配大剂量泽泻。

凡有水饮，大多有小便不利，张仲景也主张用利小便的方药，如"夫短气有微饮，当从小便去之，苓桂术甘汤主之"（十二）。含有白术的方，大多提及"小便不利"。五苓散治"小便不利，微热消渴"（71），"其人渴而口燥，烦，小便不利"（156），真武汤治"腹痛，小便不利"（316），桂枝去桂加茯苓白术汤治"心下满微痛，小便不利者"（28），茯苓戎盐汤治"小便不利"（十三），甘草附子汤治"汗出短气，小便不利"（二），苓桂术甘汤条下说"分温三服，小便则利"（十二）。

2. 桂枝芍药知母汤

原文：诸肢节疼痛，身体尪羸，脚肿如脱，头眩，短气，温温欲吐，桂枝芍药知母汤主之。（五）

提示：本方是白术方的最大量方（五两）。白术可以治关节痛，多配附子、麻黄、桂枝、黄芪、干姜等。除本方外，真武汤、附子汤、麻黄加术汤、越婢加术汤、防己黄芪汤、甘姜苓术汤等均有白术。真武汤治"四肢沉重疼痛"（316），附子汤治"身体痛，手足寒，骨节痛"（305），附子汤与真武汤的组成大致相似，但白术、附子的用量则倍于真武汤，其疼痛的程度也重于真武汤。麻黄加术汤治"湿家，身烦疼"（二），越婢加术汤治"汗大泄，厉风气，下焦脚弱"（五）。其身烦疼，为剧烈的疼痛；厉风气，则为痛引肩背不可动转；下焦脚弱，即下肢肿痛之谓。以上两方，均为白术配麻黄。再有，甘姜苓术汤治"腰以下冷痛，腹重如带五千钱"（十一），是白术配干姜；防己黄芪汤治"腰以上当肿及阴，难以屈伸"（十四），是白术配黄芪。

3. 理中汤

原文：渴欲得水者，加术，足前成四两半。（386）

提示：渴欲饮水是白术的主治。口渴，是停饮的临床表现之一。如口不干渴，体内无停饮，则白术慎用。理中汤条下的有三条去白术的提示，应该均以不渴为前提条件。"若脐上筑者，肾气动也，去术，加桂四两；吐多者，去术，加生姜三两……腹满者，去术，加附子一枚。"

4. 白术散

原文：妊娠养胎，白术散主之。（二十）

提示：此方由白术、川芎、蜀椒、牡蛎组成。程云来说："白术主安胎为君，川芎主养胎为臣，蜀椒主温胎为佐，牡蛎主固胎为使。按瘦而多火者，宜用当归散；肥而有寒者，宜用白术散。不可混施也。"（《金匮要略直解》）肥而有寒，是本方适用人群的特征。肥，是肉松柔，或有肿胀；寒，是有腹痛。

二、 药证发挥

白术主治水饮，兼治风湿痹痛。

1. 水饮

水饮，《金匮要略》称为痰饮，是一种以水液代谢障碍的疾病。水走肠间，沥沥有声；水停胃中，吐水，气满不能食；水停心下，心悸目眩，短气，气喘，恶水不欲饮；水淫肌肉，身体困重疼痛；水悬胁下，咳唾引痛。在《伤寒论》《金匮要略》中，水饮常见的病证如下。

（1）渴欲饮水：大多出现在急性吐泻性疾病，如理中汤、五苓散能治疗"霍乱"过程中的渴欲饮水。《伤寒论》中所谓的霍乱，是一种急性吐泻性疾病。其渴，指自觉的渴感，想饮水，想饮热水，但喝不多，或漱口而已。心下部常常痞满不适，喝水后更难受，胃内发胀，有水声，甚至吐水，或多喝水后出现面部轻度水肿。舌面并不像白虎加人参汤证那样干燥无津或苔糙舌裂，而是舌面常有薄白苔，舌质也不红，舌体较大而且胖，常常舌边有齿痕。这一特征的出现是水饮的表现之一。但是，在内伤杂病过程中，渴欲饮水不是必见证。

（2）小便不利：小便不利，即小便的量、次数等发生异常。如小便量少，尿次减少或小便不畅，出现尿痛、尿急等症状，并伴有水肿。白术多配桂枝，治疗一种以小便量少、浮肿，或伴有腹泻、口渴、头痛、多汗为表现的水液代谢障碍疾病。

（3）停痰宿水：莫枚士说"停痰宿水四字非平列。痰即淡字之俗，谓停其淡薄之宿水也"。（《经方例释》）白术最擅消在胃肠内的停水。许叔微曾亲试苍术去停饮的功效。他说："予生平有二疾，一则脏腑下血，二则膈中停饮。下血有时而止，停饮则无时。始因年少时夜坐为文，左向伏几案，是以饮食多坠向右边，中夜以后稍困乏，必须两三杯，既卧就枕，又向左边侧睡，气壮盛时殊不觉，三五年后觉酒只从左边下，辘辘有声，胁痛，饮食殊减，十数日必呕数升酸苦水，暑月只是右边身有汗，絷絷常润，左边病处绝燥。遍访名医及海上方服之，少有验……予后揣度之，已成癖囊……于是悉摒诸药，一味服苍术，三月而疾除。自此一向服数年，不吐不呕，胸膈宽，饮啖如故。暑月汗周身而身凉，饮亦当中下。此饮渍其肝，目亦多昏眩，其后灯下能书细字，皆苍术之力也。"（《普济本事方》卷三）《普济方》卷一百六十四有消饮倍术方，治胃虚酒癖，头痛眩，胃干呕，饮流肠间，动则有声，用白术五两，削术（指剖开曝干的优质白术）三两，桂心一两，干姜四两，为末，面糊为丸，如梧桐子大。每服三十丸，食后温米饮送下。

（4）心下逆满：指上腹部发胀。如茯苓桂枝白术甘草汤治"心下逆满，气上冲胸，起则头眩，脉沉紧……身为振振摇者"（67），"胸胁支满，目眩"（十二）。这种胀满，在喝水以后更明显，甚至会出现"渴欲饮水，水入则吐"（74），此名水逆，当用五苓散。

（5）下利：即腹泻，是水在肠间的表现。含有白术的方大多能治下利，如理中汤、五苓散均治"霍乱"，桂枝人参汤治"利下不止"，真武汤治"自下利"等。后世的七味白术散，白术与茯苓、人参、葛根、藿香等同用，治小儿腹泻伴有口渴者，多用于小儿疳症等，明代《幼科发挥》称"白术散乃治泄作渴之神方"。白术所主大便多呈水样，或大便溏薄不成形、粪体松散而不黏臭，或先干后溏。如大便黏臭，或暴注下迫，肛门灼热者，均非白术主治。

（6）短气：即胸闷气短，稍动则气喘吁吁，大多伴有眩晕、自汗等，如苓桂术甘汤、甘草附子汤、桂枝芍药知母汤等。

（7）冒眩：头昏目眩，眼前发黑。尤怡解释："冒是昏冒而神不清，如有物冒蔽之也。眩者，目眩转而乍见玄黑也。"（《金匮要略心典》）白术配泽泻，方如泽泻汤。

2. 风湿痹痛

白术治风湿痹痛，而以腰腿痛最多。陈修园说："白术能利腰脐之死血，凡腰痛诸药罔效者，用白术两许，少佐他药，一服如神。"（《医学实在易》）白术所主的风湿痹痛有以下特征：①下半身水肿。桂枝芍药知母汤治"脚肿如脱"，越婢加术汤治"下焦脚弱"，防己黄芪汤治"腰以上当肿及阴，难以屈伸"。②局部冷感和沉重感。如真武汤证的"四肢沉重疼痛"，甘姜苓术汤证的"腰以下冷痛，腹重如带五千钱"，附子汤证的"身体痛，手足寒"。冷感提示在阴冷的环境下症状加重，沉重感多为四肢僵硬、活动受限，如腰背挺直困难等。《石室秘录》伸腰散，单用白术两许，以酒一碗，水二碗，煎汤饮之，治腰痛不能俯仰。还有利腰丹一方，治风寒腰痛不能挺直者，用白术九钱，杜仲五钱，酒煎服。③多汗。如真武汤治"发汗，汗出不解"，越婢加术汤治"汗大泄，厉风气，下焦脚弱"。以上大多属于风寒湿痹。

三、　方根提取

1.　白术–附子

白术、附子组合，主治风湿痹痛及头重眩。加桂枝、甘草，为甘草附子汤。加附子、甘草、生姜、大枣，为《近效方》术附汤，治风虚头重眩。另后世桂枝加术附汤、麻黄加术附汤、越婢加术附汤等，均用于各种关节疼痛。

2.　白术–茯苓

白术、茯苓组合，主治胃内停水。口渴，小便不利，甚或吐水，配泽泻、猪苓，方如五苓散。起则头眩，加桂枝、甘草，方如苓桂术甘汤。气胀不能食，配橘皮、枳实、陈皮、人参，方如茯苓饮。大多见有吐水、肠鸣、下利等。

3.　白术–川芎

白术、川芎组合，主治妊娠腹痛、胎动。方如当归芍药散、当归散，多配当归、芍药。

4.　白术–防风

白术、防风组合，主治风痹、风眩、风癫，以及伤风自汗、喷嚏流涕。除桂枝芍药知母汤外，薯蓣丸、侯氏黑散都有白术、防风的组合。《外台秘要》治头风眩方，大多有此组合，如《延年》疗头风旋不食，食即吐方，白术、防风与前胡、枳实、茯神、生姜组合为方。《延年》薯蓣酒，白术、防风与薯蓣、五味子、山茱萸、丹参、人参、生姜浸酒，"主头风眩不能食"。后世的玉屏风散，由白术、防风、黄芪三药组合成方，治"男子妇人，腠理不密，易感风邪，令人头目昏眩，甚则头痛项强，肩背拘倦，喷嚏不已，鼻流清涕，续续不止，经久不愈"（《管见大全良方》），"治卫虚自汗，易感风邪"（《张氏医通》）。

四、 应用参考

1. 白术与苍术

与白术相似的有苍术。苍术为菊科植物南苍术或北苍术等的根茎，以江苏茅山所产者质量最好，称茅术。主治与白术大致相同，但苍术对消除腹胀肿满、关节肿痛、舌苔厚腻者，效果较白术为佳。如后世平胃散一方，就用苍术与厚朴等同用，治疗腹胀、苔白腻、心下有水声者。

2. 用量

仲景用白术入汤剂有两个剂量段。大剂量（四至五两）治疗风湿痹痛，小剂量（二至三两）治疗头眩、气上冲胸、下利、吐水等。现代有报道用大剂量白术治疗便秘、腹水。魏龙骧治老人便秘重用生白术，量达30g～60g或60g～150g。[魏龙骧. 医话四则. 新医药学杂志，1978（4）：9] 徐文华经验，用白术30～60g，配香砂六君子等方可治疗慢性肝炎肝硬化腹水；孟景春经验，治疗慢性肝炎、白球蛋白比例倒置者，白术量宜重用20～30g；茅汉平认为治疗慢性肝病，白术用量应为60g。（《方药心悟》）

五、 选方思路

1. 以眩晕头痛为特征的疾病，如内耳眩晕症、脑积水、经期头痛、妊娠高血压综合征、原发性高血压、直立性低血压以及诸多眼科疾病，多配泽泻、茯苓、桂枝、甘草等，方如五苓散、泽泻汤、苓桂术甘汤等。

2. 以四肢沉重疼痛为特征的疾病，如关节炎、感冒、急性腰扭伤、腰肌劳损、尿失禁等，白术多配附子、桂枝、麻黄、干姜等药物，方如真武汤、白术附子汤、桂枝芍药知母汤、麻黄加术汤、甘姜苓术汤。

3. 以心下逆满、上腹部发胀、吐水为主诉的疾病，如慢性胃炎、胃扩张、胃动力障碍等，白术多配枳实、肉桂等，方如枳术汤、五苓散等。

4. 以浮肿、面色萎黄为特征的疾病，如慢性肝炎、肝硬化腹水、营养不良性水肿、慢性肾炎等，白术多配茯苓、黄芪、防己、泽泻、猪苓、肉桂等，方如五苓散、真武汤、防己黄芪汤等。

5. 以食欲不振、肌肉松软、腹泻为特征的疾病，如慢性肠炎、结核及肿瘤化疗后等，方如四君子汤、参苓白术散。

6. 以腹泻为特征的疾病，如急慢性肠炎、消化不良等，白术多配茯苓、泽泻、桂枝、猪苓等，方如五苓散、七味白术散。

7. 肿瘤患者见面黄、舌胖、大便不成形、浮肿者，可用五苓散。

六、　文献摘录

《神农本草经》："术，苦温，主风寒湿痹，死肌，痉，疸，止汗，除热，消食。"

《本草经集注》："主大风在身面，风眩头痛，目泪出，消痰水，逐皮间风水结肿，除心下急满及霍乱吐下不止，利腰脐间血，益津液，暖胃，消谷，嗜食。"

《药征》："术主利水也，故能治小便自利、不利，旁治身烦疼、痰饮、失精、眩冒、下利、喜唾。"

《本经疏证》："予白术主治观之，尤可证湿与水与饮一源三歧之非妄矣。以仲景书而言，防己黄芪汤、桂枝附子去桂加白术汤、麻黄加术汤、甘草附子汤、肾着汤、桂枝芍药知母汤，治湿之剂也；五苓散、真武汤、猪苓散、茯苓泽泻汤、茯苓戎盐汤、越婢加术汤，治水之剂也；桂枝去桂加茯苓白术汤、苓桂术甘汤、《外台》茯苓饮、泽泻汤，治饮之剂也。以《本经》《别录》言'风寒湿痹，死肌，痉，疸，止汗，除热'，是治湿证；'逐皮间风水，结肿'，是治水证；'消痰水，除心下急满'，是治饮证。先圣后圣，遥相印合如此""既吐且利，渴欲饮水，斯术为必需。故霍乱篇治法凡六，为方亦六，除吐利已止，用桂枝汤和表者不论外，惟理中、五苓二方，有渴欲得水之文。其余不脉微则厥冷，均是沉寒痼冷之候，其所用四逆、四逆加人参、通脉四逆加猪胆汁，多不用术。可见既吐且利，有属太阴者，有属少阴者。属太阴者，术在可用可不用之列；在少阴，则无用术之理。故于脉微厥冷二者最宜着眼，不可以《别录》'霍乱吐下不止'一语，而无所分晰也。"

《经方例释》："术，《本经》止言术，而仲景书有术，有赤术。后人于凡用术方，悉加白字于术上。《脉经》无白字可证也。但以赤术推之，故加白字耳。《图经》文以苍术为正，而曰：凡古方云术者，皆白术也，非今之术矣。据此，是仲景用术，苍、白分别与神农异。"

第三节　茯苓

茯苓为多孔菌科植物茯苓的干燥菌核，产地颇广，以云南所产者质量较佳，视为道地药材，称为云茯苓。《伤寒论》入 15 方次，《金匮要略》入 30 方次。

一、 原文考证

1. 小柴胡汤、小青龙汤、四逆散、理中丸

原文：若心下悸，小便不利者，去黄芩，加茯苓四两。（96）若小便不利，少腹满者，去麻黄，加茯苓四两。（40）小便不利者，加茯苓五分。（318）悸者，加茯苓二两。（386）

提示：以上可见，加茯苓的目标有二：①悸，或心下悸，或脐下悸，都是心腹部剧烈的跳动感。悸者加茯苓，也见于小半夏加茯苓汤，治"卒呕吐，心下痞，膈间有水，眩悸者"（十一）。②小便不利，多与心悸相伴，既有小便量少，也有小便排出困难。小青龙汤条下的小便不利、少腹满，可能是尿潴留导致的小腹部膨隆，此类情况，不宜麻黄，而加茯苓。小便不利加茯苓，也可见于桂枝去桂加茯苓白术汤，治"服桂枝汤，或下之，仍头项强痛，翕翕发热，无汗，心下满，微痛，小便不利者"。（28）

2. 茯苓桂枝甘草大枣汤

原文：发汗后，其人脐下悸者，欲作奔豚，茯苓桂枝甘草大枣汤主之。（65）

提示：本方用大剂量茯苓（半斤），配合桂枝、甘草、大枣治疗一种严重的脐下悸，其状如奔跑的小猪在腹中，故有奔豚气之名。奔豚气的发生，与惊恐等精神心理诱因有关。《金匮要略》云："奔豚病从少腹起，上冲咽喉，发作欲死，复还止，皆从惊恐得之。"可见奔豚气发作时，可伴有胸咽部的上冲感、压迫感、濒死感等。本方茯苓用量达半斤，是茯苓方中的最大量方，故心腹中的严重悸动感和恐惧感，可以使用茯苓。

3. 茯苓桂枝白术甘草汤

原文：伤寒，若吐若下后，心下逆满，气上冲胸，起则头眩，脉沉紧，发汗则动经，身为振振摇者，茯苓桂枝白术甘草汤主之。（67）心下有痰饮，胸胁支满，目眩，苓桂术甘汤主之。（十二）夫短气有微饮，当从小便去之，苓桂术甘汤主之，肾气丸亦主之。（十二）

提示：桂枝、甘草本治"心下悸"（64），之所以加白术、茯苓，一是因为心悸的程度更为严重，甚至出现身体振振摇晃；二是因为有水饮，或心下逆满，或胸胁支满，或短气，或目眩。茯苓助桂枝、甘草定悸，配白术化痰饮。

4. 茯苓饮

原文：主心胸中有停痰宿水，自吐水出后，心胸间虚，气满，不能食，消痰气，令能食方。

提示：方以茯苓为名，主心胸中停痰宿水。停痰宿水，是指胃内有停水，胃液潴留。莫枚士说："《千金》治冷痰，胸膈痰满，有茯苓汤，即此方去甘草，加半夏，为小半夏加苓桂方。悸、呕并作者宜之。"（《经方例释》）

5. 茯苓四逆汤

原文：发汗，若下之，病仍不解，烦躁者，茯苓四逆汤主之。（69）

提示：本方是四逆加人参汤再加茯苓。四逆加人参汤治"恶寒、脉微而复利"（385）者，而烦躁加茯苓，则提示茯苓主烦躁。同有茯苓的五苓散，治"烦躁，不得眠"（71）；同有茯苓的酸枣仁汤，主"虚劳虚烦不得眠"（六）；同有茯苓的猪苓汤，主"渴，心烦不得眠者"（319）。烦躁者，多伴不得眠。

6. 葵子茯苓散

原文：妊娠有水气，身重，小便不利，洒淅恶寒，起即头眩，葵子茯苓散主之。（二十）

提示：本方仅葵子与茯苓两味，是茯苓的最简方。水气，身重，是全身浮肿的表现。原方下注有"小便利则愈"，提示本方利小便。

7. 茯苓杏仁甘草汤

原文：胸痹，胸中气塞，短气，茯苓杏仁甘草汤主之。（九）

提示：本方共三味药，用茯苓三两，杏仁五十枚，甘草一两，短气是其特征。《备急千金要方》卷三十五用此方治其人善忘，不欲闻人声，胸中气塞短气。莫枚士说："杏仁主短气，茯苓、杏仁合用，亦仲景之一例。苓抑肾，杏开心，心肾利，则短气息矣。"（《经方例释》）

二、 药证发挥

茯苓主治悸、烦躁不得眠、小便不利，兼治眩、烦、惊、汗、癫、短气、停痰宿水等。

1. 悸

悸，指跳动，如心慌、心悸、脐腹动悸、肌肉跳动等。所谓心下悸，所谓脐下悸，所谓气上冲胸，所谓振振摇，所谓聂聂动等，都是悸的各种表现形式。可以认为，悸不是一个单纯的症状，是以心悸为主，包括腹主动脉搏动感、肌肉颤动等在内的一个症候群，与现在临床常见的焦虑、惊恐发作等相关。

悸与眩相关。眩，看不清，有旋转感。《伤寒论》"眩悸"并提。眩悸，应该是伴有心下悸的眩晕眼花，甚至幻觉。主治方如苓桂术甘汤、真武汤、小半夏加茯苓汤、五苓散。

悸与惊相关。惊，因惊恐而心跳得厉害。含有茯苓的柴胡加龙骨牡蛎汤就治疗"烦惊"。后世用茯苓定惊的方很多，《太平圣惠方》卷九十六的茯苓粥，用赤茯苓、麦冬与粟米煮粥温食，治胸中结气，恐悸惊邪，烦闷口干；又一方用茯神、羚羊角、粳米煮为粥食之，治心胸积气，烦热，或渴，狂言惊悸。

悸与汗相关。茯苓桂枝甘草大枣汤治发汗后的脐下悸，苓桂术甘汤治发汗后的身体振振摇，五苓散既治汗出而渴，也治大汗出的烦躁不得眠，茯苓四逆汤治发汗烦躁。后世茯苓止汗方很多，《类编朱氏集验医方》治虚汗盗汗，用白茯苓为细末，每服二钱，乌梅、陈艾煎汤调服。《三因极一病证六论》温胆汤除治"心胆虚怯，触事易惊，或梦寐不祥，或异象感惑"外，也治"短气悸乏，或复自汗，四肢浮肿，饮食无味，心虚烦闷，坐卧不安"等。

悸与癫也相关。癫，精神错乱，行为失常。经方中有五苓散与侯氏黑散均言治癫，茯苓甘草汤也被后世视为治疗癫痫的处方。日本医家有持桂里在论及茯苓甘草汤证时说："心下悸，概属痫与饮，以此方加龙骨、牡蛎绝妙。又此证有致不寐者，以酸枣汤及归脾汤不能治也，余用此方屡奏奇效。有一妇人，自心下至膈上动悸颇甚，势如城郭撼摇，遂眩晕不能起，夜悸烦而目不合，如是数年，屡易医不愈。余最后诊视，谓病家曰：群医之案不一，今我姑置其病因不论，止投以一神方，服之不怠，则可令能起。即与茯苓甘草汤加龙骨、梅花蛎，日渐有效，淹久之病半年痊愈，病家欣忭不胜。此非奇药异术，而能起沉疴痼疾者，以为汉以上之方药也。"（《皇汉医学》）

2. 烦躁不得眠

烦躁与不得眠相关。五苓散治小便不利、烦躁不得眠，猪苓汤治心烦不得眠，酸枣仁汤治虚劳虚烦不得眠，方中都有茯苓。后世归脾汤治失眠，有茯苓；温胆汤治梦寐不祥，有茯苓。《苏沈良方》茯苓散能治梦中遗泄，单用白茯苓末，每服五钱，空腹临卧服。《圣济总录》卷九十有茯神汤，用茯神、人参、酸枣仁为末，加生姜同煎，治虚损烦躁、不得睡眠。

3. 小便不利

茯苓主治的小便不利，以小便量少、尿次减少或小便不畅为多，并可伴有水肿。茯苓与猪苓、泽泻、白术、桂枝相配的五苓散，也治疗小便不利，这是一种以小便量少、浮肿，或伴有腹泻、口渴、头痛、多汗为表现的水液代谢障碍的疾病。茯苓与猪苓、泽泻、滑石、阿胶相配的猪苓汤所治疗的小便不利，是一种以尿频、尿急、尿痛为主要表现的泌尿系统疾病。

4. 短气

短气者，是呼吸短促，不能接续的一种表现，大多以水饮、实热等为病因。短气与少气不同。少气者，呼吸微弱，音低气馁，其人多虚赢；短气者，呼吸短促，不能接续，其人胸满形肿。前者为虚，后者为实，两者用药不一样。茯苓所主短气，为有水饮，或水停心下，或胸中留饮，或胃中停痰宿水，其人多见恶水不欲饮、或胸满咳嗽、或胃胀不欲食。

5. 停痰宿水

停痰宿水，是停蓄在胃的清稀水液，临床多见上腹部不适、呕吐而口渴。这种上腹部不适，按压疼痛不明显，胃内多有振水音。呕吐，则多吐水、食欲不振。而口渴，往往饮水不多，或只能少量饮热水，多饮反而呕吐。胃内停水，茯苓多配白术；如腹胀多气，配枳实、陈皮、厚朴等。

三、 方根提取

1. 茯苓-甘草

茯苓、甘草组合，主治动悸不安。此配伍甚多，加桂枝、白术，为苓桂术甘汤，治疗以心悸头眩为表现的疾病。配酸枣仁、川芎、知母，治疗睡眠障碍，特别是易于出汗、焦虑不安的更年期综合征、焦虑症等，方如酸枣仁汤。配杏仁，治胸闷气短咳嗽，方如茯苓杏仁甘草汤。配人参、白术，治消瘦面黄、食欲不振、心慌心悸者，方如四君子汤。

2. 茯苓-桂枝

茯苓、桂枝组合，主治动悸、咳喘、烦惊等。发汗后，脐下动悸，焦虑不安，加甘草、大枣，方如茯苓桂枝甘草大枣汤。心下悸而胃内停水，加甘草、生姜，方如茯苓甘草汤。气从小腹上冲胸咽，咳喘，头昏眼花，加五味子、甘草，方如桂苓五味甘草汤。四肢肿，肌肉颤动，加黄芩、防己、甘草，方如防己茯苓汤。口渴而小便不利，或吐水，或头痛，或腹泻，加猪苓、泽泻、白术，方如五苓散。如面黯红、小腹痛，配牡丹皮、赤芍、桃仁，为桂枝茯苓丸。烦惊、谵语，睡眠障碍，配柴胡、大黄、龙骨、牡蛎等，方如柴胡加龙骨牡蛎汤。

3. 茯苓-白术

茯苓、白术组合，主治胃内停水。口渴，小便不利，甚或吐水，配泽泻、猪苓，方如五苓散。起则头眩，加桂枝、甘草，方如苓桂术甘汤。气胀不能食，配橘皮、枳实、陈皮、人参，方如茯苓饮。大多见有吐水、肠鸣、下利等。

4. 茯苓–杏仁

茯苓、杏仁组合，主治短气形肿。方如茯苓杏仁甘草汤。另外，咳喘而形肿，加干姜、细辛、五味子、半夏、甘草，为苓甘五味姜辛半夏杏仁汤。

5. 茯苓–猪苓–泽泻

茯苓、猪苓、泽泻组合，主治渴欲饮水、小便不利。加阿胶、滑石，方为猪苓汤。加桂枝、白术，方为五苓散。

四、　应用参考

1. 茯苓舌

使用茯苓，可不问体型胖瘦，但须察舌。其人舌体多胖大、边有齿痕、舌面较湿润，编者称为"茯苓舌"。胖人舌体大，固然多茯苓证；而瘦人见舌体胖大者，茯苓证更多见。其舌有齿痕，舌体胖大，伴有水肿、腹泻者，多为五苓散证、苓桂术甘汤证；舌体瘦小而有齿痕，伴有腹胀、失眠、咽喉异物感者，多为半夏厚朴汤证。

2. 用量

仲景使用茯苓，汤剂量较大，尤其是用于悸、口渴吐水及四肢肿等，如茯苓桂枝甘草大枣汤用至半斤、茯苓泽泻汤也用至半斤、防己茯苓汤则用至六两。而用于散剂，则用量甚小。这也提示茯苓用于宁心安神时，剂量宜大，可用至30~100g；利水渗湿时，剂量宜中，一般为15~30g；用作健脾补中时，剂量宜小，以10~15g为好。

3. 赤茯苓与白茯苓

茯苓饮片有赤白之分，功效略有不同。按传统经验，白茯苓长于安神定悸，赤茯苓长于利小便。

4. 茯苓与茯神

茯神，为茯苓菌核中间天然抱有松根的白色部分，习惯认为其功在宁心安神，但实际功效与茯苓无异。章次公认为："予以为茯苓、茯神功效相同，毋庸区别。予之不用茯苓，用茯神者，以茯神在近世观念中谓能安神定魄，且用朱砂炮制，略能镇静；若治不寐而用茯苓，必见嗤于市医，予故从俗用茯神，非神之有异于苓也。"（《章次公医术经验集》）

五、 选方思路

1. 以眩悸为特征的疾病，如眩晕症、缺血性心脏病、心律失常、神经症等，茯苓常与桂枝、甘草、白术、大枣、半夏、酸枣仁、川芎等同用，方如苓桂术甘汤、茯苓桂枝甘草大枣汤、小半夏加茯苓汤、半夏厚朴汤、温胆汤、酸枣仁汤等。

2. 以口渴而不能多饮、小便不利为特征的疾病，如胃肠功能失调所致的呕吐、腹泻，以及肝硬化腹水，常与猪苓、泽泻、白术等同用，方如五苓散、猪苓汤。《太平惠民和剂局方》茯菟丸，用菟丝子五两，白茯苓三两，石莲子二两，为末，怀山药六两，煮糊为丸如梧子大，每服三十丸，空腹盐汤送下。治心气不足，思虑太过，肾经虚损，真阳不固，溺有余沥，小便白浊，梦寐频泄。

六、 文献摘录

《神农本草经》："茯苓，味甘平，主胸胁逆气，忧恚，惊邪，恐悸，心下结痛，寒热烦满，咳逆，口焦舌干，利小便。久服安魂魄养神。"

《本草经集注》：“止消渴，好唾，大腹淋沥，膈中痰水，水肿淋结，开胸腑，调脏气，伐肾邪，长阴，益气力，保神守中。”

《药征》：“茯苓主治悸及肉𥄂筋惕也，旁治小便不利、头眩、烦躁……上历观此诸方，曰心下悸，曰脐下悸，曰四肢聂聂动，曰身𥄂动，曰头眩，曰烦躁，一是皆悸之类也。”

《本经疏证》：“‘卒呕吐，心下痞，膈间有水，眩悸者，小半夏加茯苓汤主之。’姜能止呕吐，夏能开痞满，而欲其行水，则恐非所擅也。能行水而止眩悸者，其惟茯苓乎？况苓桂术甘汤、葵子茯苓散，皆以茯苓治眩；茯苓桂枝甘草大枣汤、茯苓甘草汤、理中丸，皆以茯苓治悸。即‘太阳病，发汗，汗出不解，其人仍发热，心下悸，头眩，身𥄂动，振振欲擗地者，真武汤主之’，方中茯苓之任亦甚重，宜茯苓为眩悸之主剂矣……若夫冲气，则所谓‘伤寒，若吐若下后，心下逆满，气上冲胸，起则头眩，脉沉紧，发汗则动经，身为振振摇者，茯苓桂枝白术甘草汤主之’‘青龙汤下已，多唾口燥，寸脉沉，尺脉微，手足厥逆，气从少腹上冲胸咽，手足痹，其面翕热如醉状，因复下流阴股，小便难，时复冒者，与茯苓桂枝五味甘草汤治其气冲’，亦俱用茯苓、桂枝。第在吐后下后，则因中虚致水气上逆，故需术之堵御；在汗后则水气先动，冲气随之，故需五味之降摄。然病终由肾，则缘证加减，只可去桂枝，不可去茯苓，而两证之标，其所以用茯苓者，仍不离乎悸眩，是悸眩究系用茯苓之眉目矣。”

第四节　泽泻

泽泻为泽泻科植物泽泻的块茎，主产于福建、四川、江西、贵州、云南等地。产于福建、江西者，称福泽泻或建泽泻，其个大，形圆而光滑，奉为道地药材。《伤寒论》入 3 方次，《金匮要略》入 7 方次。

一、原文考证

1. 泽泻汤

原文：**心下有支饮，其人苦冒眩，泽泻汤主之。**（十二）

提示：本方用泽泻五两，白术二两，是泽泻量最大的方。冒，指若布蒙蔽；眩，指眼花目不明。冒眩，即头目眩晕，眼前发黑，或视物模糊，或不能站立。又根据"咳逆倚息，气短不得卧，其形如肿，谓之支饮""水停心下，甚者则悸，微者短气"（十二）的原文，可见泽泻汤证除冒眩以外，当有水肿、心悸、身体困重、气短等症。如泽泻、术各十分，麋衔（鹿衔草）五分，《素问》即用于治疗"身热解堕，汗出如浴，恶风少气"的酒风病。解堕，即倦怠无力。汗出如浴，即汗出量大，提示泽泻汤还主治多汗乏力。

2. 五苓散、茯苓甘草汤

原文：**脉浮，小便不利，微热消渴者，五苓散主之。**（71）**脉浮数，烦渴者，五苓散主之。**（72）**汗出而渴者，五苓散主之。**（73）**中风发热，六七日不解而烦，有表里证，渴欲饮水，水入则吐者，名曰水逆，五苓散主之。**（74）**痞不解，其人渴而口燥，烦，小便不利者，五苓散主之。**（156）**霍乱，头痛发热，身疼痛，热多欲饮水者，五苓散主之。**（386）**渴者，宜五苓散。**（244）**伤寒，汗出而渴者，五苓散主之；不渴者，茯苓甘草汤主之。**（73）

提示：五苓散用泽泻一两六铢，猪苓十八铢，白术十八铢，茯苓十八铢，桂枝半两，其中泽泻量大。莫枚士认为："泽泻善治伏水，当为此方主药，故独重。"（《经方例释》）所谓伏水，即蓄水之谓。《神农本草经》谓泽泻"消水"，《本草经集注》谓泽泻"逐膀胱三焦停水"。其有蓄水的表现中，渴是主症。如以上八条五苓散条文，均不离"渴"。此外，小便不利也是关键指征。"凡小便不利之人，未有口不渴者，一利小便而口渴解。五苓散，利小便也。利小便口渴解者，口中生津液也"（《本草新编》）。

五苓散与茯苓甘草汤两方均能治疗汗出，但区别是在渴与不渴上。两方均有桂枝、茯苓，但茯苓甘草汤无泽泻、白术。按方证相应的原则，提示泽泻、白术治口渴。

3. 茯苓泽泻汤

原文：胃反，吐而渴，欲饮水者，茯苓泽泻汤主之。《外台》云治消渴脉绝，胃反吐食之，有小麦一升。（十七）

提示：本方用茯苓半斤，泽泻四两，甘草二两，桂枝二两，白术三两，生姜四两。胃反，是一种严重的呕吐，表现为朝食暮吐。本方治其中一种以吐而渴欲饮水的类型。方中有泽泻、白术，这与五苓散主治的口渴是相一致的。另外，本方的煎煮需要泽泻后下，"上六味，以水一斗，煮取三升；内泽泻，再煮取二升半。"其中原因值得研究。

4. 肾气丸

原文：虚劳腰痛，少腹拘急，小便不利者，八味肾气丸主之。（六）男子消渴，小便反多，以饮一斗，小便一斗，肾气丸主之。（十三）师曰：此名转胞，不得溺也，以胞系了戾，故致此病，但利小便则愈，宜肾气丸主之。（二十二）夫短气有微饮，当从小便去之，苓桂术甘汤主之，肾气丸亦主之。（十二）

　　提示：从临床功效来看，肾气丸是利小便方，主治"小便不利""不得溺"。喻嘉言说："夫肾气丸为肿胀之圣药者，以能收摄肾气，使水不泛溢耳！"（《寓意草》）徐灵胎说："总以通肾气、利小便为主，此八味之正义也。"（《医贯砭》）其方用泽泻三两，茯苓三两，但配合干地黄八两，薯蓣四两，山茱萸四两，牡丹皮三两，桂枝一两，炮附子一两，使得利小便功效大大提高。本方所主治的小便不利有如下特征：①多尿。"以饮一斗，小便一斗"。②尿不出。欲尿不出，小便滴沥不爽，或尿无力，尿等待，甚至尿潴留，所谓"少腹拘急""转胞"。③肿胀。即全身水肿，或体腔积液。这些指征，虽然不是泽泻证，但也不离泽泻证。

二、　药证发挥

泽泻主治小便不利者，兼治冒眩、口渴。

1. 小便不利

　　《本草经集注》谓泽泻"止泄精、消渴、淋沥，逐膀胱三焦停水"。《药性论》谓泽泻"主肾虚精自出，治五淋，利膀胱热，宣通水道"。《本草衍义》谓："泽泻，其功尤长于行水。"《本草经疏》谓："其性利水除湿，则因湿热所生之病靡不除矣。"泽泻最适用于小便淋沥，或涩痛，或不畅者。特别是虚劳病出现小便不利者，古代补虚方中常配合泽泻，如肾气丸系列。

2. 冒眩

　　冒，为帽的古字，有戴、覆、盖、罩、蒙等意义在内。眩冒，即头晕目眩，并觉有帽在头，有重压感、沉重感，也有如物蒙罩、眼前发黑、或视力模糊等。李时珍说："脾胃有湿热，则头重而目昏耳鸣，泽泻渗去其

湿，则热亦随去，而土气得令，清气上行，天气明爽，故泽泻有治头旋、聪明耳目之功。"（《本草纲目》）

泽泻与五味子均能治冒，但五味子治咳而冒，泽泻治眩而冒；五味子证大多咳逆上气，汗出淋漓，眼冒金星；而泽泻证大多两眼昏暗，汗出身重，倦怠乏力。

3. 口渴

口渴是常见症状，经方中主治方药甚多。葛根、黄连、白术、人参、天花粉等均能止渴，但均有各自主治。泽泻所主口渴，当有小便涩痛、量少等症状，且伴有眩冒、身困等。

三、 方根提取

1. 泽泻–白术

泽泻、白术组合，主治冒眩、身重、口渴而小便不利，方如泽泻汤。如口渴、动悸者，合茯苓、桂枝同用，方如茯苓泽泻汤、五苓散。腹痛者，配当归、芍药、川芎，方如当归芍药散。《素问病机气宜保命集》白术散用白术、泽泻为细末，茯苓汤调下，治鼓胀水肿。

2. 泽泻–茯苓–猪苓

泽泻、茯苓、猪苓组合，主治渴欲饮水而小便不利。方如猪苓汤、五苓散。参见"茯苓"条下。

四、 应用参考

1. 配伍

陈士铎说："不知泽泻利水，单用乃有功有过，共用乃少过多功。"（《本草新编》）泽泻的配伍很重要。泽泻配茯苓、猪苓，利水之力更强；配白术，治痰饮眩晕身重；配茯苓、白术，治脾虚浮肿；配茵陈，治黄疸；配黄柏，治湿热带下、热淋；配滑石，治石淋；配阿胶，能消除血尿。

2. 用量

仲景用泽泻，最大量五两，用于冒眩、身重。最小量一两，用于小便涩痛、尿血等。有报道治疗高脂血症，单味泽泻每日用量 24～42g。［胡国臣．中药现代临床应用手册．北京：学苑出版社，1993.］用泽泻、白术各60g，治疗内耳眩晕症。［彭暾．泽泻汤治疗内耳眩晕病 92 例．陕西中医，1989（12）：534］

3. 安全性

《名医别录》："扁鹊云，多服病患眼。"《医学入门》："凡淋渴、水肿，肾虚所致者，亦不可用。"但也有不同意见者。《本草蒙筌》："泽泻多服虽则目昏，暴服亦能明目，其义何也？盖泻伏水，去留垢，故明目；小便利，肾气虚，故目昏。"关键还是对证下药。临床观察，大量服用泽泻，少数患者可见轻微腹泻，尚未见其他不良反应。

五、 选方思路

1. 以口渴、头晕头重、视力模糊为表现的疾病，如高脂血症、高血压、高尿酸血症、糖尿病、内耳眩晕症、颅内肿瘤等，可选泽泻汤、五苓散。

2. 以小便淋漓不畅为表现的疾病，如泌尿道感染、尿路结石、前列腺疾病等，可选猪苓汤、肾气丸等。

3. 以浮肿、月经不调为表现的疾病，如妊娠高血压综合征、羊水过多、胎儿不长等，可选当归芍药散、五苓散等。

六、 文献摘录

《神农本草经》："泽泻，味甘寒，主风寒湿痹，乳难，消水，养五脏，益气力，肥健，久服耳目聪明。不饥，延年，轻身，面生光。"

《本草经集注》："补虚损五劳，除五脏痞满，起阴气，止泄精、消渴、淋沥，逐膀胱三焦停水。"

《药征》："泽泻主治小便不利、冒眩也，旁治渴。"

本章提要

黄芪、白术、茯苓、泽泻都是水药，通常适用于体内水液代谢失衡的病证。水病不仅是浮肿，还会出现头晕、眩冒、心悸、口渴、呕吐、腹泻、肠鸣、小便不利。以上四味药物是水药的代表，都有利水、消水的功效，但各自有个性。

黄芪主治汗出而肿者，兼治血痹、恶疮、黄汗、虚劳发黄，能治在表之水，还能理虚生肌。白术主治水饮，兼治风湿痹痛，能消在里之水，还能除风湿。茯苓主治悸、烦躁不得眠、小便不利，兼治眩、烦、惊、汗、癫、短气、停痰宿水，能利一身之水，更能安神定悸除烦，尤其擅降凌心之水气。泽泻主治小便不利，兼治冒眩、口渴者，是水在上，也在下，且有湿热。

黄芪与白术的主治相似，两药常同用。其区别在于表里之别，故黄芪主治水肿、汗出，而白术主治口渴、眩晕、身重、胃内停饮。

白术与茯苓的主治相似，所不同之处是：白术重在治渴，茯苓重在治悸，故前人称白术能健脾生津，而茯苓能安神利水；腹满者，用茯苓而不用白术；关节肿痛者，用白术而少用茯苓。是故茯苓能治水饮停心下，白术能治水气在肌表。

泽泻与白术均治渴，泽泻重在利小便，白术重在化停水。故后世称白术健脾气，泽泻逐膀胱水。

经方中有利水功效的药物，尚有猪苓、防己、木通、滑石、葵子、葶苈子、赤小豆、薏苡仁等。

第十五章

杏仁、桔梗、五味子

第一节　杏仁 ————————————————————————

杏仁为蔷薇科杏属植物杏、野杏、山杏、东北杏的成熟种子。《伤寒论》入 10 方次，《金匮要略》入 15 方次。

一、原文考证

1. 茯苓杏仁甘草汤

原文：胸痹，胸中气塞，短气，茯苓杏仁甘草汤主之，橘枳姜汤亦主之。（十）

提示：本方是杏仁方中的最简方（三味）。胸痹，古病名。"胸痹之病，喘息咳唾，胸背痛，短气"（九），都是胸中之病，且以咳喘为主，伴呼吸短促而不能相续、胸背疼痛等。《仙拈集》卷二有杏姜酒，治一切胸膈结实，药用姜汁、杏仁汁煎成膏，酒调下。

2. 麻黄汤、厚朴麻黄汤

原文：太阳病，头痛，发热，身疼，腰痛，骨节疼痛，恶风，无汗而喘者，麻黄汤主之。（35）太阳与阳明合病，喘而胸满者，不可下，宜麻黄汤。（36）阳明病，脉浮，无汗而喘者，发汗则愈，宜麻黄汤。（235）咳而脉浮，厚朴麻黄汤主之。（七）

提示：经方中杏仁的计量方式不一，汤剂中以枚数计，最大量是七十枚，方如麻黄汤。汤剂中以容量计，最大量是半升，方如厚朴麻黄汤。以上两方，杏仁与麻黄同用，可治咳喘。

3. 麻黄杏仁甘草石膏汤

原文：汗出而喘，无大热者，可与麻黄杏仁甘草石膏汤。（63）

提示：麻黄杏仁甘草石膏汤治喘，与麻黄汤同。莫枚士说："以此方视越婢，主治大同，但此喘则加杏仁，彼不喘自无杏仁。经方用药之例，其严如此。"（《经方例释》）

4. 麻黄杏仁薏苡甘草汤

原文：病者一身尽疼，发热，日晡所剧者，名风湿……可与麻黄杏仁薏苡甘草汤。（二）

提示：本方也有麻黄、杏仁、甘草，但条文无喘。不过，《金匮要略》有"湿家病身疼发热，面黄而喘，头痛鼻塞而烦"的记载。湿家，是容易出现湿病的体质类型，其"身疼发热，面黄而喘，头痛鼻塞"等临床表现，可以作为麻黄杏仁薏苡甘草汤证的补充。

5. 麻子仁丸、大黄䗪虫丸

原文：趺阳脉浮而涩，浮则胃气强，涩则小便数，浮涩相搏，大便则硬，其脾为约，麻子仁丸主之。（247）**五劳虚极羸瘦，腹满不能饮食，食伤、忧伤、饮伤、房室伤、饥伤、劳伤、经络荣卫气伤，内有干血，肌肤甲错，两目黯黑，缓中补虚，大黄䗪虫丸主之。**（六）

提示：杏仁入丸剂以容量计，最大量是一升，即麻子仁丸、大黄䗪虫丸两方中杏仁与大黄、芍药同用。麻子仁丸治大便坚硬者，大黄䗪虫丸适用者不仅有腹满，估计也有便秘。

6. 桂枝加厚朴杏子汤、苓甘五味加姜辛半夏杏仁汤、小青龙汤

原文：喘家，作桂枝汤加厚朴杏子佳。（18）**太阳病，下之微喘者……桂枝加厚朴杏子汤主之。**（43）**冲气即低，而反更咳，胸满者，用桂苓五味甘草汤去桂加干姜、细辛，以治其咳满……服之当遂渴，而渴反止者，为**

支饮也。 支饮者，法当冒，冒者必呕，呕者复内半夏，以去其水。 方云桂苓五味甘草去桂加干姜细辛半夏汤。 水去呕止，其人形肿者，加杏仁主之。（十二）若喘，去麻黄，加杏仁半升。（40）

提示：以上三方均是加杏仁方。桂枝加厚朴杏子汤与小青龙汤都用杏仁平喘。苓甘五味加姜辛半夏杏仁汤则用杏仁为治"其人形肿"。

二、 方根提取

1. 杏仁–半夏

杏仁、半夏组合，主治咳逆上气、面浮肿，方如厚朴麻黄汤、射干麻黄汤、苓甘五味姜辛半夏杏仁汤。

2. 杏仁–厚朴

杏仁、厚朴组合，主治腹满便秘，或喘，或咳，方如麻子仁丸治大便硬（262）、厚朴麻黄汤治咳喘、桂枝加厚朴杏子汤治喘（18、43）。

3. 杏仁–大黄

杏仁、大黄组合，主治胸腹痛而便秘、面红者。方如大陷胸丸治胸痛便秘（131）。杏仁、大黄均通便，大黄治腹满痛而大便不通，杏仁治胸痹痛而大便坚硬；一泻热结，一通气塞。

4. 杏仁–茯苓–甘草

杏仁、茯苓、甘草组合，主治短气咳喘、形肿、胸中气塞、心悸动而便秘者。方如茯苓杏仁甘草汤、苓甘五味加姜辛半杏大黄汤。

5. 杏仁–麻黄–甘草

杏仁、麻黄、甘草组合，主治咳喘胸满、湿家身痛和发黄。参见"麻黄"条下。

三、 药证发挥

杏仁主治咳逆上气，兼治便秘、水肿等。

1. 咳逆上气

咳逆上气是一种包括咳嗽、气喘、胸闷在内的症候群。如《备急千金要方》卷五的杏仁丸方（杏仁、蜜）治大人小儿咳逆上气。《备急千金要方》卷十三单味杏仁熬膏，治胸中气满，奔豚气上下往来。《外台秘要》卷九杏仁煎（杏仁、猪膏、白蜜、生姜汁）治诸咳心中气逆，气欲绝。《杨氏家藏方》卷八方用杏仁、胡桃肉蜜丸，生姜汤嚼下；治久患肺喘，咳嗽不止，睡卧不得者。咳逆上气不仅是杏仁所主，当归、细辛等均能治，但杏仁所主治的咳逆上气，常伴有胸闷痛、便秘、颜面浮肿等。

特别是咳嗽导致失音者，后世常用杏仁治。《备急千金要方》卷六有方用桂心六铢，杏仁十八铢，为末，蜜丸如杏仁大，含之，细细咽汁，日夜勿绝；治风寒束肺，音哑咳嗽。《鸡峰普济方》卷十一通声丸（桂末、杏仁）治肺伤风冷，气不流通，咳嗽失音，语音不出。《仙拈集》卷二杏仁丸（杏仁、酥油）治失音。《济生方》卷二诃子饮（诃子、杏仁、通草、生姜）治久咳语声不出。

2. 便秘

杏仁能治便秘，其大便多干燥难解。除麻子仁丸外，后世方如《妇人良方》卷八二仁丸（杏仁、麻仁、枳壳、诃子）治风秘及老人气秘。《女科百问》枳杏丸（杏仁、枳壳）治脏腑坚秘涩少，大小便不通。也可用于痔疮。《养老奉亲书》杏仁饮（杏仁、粳米）治老人五痔，泄血不绝，四肢衰弱，不能食。《鸡峰普济方》卷十七如圣丸（杏仁、大枣、草薢）治痔漏不问久新。

后世将杏仁用于劳伤。如《济众新编》杏桃粥，取杏仁、胡桃肉各等分，捣磨作屑，入粳米粉少许，作粥，调清蜜，任食之。《千金翼方》卷十二将杏仁与粳米粉制成杏子丹，杏仁与蜂蜜制成杏仁酥作为养性服饵方。

3. 水肿

此水肿大多伴有咳喘、胸闷痛、腹胀便秘、小便不利等症。除茯苓杏仁甘草汤、麻杏苡甘汤、麻黄杏仁甘草石膏汤外，《医略六书》杏子汤（杏仁、麻黄、炙甘草）治风水浮肿、气喘脉浮者。《经史证类备急本草》卷二十三引《食医心鉴》杏仁粥，用杏仁一两熬研，和米煮粥极熟，每空心食二合；治气喘促，浮肿，小便涩。《重订严氏济生方》水肿门有方用杏仁、郁李仁、薏苡仁为丸，米饮下；治水肿喘急，大小便不利。《温病条辨》三仁汤（杏仁、生薏苡仁、白蔻仁、滑石、厚朴、半夏、淡竹叶、通草）治疗湿温胸闷腹胀、小便不利者。

四、 应用参考

1. 配伍

杏仁多配伍。配麻黄、桂枝、甘草治无汗身痛而喘；配桂枝、芍药、厚朴治汗出腹胀而喘；配茯苓、甘草治眩悸而胸满短气；配大黄、巴豆治大便不通而胸腹胀痛者。

2. 用量

张仲景用杏仁止咳平喘，症状重者用大量（半升，约一百五十枚），方如厚朴麻黄汤、小青龙汤加杏仁；症状轻者用小剂量（五十枚），方如茯苓杏仁甘草汤、桂枝加厚朴杏子汤。

3. 苦杏仁与甜杏仁

杏仁分苦杏仁和甜杏仁。苦杏仁味苦，多药用，咳喘多用；甜杏仁味甘，多食用，老人、儿童多用，便秘多用。

4. 杏仁与麻黄

杏仁与麻黄均治喘，两药也常合用。不过，也有不能同用者，如小青龙汤条下"若喘，去麻黄，加杏仁半升"（40）。究其药证，麻黄治无汗而喘，其人或身痛或发热，体格当壮实，脉当有力；杏仁治胸满而喘，其人或便秘或面肿，脉紧者可用，脉弱者也能用。故小青龙汤条下去麻黄者，推测虽喘而体弱，或心悸，或肉瞤动，或脉微弱者，故不宜麻黄而宜杏仁。

5. 杏仁与桃仁

两药均能治疗大便秘结。杏仁下喘利水，桃仁疗狂通经；杏仁多配麻黄、茯苓等，桃仁多配大黄、桂枝等。有偏气与偏血之分。

五、 选方思路

1. 以胸闷胸痛、咳吐痰涎为表现的疾病，如支气管哮喘、支气管炎、慢阻肺、气胸、肺癌、胸腔积液、呼吸窘迫症、冠心病等，常配伍麻黄、甘草、陈皮、生姜、茯苓、瓜蒌、枳实、半夏、厚朴等，方如麻黄汤、麻黄杏仁甘草石膏汤、三拗汤、桂枝加厚朴杏子汤、苓甘五味加姜辛半夏杏仁汤、茯苓杏仁甘草汤、三仁汤等。

2. 以胸闷便秘为表现的疾病，如老年性便秘、习惯性便秘、术后便秘、癌性便秘等，方如麻子仁丸。

3. 以失音为表现的疾病，如声带充血、水肿，出现声音嘶哑、干燥、作痒、微痛，可用杏仁配薄荷、桔梗、玄参、麦冬等。

六、　文献摘录

《神农本草经》："杏核仁，味甘温，主咳逆上气，雷鸣，喉痹，下气，产乳，金创，寒心，贲豚。"

《名医别录》："主治惊痫，心下烦热，风气去来，时行头痛。解肌，消心下急。"

《本经疏证》："然用麻黄者不必尽用杏仁，在《伤寒》《金匮》两书可案也。惟'喘家，作桂枝汤加厚朴杏子汤佳'。凡麻黄汤证多兼喘，则凡用杏仁，皆可谓为喘设矣。乃小青龙汤偏以喘去麻黄加杏仁，其故何软？不用麻黄而用杏仁，云以其人血虚，则其故有在矣。"

《药征》："杏仁主治胸间停水也。故治喘咳，而旁治短气、结胸、心痛、形体浮肿。""杏仁、麻黄同治喘而有其别。胸满不用麻黄，身疼不用杏仁。其二物等用者，以有胸满、身疼二症也。"

第二节　桔梗 ————————————————

桔梗为桔梗科植物桔梗的根。《伤寒论》入 3 方次，《金匮要略》入 7 方次。

一、　原文考证

1. 桔梗汤

原文：少阴病，二三日咽痛者，可与甘草汤；不差，与桔梗汤。

（311）

提示：本方仅桔梗、甘草两味。甘草汤不效，复加桔梗，而为桔梗汤，咽痛之外尚有何证？《金匮要略》条文可补其不足。从"咳而胸满，振寒脉数，咽干不渴，时出浊唾腥臭，久久吐脓如米粥者，此为肺痈，桔梗汤主之"（七）的条文可见，桔梗汤证除咽痛外，当有咳、咽干、胸满、吐脓痰等。莫枚士说："此方后人以治凡咽喉病，或于他方加入此二味者。"（《经方例释》）

2. 排脓汤、排脓散

两方出自《金匮要略》疮痈肠痈浸淫篇，主治原文缺如。

提示：排脓汤桔梗用量最大（三两），其组成为桔梗汤加生姜、大枣，故主治可参见桔梗汤。排脓散由桔梗、枳实、芍药组成。排脓汤与排脓散均有桔梗，均名排脓，可见桔梗是排脓的关键药物。莫枚士说排脓汤为"疡科诸排脓方之祖。腹内痈欲成脓者，皆可用之"；排脓散为"肠痈成脓者之专方。《要略》于枳芍散方下云：并主痈脓。谓产后瘀血滞气，变生肠痈也，法与此合"。（《经方例释》）

3. 通脉四逆汤

原文：咽痛者，去芍药，加桔梗一两。 利止脉不出者，去桔梗，加人参二两。（317）

提示：桔梗治咽痛。若大病之后，见脉沉伏、心下痞硬、食欲不振等，桔梗不可用，当用人参。

4. 三物白散

原文：寒实结胸，无热证者，与三物小陷胸汤，白散亦可服。（141）《外台》桔梗白散治咳而胸满，振寒，脉数，咽干不渴，时出浊唾腥臭，久久吐脓如米粥者，为肺痈。（七）

提示：桔梗白散是"寒实结胸"专治方和急救方。宋代《圣济总录》卷二十二记载白散"治伤寒寒实结胸，无热证，痰涎壅塞，呼吸困难"。清代《医宗金鉴》："结胸证，身无大热，口燥不渴，则非热实证，乃寒实也，与三物白散。"本方也是一首下黏痰方。《类聚方》记载："治毒在胸中，吐浊唾臭脓者。"《类聚方广义》记载："胸膈中有顽痰而胸背挛痛者，咳家胶痰缠绕、咽喉不利、气息秽臭者，皆有效。"叶橘泉说："我曾用于痰食胶结、昏迷不语之老人，获得意外之疗效。"他曾治疗郑姓老人咳嗽痰多，初春饕餮大餐后昏迷，痰涎满口粘连，大便不通，两次药后即转危为安。另一例为 5 岁孩子肺炎热退后胸闷痛苦不眠，灌服本方呕出并且泻下黏痰甚多遂愈。［叶橘泉、徐焙，点滴经验回忆录——对巴豆剂的一些经验和体会，江苏中医，1961（8）：40］本方还有急救功效。明代医家徐彬说，本方所治病证"危在呼吸，以悠忽遗祸，不可胜数，故确见人强，或证危，正当以此急救之，不得嫌其峻，坐以待毙也"（《金匮要略论注》）。王旭高说，本方应该"预先修合，佩戴在身，以救仓卒之证"（《王旭高医书六种》）。

二、药证发挥

桔梗主治浊唾、咽痛，兼治痈脓、胸痛。

1. 浊唾

浊唾，即黏稠浓厚腥臭的痰液。《金匮要略》所谓的"吐脓如米粥者"即是。

2. 咽痛

桔梗甘草汤是治疗咽痛的基本方，后世加味方很多。如《圣济总录》

卷一百二十四方加人参、半夏治咽喉中如有物、烦闷；《医方类聚》加防风，治小儿风热咳嗽、咽膈不利；《红炉点雪》加荆芥穗，也名甘桔汤，治咽喉疼痛、声音不出。当今市售中成药玄麦甘桔颗粒，为桔梗汤加玄参、麦冬，专治慢性咽痛。桔梗所治的咽痛，多为咽喉干燥而痛，或音哑声嘶，或有咽喉异物感等。其咳不伴喘，常有黏痰而不易咯出，或兼有口腔溃疡、鼻塞、耳鸣等。

3. 痈脓

痈脓，即痈疽脓肿。从后世应用经验看，桔梗所治的痈脓，以呼吸道和胃肠道的化脓性疾病为主，如《疡医大全》卷二十一方甘桔汤（甘草、枯梗、麦冬）治胃痈，痰气上壅；《太平圣惠方》卷六十一方桔梗丸（桔梗、巴豆、贝母）治肺痈；《张氏医通》卷十六谓排脓汤（桔梗、甘草、生姜、大枣）治"内痈，脓从便出"。

4. 胸胁痛

桔梗可用于胸胁痛。《神农本草经》谓桔梗主"胸胁痛如刀刺，腹满"，《日华子本草》谓主"心腹胀痛"，《药性论》谓主"除腹中冷痛"。从方剂文献看，三物白散为桔梗、巴豆、贝母相合，治寒实结胸；《三因极一病证方论》卷四桔梗枳壳汤（桔梗、枳壳）治伤寒气痞，胸满欲死；《圣济总录》卷二十五方桔梗半夏汤（桔梗、半夏、陈橘皮）治伤寒冷热不和，心腹痞满，时发疼痛。

三、 仲景方根

1. 桔梗–甘草

桔梗、甘草组合，主治咽痛及咳吐脓痰，方如桔梗汤、排脓汤。成无己：“甘草汤主少阴客热咽痛，桔梗汤主少阴寒热相搏咽痛。”（《注解伤寒论》）后世方《太平惠民和剂局方》参苏饮、《医学心悟》止嗽散、《温病条辨》银翘散及桑菊饮、《重订通俗伤寒论》葱豉桔梗汤，均有如此配伍。

2. 桔梗–杏仁

桔梗、杏仁组合，主治咳嗽痰黏、胸闷。方如薯蓣丸、《温病条辨》杏苏散等。

3. 桔梗–枳实–芍药

桔梗、枳实、芍药组合，主治胸闷痛而痰黏难咯、咳喘者。方如排脓散。

四、 应用参考

1. 用量

张仲景用桔梗治疗咽痛，为小剂量（一两），方如桔梗汤；治疗痈脓，为大剂量（三两），方如排脓汤。

2. 安全性

桔梗不可大量使用，过量会引起恶心或呕吐。从配伍上看，桔梗汤中甘草、桔梗的用量比例为2∶1，推测甘草大于桔梗可能缓和桔梗对咽喉及消化道黏膜的刺激。排脓汤中桔梗与甘草之比虽为3∶2，但方中配伍生姜、大枣，同样可以缓和桔梗的刺激。从服法上，桔梗汤与排脓汤两方都以水三升煮取一升，一日分两次服用，每次仅服五合。其服用量也小于每日估次、每次一升的张仲景常规量。可以认为，是桔梗的强烈刺激性决定了本方的服药量和服药次数。基于此，临床对于营养不良、食欲不振、腹泻脱水、脉细弱者，应慎用桔梗。

3. 桔梗与瓜蒌实

桔梗与瓜蒌实均能化黏痰并治胸痛，但桔梗擅长治口舌咽痛，瓜蒌实擅长治便秘。

五、 选方思路

1. 以咽干咽痛为特征的疾病，如急性或慢性咽喉炎、声带疾病、支气管炎、上呼吸道感染等，可选桔梗汤，并以此加味。如咽痛咽干、咳嗽日久、便秘者，加玄参、麦冬，为玄麦甘桔汤；咽喉异物感明显，伴腹胀嗳气、舌苔黏腻者，加半夏、厚朴、苏叶等；咽喉肿痛，淋巴结肿大者，可配合连翘、黄芩、栀子等。

2. 以咳嗽吐黏稠痰、胸闷痛为表现的疾病，如肺炎、肺脓疡、支气管哮喘、肺癌等，可选用排脓散，或再合大柴胡汤、小柴胡汤等。

3. 如急性起病、呼吸窘迫，以及难以用常规氧疗纠正的低氧血症等，可以考虑试用桔梗白散。

六、 文献摘录

《神农本草经》："桔梗，味辛微温，主胸胁痛如刀刺，腹满，肠鸣，幽幽惊恐悸气。"

《本草经集注》："主利五脏肠胃，补血气，除寒热风痹，温中，消谷。治喉咽痛，下蛊毒。"

《药征》："桔梗主治浊唾肿脓也，旁治咽喉痛。""排脓汤之证虽阙，而桔梗汤观之，则其主治明矣。桔梗汤证曰：出浊唾腥臭，久久吐脓。仲景曰：咽痛者，可与甘草汤；不差者，与桔梗汤也。是乃甘草者，缓其毒之急迫也；而浊唾、吐脓非甘草之所主，故其不差者，乃加桔梗也。由是观之，肿痛急迫，则桔梗汤；浊唾、吐脓多，则排脓汤。"

《经方例释》：甘草治热，桔梗治寒。通脉四逆汤加减法：咽痛者，去芍药加桔梗二两，是此方所由制也。《千金》治上焦虚寒，短气，语声不出，有黄芪补中汤，方用桔梗、甘草，盖以肾寒结于上焦，故合用此方，以散其寒。《外台》引救急治喉中气噎方，用桔梗、甘草，取此为引申义。刘守真有诃子汤，治失音不能言语，即此方加诃子，以敛肺气。诃子合桔梗，为一敛一散，犹干姜、五味合用之义也。然不独喉症宜之，且为诸排脓之要方。《外台》引《集验》桔梗汤治肺痈，《录验》治肺痈经时不差，桔梗汤方皆取此。《纲目·卷一》桔梗汤治肺痈条引《金匮》文，其症则尽与桔梗白散同，其方乃此方。《小儿（药证）直诀》以此方治肺热喉痛，有痰者，甘草炙、桔梗泔浸一夜，煎服，又加阿胶。盖此桔梗专主伤寒之咽痛，若冷痰亦可用。肺既有热，当非所宜，故须泔渍，又加胶以润下之耳。

《本经疏证》："排脓散即枳实芍药散加桔梗、鸡子黄也。排脓汤即桔梗汤加姜、枣也……枳实芍药散本治产后瘀血腹痛，加桔梗、鸡子黄为排脓，是知所排者结于阴分、血分之脓。桔梗汤本治肺痈、喉痛，加姜、枣为排脓汤，是知所排者阳分、气分之脓矣。二方除桔梗外，无一味同，皆以排脓名，可见排脓者必以桔梗，而随病之浅深以定佐使。是桔梗者，排脓之君药也。"

第三节　五味子 ————————————————————

　　五味子为木兰科植物五味子和华中五味子的成熟果实。主产于辽宁、吉林、黑龙江等北部地区，故称北五味子。《伤寒论》入4方次，《金匮要略》入8方次。

一、原文考证

1. 四逆散、小柴胡汤、真武汤

　　原文：咳者加五味子、干姜各五分，并主下利。（318）若咳者去人参、大枣、生姜，加五味子半升，干姜二两。（96）若咳者，加五味子半升，细辛一两，干姜一两。（316）

　　提示：以上三方均因咳而加五味子，多配干姜。莫枚士说："仲景之例，凡治咳皆五味、干姜并用。此专取五味者，以服青龙发泄之后而气冲，故专于敛收也。"（《经方例释》）从四逆散方后的加减看，加五味子、干姜，还能治疗腹泻。

2. 小青龙汤、射干麻黄汤、厚朴麻黄汤

　　原文：伤寒表不解，心下有水气，干呕发热而咳，或渴，或利，或噎，或小便不利，少腹满，或喘者，小青龙汤主之。（40）伤寒，心下有水气，咳而微喘，发热不渴。服汤已渴者，此寒去欲解也，小青龙汤主之。（41）咳逆倚息，不得卧，小青龙汤主之。（十二）咳而上气，喉中水鸡声，射干麻黄汤主之。（七）咳而脉浮者，厚朴麻黄汤主之。（七）

提示：以上三方五味子用量均为半升，均配干姜、细辛，用于咳逆上气。

3. 桂苓五味甘草汤

原文：咳逆倚息不得卧，小青龙汤主之。青龙汤下已，多唾口燥，寸脉沉，尺脉微，手足厥逆，气从小腹上冲胸咽，手足痹，其面翕然如醉状，因复下流阴股，小便难，时复冒者，与桂苓五味甘草汤，治其气冲。（十二）

提示：本条文描述了一位虚弱的咳喘患者误服含有麻黄的小青龙汤后导致脉弱、强烈的心悸、面部浮红、手脚冰凉、小便少、时时晕厥等症状。此时停用小青龙汤，改用桂苓五味甘草汤。桂枝、甘草、茯苓能平冲定悸，五味子能敛汗治冒，这就是后世所谓的"固脱敛肺方"。原文中"时复冒"是一个特异性的名词。冒为眼前发黑，与眩同类，故常眩冒同称。《灵枢·海论》曰："髓海不足，则脑转耳鸣，胫酸眩冒，目无所见，懈怠安卧。"《素问·玉机真脏论》曰："忽忽眩冒而巅疾。"咳逆上气而致头昏目眩，患者时时出现眼前冒金花、目无所见，想必咳嗽气喘的程度比较严重。这种气喘，麻黄禁用。

二、药证发挥

五味子主治咳逆上气而时冒者，兼治下利。

1. 咳逆上气

所谓咳逆上气，即咳嗽气喘，呼吸困难。患者或倚息而不能平卧，或胸满气上冲，或张口抬肩，喉中有哮鸣声，或静坐尚平，动辄气喘吁吁，眼冒金花。邹润安说："五味子所治之证，《伤寒》仅言咳逆，《金匮要略》则兼言上气。如射干麻黄汤之咳而上气，喉中水鸡声；小青龙加石膏汤之肺胀，咳逆上气，烦躁而喘也。夫伤寒之关键，无论其为太阳、少阳、少阴，凡咳者均可加入五味子、干姜。"（《本经疏证》）经方中平喘止咳的方药甚多，五味子适用于虚喘、虚咳。其特征是其人消瘦、眩冒、多汗、脉浮弱，且常常伴有夜寐不安，或乱梦纷纭，或心慌心悸，或遗泄，或腰膝酸软，或大便滑泄等。

2. 冒

咳喘严重者，可见虚汗淋漓、头昏眼花，如有物蒙蔽其头目，即所谓"冒"。生脉散是后世使用五味子的名方，其组成为人参、五味子、麦冬。李东垣说此方"补元气不足，收耗散之气、瞳子散大"（《内外伤辨惑论》）；王肯堂说此方"治热伤元气。肢体倦怠，气短懒言，口干作渴，汗出不止或湿热大行，金为火制，绝寒水生化之源，致肢体痿软、脚软、眼黑最宜"（《证治准绳》）。两人提到的"瞳子散大""眼黑"就是冒的临床表现。冒常与眩晕、情绪低落、痞闷不适等症状同见，所谓"冒眩""郁冒"。

3. 下利

大多是慢性腹泻，或暴泻，其人必消瘦、气短、脉空大，方如四逆散加干姜、五味子。另有后世四神丸，治肾泄，清晨溏泄一二次，经年弗止者（《万病回春》）。

三、 仲景方根

1. 五味子-干姜-细辛

五味子、干姜、细辛组合，主治咳喘气逆。入麻黄剂，多配半夏，主治咳喘、倚息不得卧，痰多如水者，方如小青龙汤、厚朴麻黄汤、射干麻黄汤。入附子剂，主治心下悸、头眩、小便不利而咳者，方如真武汤。入茯苓甘草剂，主治胸满气冲而咳者，方如苓甘五味姜辛汤。

2. 五味子-干姜、柴胡、甘草

五味子、干姜、柴胡、甘草组合，主治胸胁苦满、往来寒热而咳者。方如小柴胡汤（加减）、四逆散（加减）。

3. 五味子-桂枝-茯苓-甘草

五味子、桂枝、茯苓、甘草组合，主治咳逆上气时冒者。方如桂苓五味甘草汤。

四、 应用参考

1. 配伍

五味子治咳，入柴胡剂合干姜，入麻黄附子剂合细辛、干姜。后世五味子的配方甚多：配人参、麦冬，治虚喘多汗，名生脉散；配麦冬、地黄、山茱萸等，治虚羸久咳、盗汗潮热，方如麦味地黄丸；配枸杞子、菟丝子等，治精少不育、阳痿早泄，方如五子衍宗丸；配干姜、熟地黄、苍术，治血虚久痔、房劳虚损、面色青黄，方如黑地黄丸；配吴茱萸、肉豆蔻、补骨脂，治五更泻，方如四神丸。

2. 脉浮散大

适合使用五味子方者，大多有脉浮大而空散。浮大是轻取即得，但按之中空如葱或脉来零乱，若有若无。这种脉象多见于虚喘阳脱之人，大多用五味子、人参、肉桂、麦冬、龙骨、牡蛎、山萸肉等固脱药。吴鞠通在论及生脉散方证时说："汗多而脉散大，其为阳气发泄太甚，内虚不司留恋可知。生脉散酸甘化阴，守阴所以留阳。阳留，汗自止也。"《张氏医

通》谓生脉散治疗热伤肺胃、虚热喘嗽、脉象无力。莫枚士更认为，脉浮
是使用五味子的重要证据，谓："上气不上气，不足为用五味扼要，惟脉
浮不渴，乃其眼目所在耳。"

五、 选方思路

1. 以咳嗽气喘、头昏眼花、多汗为表现的疾病，如支气管炎、哮喘、
肺气肿、气胸等，可选苓甘五味姜辛汤及其加味方、桂苓五味甘草汤等，
也可选用小青龙汤去麻黄方，还可加山萸肉、人参、麦冬等。

2. 以心悸、头昏、健忘、晕厥为表现的疾病，如低血压、心功能不
全、心律不齐、心脏瓣膜病、抑郁症等，可选桂苓五味甘草汤，或加龙
骨、牡蛎等。后世的天王补心丹也可选用。

六、 文献摘录

《神农本草经》："五味子，味酸温，主益气，咳逆上气，劳伤羸瘦，
补不足，强阴，益男子精。"

《本草经集注》："养五脏，除热，生阴中肌。"

《本经疏证》："五味子所治之证，《伤寒》仅言咳逆，《金匮要略》则
兼言上气，如射干麻黄汤之咳而上气，喉中水鸡声；小青龙加石膏汤之肺
胀，咳逆上气，烦躁而喘也。夫伤寒之关键，无论其为太阳、少阳、少
阴，凡咳者均可加入五味子、干姜。"

《药征》："五味子主治咳而冒者也。五味子、泽泻皆主治冒者而有其
别，五味子治咳而冒者，泽泻治眩而冒者也。"

本章提要

　　杏仁、桔梗、五味子都是止咳药，多用于以咳嗽、气喘、咽痛、失音、胸闷痛为表现的疾病。

　　杏仁主治咳逆上气，兼治便秘、水肿等；桔梗主治浊唾、咽痛，兼治痈脓、胸痛；五味子主治咳逆上气而时冒者，兼治自汗、下利。相比而言，杏仁散结治寒咳，桔梗化痰治结胸，五味子固脱治虚喘；杏仁擅长散胸中停水结气，桔梗擅长排脓止胸痛，五味子擅长敛肺气止汗止泻，各有专能。

　　经方中具有止咳下气化痰功效的药物，尚有细辛、半夏、厚朴、苏叶、贝母、葶苈子、旋覆花、紫菀等。

主要参考书目

［1］孙星衍，孙冯翼辑．神农本草经．北京：人民卫生出版社，1984.

［2］严世芸，李其忠．三国两晋南北朝医学总集·本草经集注．北京：人民卫生出版社，2009.

［3］孙思邈．备急千金要方．北京：人民卫生出版社，1955.

［4］孙思邈．千金翼方．北京：人民卫生出版社，1955.

［5］王焘撰，高文铸校注．外台秘要．北京：华夏出版社，1993.

［6］莫枚士．经方例释．北京：中国中医药出版社，1996.

［7］邹润安．本经疏证．上海：上海卫生出版社，1957.

［8］吉益东洞，村井琴山．药征及药征续编．北京：学苑出版社，2008.